Rudolf Steiner

Die Wirklichkeit der höheren Welten

Acht öffentliche Vorträge,
gehalten in Kristiania (Oslo) 1921

RUDOLF STEINER VERLAG
DORNACH/SCHWEIZ

Nach vom Vortragenden nicht durchgesehenen Nachschriften
herausgegeben von der Rudolf Steiner-Nachlaßverwaltung

Ungekürzte Ausgabe nach dem gleichnamigen Band
der Rudolf Steiner Gesamtausgabe
Bibliographie-Nr. 79, ISBN 3-7274-0790-5
1. Auflage Dornach 1962

Taschenbuchausgabe
1.–10. Tsd. Dornach 1981

Bestell-Nr. 6330

Zeichen auf dem Umschlag und Titelblatt von Rudolf Steiner

Gesamtherstellung Clausen & Bosse, Leck

ISBN 3-7274-6330-9

INHALT

Rudolf Steiner wurde vom Jahre 1908 an jährlich zu Vorträgen in Skandinavien, insbesondere in Norwegen, eingeladen. Nach einem durch den ersten Weltkrieg (1914–1918) und dessen Nachwehen bedingten siebenjährigen Unterbruch kam er im Jahre 1921 wieder nach Norwegen. Er hielt auf Aufforderung verschiedener öffentlicher Vereinigungen in Kristiania (Oslo) vom 23. November bis 3. Dezember 1921 zehn öffentliche Vorträge, von denen die beiden ersten, vom 23. und 24. November 1921, auf Aufforderung der Pädagogischen Vereinigung über Erziehungsfragen gehalten wurden und enthalten sind in dem Band «Erziehungs- und Unterrichtsmethoden auf anthroposophischer Grundlage», GA-Nr. 304. Die acht weiteren in vorliegendem Bande zusammengefaßten Vorträge fanden vor verschiedenen Auditorien statt:

Vortrag I, veranstaltet von der Studentenschaft für die Öffentlichkeit, im damals größten Saal Kristianias vor über 2000 Zuhörern.

Vortrag II innerhalb der Studentenschaft im Rahmen der allwöchentlichen Studentenzusammenkünfte.

Vorträge III–VI, veranstaltet von der Anthroposophischen Gesellschaft Norwegens, fanden in der Universitätsaula statt, ebenfalls

Vortrag VII, der auf Aufforderung des Theologischen Vereins gehalten wurde.

Vortrag VIII fand auf Aufforderung des Staatsökonomischen Vereins sowohl vor wirtschaftlichen Theoretikern als Praktikern gleichfalls in der Universitätsaula statt.

Dankesworte des Präsidenten des Theologischen Vereins und Rudolf Steiners Erwiderung:

«Durch Ihren Vortrag haben Sie uns einen reichen Stoff zum Nachdenken geboten und die anthroposophische Willens- und Weltanschauung in glänzender Weise dargestellt. Herr Doktor, Sie sind einer von denen, der durch persönliche Geisteskraft Bewunderung hervorzulocken vermag. Herr Doktor, als einem der großen Söhne Deutschlands und des Geisteslebens, bringe ich Ihnen unseren herzlichsten Dank.»

Dr. Steiner: «Ich danke Ihnen herzlichst. Sie dürfen glauben, daß es mir eine tiefe Befriedigung war, gerade in diesem Kreise jetzt zu sprechen, nachdem ich längere Zeit hindurch einen Kursus für deutsche Theologen gehalten habe und manches Gemüt gerade in diesem Kreise gesehen habe, das etwas braucht, was vielleicht doch in ganz bescheidener Weise Anthroposophie geben kann. Daher ist es mir eine tiefe Befriedigung, gerade in diesem Momente auch vor Ihnen habe sprechen zu dürfen, und glauben Sie es mir, daß ich diesem Vereine herzlichst dankbar bin im Namen auch der von mir vertretenen Sache, auf die es vor allen Dingen ankommt, für die Gelegenheit, die Sie mir geboten haben, unter Ihnen hier im Theologischen Verein ein paar dieser Richtlinien besprechen zu dürfen.»

Begrüßungsworte des Vorsitzenden des Staatsökonomischen Vereins:

«Meine Damen und Herren, es ist nicht mehr notwendig, den Vortragenden unseres heutigen Abends in diesen Kreis einzuführen: Herrn Dr. Rudolf Steiner! Seit einer ganzen Woche hält er sich in unserer Stadt auf und hat mit einer einziggearteten Energie und großen rednerischen Begabungen in einer Reihe öffentlicher Vorträge seine Auffassung auf wichtigen Gebieten des menschlichen Lebens dargestellt.

Heute will er, der Einladung unserer staatsökonomischen Vereinigung folgend, uns die sozialen Richtlinien, die er bereits im Jahre 1919 entwickelt hat, darlegen. Er hat sie entwickelt, wie Sie wissen, in der bekannten Schrift ‹Die Kernpunkte der sozialen Frage in den Lebensnotwendigkeiten der Gegenwart und Zukunft›.

Ich habe die Ehre, Herrn Dr. Steiner in unserer Mitte zu begrüßen, und ich danke Ihnen, daß Sie hierhergekommen sind, um uns in den Gedankenkreis Ihrer sozialen Anschauungen einzuführen. Ich kann Sie versichern, daß es auch hier in Norwegen viele gibt, die Ihren sozialen Bestrebungen mit großem Interesse folgen, in einer Zeit, da so dunkle und drohende Gewitterwolken den sozialen Himmel bedecken.

Mehr vielleicht als in einem früheren Zeitpunkt der Weltgeschichte gilt es jetzt, daß sich alle guten Kräfte vereinigen, um die ständig auftauchenden sozialen Fragen zu lösen. Und jeder ernsthafte Vorschlag, jeder Plan, jeder geistige Einsatz, der in dieser Richtung uns vorgelegt wird, kann beanspruchen, daß er einer vorurteilsfreien und gründlichen Untersuchung unterworfen wird.

Wir freuen uns, zu hören, wie Sie selbst Ihre eigenen Anschauungen entwickeln werden über die Dreigliederung des wirtschaftlichen Lebens, über das, was Sie als die wirtschaftliche Kardinalfrage unserer Zeit ansehen. Ich habe die Ehre, Ihnen das Wort zu geben.»

Zu beachten ist, daß es sich um vom Vortragenden nicht durchgesehene Nachschriften frei gehaltener Vorträge handelt. Sie waren ursprünglich nicht für den Druck bestimmt. Zu einer Durchsicht seiner zahlreichen Vorträge für den Druck ist Rudolf Steiner nie gekommen. Die Bedürfnisse seiner sich immer mehrenden Zuhörerschaft machten es notwendig, die Vorträge in der Form, in der sie stenographisch aufgenommen waren, mit geringfügiger redaktioneller Bearbeitung dem Druck zu übergeben.

Die Wirklichkeit der höheren Welten
Das freie Geistesleben und die Geisteslage der Gegenwart

Kristiania (Oslo), 25. November 1921

Vor allem anderen lassen Sie mich mein Bedauern darüber aussprechen, daß ich nicht in der Lage bin, dasjenige, was ich mir erlauben werde vor Ihnen zu sprechen, in Ihrer Sprache vorzubringen. Allein da dies nicht möglich ist, muß ich Sie eben darum bitten, das Auszuführende in deutscher Sprache entgegenzunehmen.

Vorerst habe ich für die außerordentlich freundlichen, lieben Begrüßungsworte, die eben ausgesprochen worden sind, auf das allerherzlichste zu danken. Ich hoffe nur, daß es mir gelingen werde, wenigstens in einigem dasjenige zu erfüllen, was vorausgesetzt wird. Ich bin der hier vereinigten Studentenschaft von Herzen dankbar für die Gelegenheit, die sie mir gibt, über anthroposophische Geisteswissenschaft einiges zu sagen. Ich weiß gerade aus den langen Jahren der Beschäftigung mit dieser Geisteswissenschaft, welche außerordentlichen Schwierigkeiten bestehen, sie unserer heutigen Zivilisation und Kulturrichtung einigermaßen verständlich zu machen, und wie leicht es ist, daß man ihr gegenüber zunächst mit Mißverständnissen kommt. Aus diesem Grunde darf ich der mich einladenden Studentenschaft meinen ganz besonderen Dank aussprechen und die Versicherung abgeben, daß es mir von ganz besonderem Werte erscheint, gerade von seiten der Studentenschaft, innerhalb welcher ja auch in anderen Ländern heute anthroposophische Geisteswissenschaft einige Aufmerksamkeit findet, diesem Entgegenkommen auch hier zu begegnen.

Nun, für den heutigen Abend ist das Thema «Die Wirklichkeit der höheren Welten» gewünscht worden. Da im Grunde genommen mein gesamtes Schrifttum seit Jahrzehnten eigentlich die eine große Frage nach der Wirklichkeit dieser höheren Welten beantworten will, so werden Sie es verstehen, daß in einem kurzen Abendvortrag von vornherein man dazu verurteilt ist, etwas Ungenügendes und Unvollständiges zu geben. Ich werde mich bemühen müssen, einige Richtlinien anzudeuten, hinzuweisen darauf, wie man zu dieser Wirklichkeit der höheren Welten kommt. Ich werde selbstverständlich nicht schon heute – einiges wird ja in den nächsten Tagen bei anderen Gelegenheiten möglich sein – irgendwie etwas restlos Beweisendes vorzubringen in der Lage sein, sondern nur auf die Wege und Richtungen, in denen diese Beweise liegen, werde ich hindeuten können. Die anthroposophische Geisteswissenschaft kann nicht von der Wirklichkeit höherer Welten sprechen, ohne die Wege anzudeuten, die zu dieser Wirklichkeit führen, und diese Wege sind durchaus nicht solche, die etwa sich in Gegensatz stellen wollen zu dem, was sich in so bewunderungswürdiger Weise durch das wissenschaftliche Streben der Menschheit, durch den Wissenschaftsgeist der letzten Jahrhunderte herausgebildet hat.

Wenn von dieser oder jener Seite gerade die Wissenschaftlichkeit anthroposophischer Forschung angezweifelt wird, so glaubt diese Forschung selbst, daß diese Zweifel durchaus auf Mißverständnissen beruhen. Denn nicht irgendein bloß laienhaftes Gerede möchte Anthroposophie sein, sondern etwas, das mit derselben wissenschaftlichen Gewissenhaftigkeit, mit innerer wissenschaftlicher Disziplin und Methodik sich den höheren Welten, den übersinnlichen Welten nähert, wie sich seit langem die gesicherte, naturwissenschaftliche Anschauungsweise den Gesetzmäßigkeiten der Natur nähert. Allein es ist notwendig, wenn man gerade mit derselben Strenge, wie die Naturwissenschaft zu ihren Ergebnissen zu kommen versucht, zu den übersinnlichen Welten gelangen will, daß man dann sowohl mit Bezug auf die Ergebnisse, wie auch mit Bezug auf die Forschungsmethode über dasjenige hinausgeht, was heute allgemein als wissenschaftlich anerkannt wird. Anthroposophische Geisteswissenschaft ist durchaus auf der Grundlage errichtet, auf welcher man sich einlebt in all dasjenige, was die moderne Wissenschaft groß macht. Diese moderne Wissenschaft ist groß geworden durch gewissenhafte Beobachtung der Sinneswelt, durch das Experiment und durch die verstandesmäßige Erwägung dessen, was sich durch die Sinnesbeobachtung und das Experiment ergibt. Alles, was man an dieser Forschung lernen kann, wenn man sich selbst in sie hineinbegibt, das möchte anthroposophische Geisteswissenschaft mit auf den Weg nehmen, wenn sie nun hinausgeht sowohl über die Ergebnisse, wie auch über die Art und Weise der Forschung der heute schon anerkannten Wissenschaft.

Dieses Hinausgehen fußt vor allen Dingen ganz stark auf der Erkenntnis, daß das menschliche Forschungsvermögen, insoweit es sich in der Naturwissenschaft ausgebildet hat, zu gewissen Grenzen kommt. Wer naturwissenschaftlich zu forschen versteht, der weiß ganz gut, daß die große Frage des Menschendaseins nach der ewigen Bedeutung der Menschenseele, die Frage, die man gewöhnlich die Unsterblichkeitsfrage nennt, die Frage, welche man die Schicksalsfrage nennt, die Frage also, welche man im weitesten Umfange die nach den höheren Welten nennt, daß diese Frage außerhalb der Grenzen der modernen naturwissenschaftlichen Forschung zunächst liegt. Und man lernt erkennen, daß die ganze Art und Weise des Denkens, das Erkenntnisvermögen, die Erkenntnisfähigkeit selber sich an der Sinnesforschung ausgebildet haben, und daß sie in dem Momente an eine Grenze kommen, wo sie über die Sinneswelt hinausgehen wollen. Anthroposophie ist mit anerkannten Forschern der Gegenwart völlig einverstanden, wenn es sich darum handelt, festzustellen, daß solche Grenzen für das gewöhnliche menschliche Bewußtsein vorhanden sind.

Es gibt ja viele Bestrebungen, die in philosophischer Weise hinausgehen möchten über diese Grenzen. Allein alles, was der menschliche Verstand, wohl auch das menschliche Gemüt ersinnen über dasjenige, was jenseits der Sinneswelt liegt, all das kann doch einer gewissen strengen Kritik nicht standhalten und verrät sich vor allem als unbefriedigend dadurch, daß es gewissermaßen ins Leere greift, daß der Verstand fühlen kann, wie er angewiesen ist auf das, was ihm zunächst die Sinne liefern und wie er, wenn er den Sinnesteppich, der um uns herum ausgebreitet ist, durchbrechen will, wenn er sich selbst überlassen ist, wie er dann eigentlich keinen Inhalt mehr hat, wenn man im gewöhnlichen Bewußtsein stehen bleibt.

Tiefere Gemüter, die dennoch ihre Seelen- und Geistesbedürfnisse vor der Wissenschaft heute zu rechtfertigen versuchen und nicht bloß dabei stehen bleiben möchten, sich einem gewissen Glauben hinzugeben, sondern etwas wissen möchten über die

Dinge, welche über das Zeitliche hinausliegen, solche tieferen Menschengemüter flüchten heute sehr häufig in eine gewisse Mystik hinein. Sie glauben, daß dasjenige, was ihnen die äußere Wissenschaft nicht geben kann, ihnen zuteil werden kann, wenn sie sich in die Tiefen des Seelenlebens hinunter versenken. Sie glauben, daß aus den Tiefen des Gemütes ihnen heraufströmen kann dasjenige, was ihnen Aussagen liefern kann über den ewigen Wert, die ewige Bedeutung der Menschenseele, über die Zusammenhänge der Menschenseele mit der göttlich-geistigen Welt.

Aber gerade eine tiefere Seelenkunde kann nicht einverstanden sein mit solch einer Mystik im gewöhnlichen Sinne. Denn eine tiefere Seelenkunde kennt all die verborgenen Wege des menschlichen Erinnerungsvermögens. Das gewöhnliche Bewußtsein hat ja gewiß seine Erinnerungen, die Schätze seines Gedächtnisses, die es immer wieder und wiederum hervorholt, weil das für ein gesundes Seelenleben notwendig ist. Aber in den Tiefen der Seelen ruht manches, was in diese Erinnerungen sich hineinmischt, und was in seiner Wesenheit dieses gewöhnliche Bewußtsein nicht überschauen kann. Da schürft mancher Mystiker aus den Tiefen der Menschenseele etwas herauf, was er wie einen Ausspruch höherer Welten anschaut, aber für den wirklichen Seelenkenner sind das vielleicht nur Eindrücke der Sinnenwelt aus der lange verflossenen ersten Kindheit. Der Seelenforscher weiß, welche Metamorphosen das durchmachen kann, was wir selbst unbewußt in der allerersten Kindheit hereinnehmen in unsere Seele, wie es verändert im späteren Lebensalter wieder auftreten kann. Mancher glaubt, einen göttlichen Funken in seiner Seele auf mystische Art zu finden, und er zieht nichts anderes aus den Tiefen der Seele hervor als die umgewandelten Kindheitserlebnisse.

Das sind die beiden Klippen, vor die wir gestellt sind, wenn wir in ernster und ehrlicher Weise an die Wirklichkeit der höheren Welten sehnend, forschend herantreten. Sowohl vor einer spekulativen Philosophie, welche in bloßen Verstandeserwägungen die äußere Sinneswelt durchbrechen und zu einer Art von Jenseitswelt kommen möchte, wie auch vor einer solchen Mystik, die im Grunde genommen doch nur verwandelte Erinnerungen aus den Tiefen des Menschengemütes hervorholt, muß sich der ernste Geistesforscher hüten. Nach beiden Seiten hin entdeckt er unübersteigliche Grenzen: Auf der einen Seite die Sinneswelt, die er nicht durchbrechen kann mit dem gewöhnlichen Bewußtsein, auf der anderen Seite, nach der Seite des Menschen, die Erinnerungswelt, die da sein muß für ein gesundes Seelenleben, und die nach dem Innern hin eine Grenze bildet, die auch für das gewöhnliche Bewußtsein eigentlich nur durch Illusionen und Phantasmen überschritten werden kann.

An diesen beiden Klippen möchte anthroposophische Geistesforschung vorbeikommen zu einer wirklichen Erkenntnis der höheren, der übersinnlichen Welten. Sie gesteht sich daher ganz ehrlich und offen, daß die Erkenntnisfähigkeiten, die im gewöhnlichen Leben und in der gewöhnlichen Wissenschaft üblich sind, eben an diese beiden Grenzen kommen müssen, daß man mit diesen Erkenntnisfähigkeiten eben nicht in die höheren Welten eindringen kann. Daher geht anthroposophische Geisteswissenschaft darauf aus, solche Fähigkeiten, wie die in der Seele schlummernden, deren sich das gewöhnliche Bewußtsein eben nicht bewußt ist, zum Bewußtsein heraufzuheben und diese erst auszubilden, um mit diesen ausgebildeten Fähigkeiten dann erst die Forschung nach der höheren Wirklichkeit anzutreten. Diese Geistesforschung geht nicht aus von irgendeinem nebulosen Mystischen, sie geht durchaus von Fähigkeiten des gewöhnlichen Lebens aus, bildet diese Fähigkeiten des gewöhnlichen Lebens aber nicht nur weiter um, sondern sie macht aus ihnen wesentlich andere Fähigkeiten.

Das erste, worauf die Aufmerksamkeit des ehrlichen Geistesforschers gerichtet sein muß, ist die menschliche Erinnerungsfähigkeit, die wir in ihrer Begrenztheit, in ihrer Eingeschränktheit eben besprochen haben. Diese Erinnerungsfähigkeit, sie macht es uns möglich im gewöhnlichen Leben, dasjenige, was wir seit unserer Geburt oder von einem Zeitpunkte, der etwas später liegt, durchgemacht, erlebt haben, in Bildern immer wieder und wiederum willkürlich oder unwillkürlich vor unsere Seele zu zaubern. Dieses Faktum, das gewöhnlich nicht in seiner vollen Tragweite vor die Seelenforschung hingestellt wird, stellt nun die Anthroposophie in voller Tragweite vor die menschliche Seele hin. Und sie versucht, gerade so, wie das sonst nur bei der Erinnerung, bei der Gedächtnisfähigkeit der Fall ist, Vorstellungen, Begriffe, kurz Gedankliches, willkürlich in den Mittelpunkt des menschlichen Bewußtseins zu rücken. Sie versucht auf diese Weise eine erste höhere Erkenntnisfähigkeit auszubilden durch gewisse Übungen, die gerade vorgenommen werden mit der Denkkraft. Sie bleibt nicht stehen bei der Denkkraft, wie sie sich in der gewöhnlichen Erinnerung äußert. Sie schreitet fort – nicht zu jener willkürlichen Meditation, von der man in nebuloser Mystik oft spricht –, sondern zu einer innerlich ganz geregelten, systematischen Meditation.

Ich werde hier zunächst das Prinzipielle der Sache anzudeuten haben. Alles Genauere finden Sie in verschiedenen meiner Bücher in allen Einzelheiten, und ich werde Einzelheiten auch in den nächsten Tagen hier noch zu erörtern haben. Meine Bücher, die diese Einzelheiten erörtern, sind vor allem «Wie erlangt man Erkenntnisse der höheren Welten?», «Geheimwissenschaft». Dasjenige, was ein jahrzehntelanges Studium ist, kann eben hier nur prinzipiell in einigen Richtlinen angedeutet werden. Es handelt sich darum, daß die Denkkraft des Menschen zu einer größeren Stärke, zu einer größeren Intensität entwickelt wird, als sie sie im gewöhnlichen Leben und in der gebräuchlichen Wissenschaft hat. Wenn man einen Muskel besonders anstrengt in der Arbeit, so wird die Kraft dieses Muskels verstärkt. Was hier mit einem äußeren Leibesgliede ausgeführt wird, das führt, ganz systematisch, der Geistesforscher in bezug auf die Seelenkräfte aus. Er stellt eine leicht überschaubare Vorstellung oder einen leicht überschaubaren Vorstellungskomplex mit voller Bewußtheit, mit vollem freien Willen in den Mittelpunkt des Bewußtseins, und er verweilt mit dem Bewußtsein eine Zeitlang – der eine braucht länger, der andere kürzere Zeit, je nach seinen Fähigkeiten, je nach seiner Konzentrationsmöglichkeit – auf einer solchen überschaubaren Vorstellung.

Ich bitte Sie, darauf zu achten, daß ich von einer überschaubaren Vorstellung spreche. Das ist außerordentlich wichtig. Würden wir aus unserem gewöhnlichen Erinnerungsschatze zu unserer Meditation, zu unserer Denkübung einfach etwas heraufholen, dann würden wir nicht zurechtkommen. Denn in dem, was wir da aus unserem Denkschatz heraufholen, ist vieles enthalten an Reminiszenzen, an unbewußten Lebenseindrücken, das dann wirken würde, wenn wir uns daran gedanklich üben. Nichts darf aus dem Unbewußten heraus wirken in die richtige anthroposophische Meditation hinein. Alles muß überschaubar sein. Alles muß der vollen Besonnenheit unterliegen. Daher wird auch zuweilen gefordert, und das mit Recht, daß derjenige, der in dieser anthroposophischen Geisteswissenschaft selber ein Forscher werden will, sich an einen schon erfahrenen Forscher wende und sich Übungen von ihm geben lasse. Wenn wir solche Dinge üben, die wir in der einen oder anderen Weise selbst suchen, oder wenn wir sie uns geben lassen, so treten sie als etwas Neues in unser Bewußtsein ein, so wie eine Sinneserfahrung, der wir gegenüberstehen, die auch nicht aus den Tiefen unserer Seele aufrückt, sondern die eben als etwas Neues in unsere Seele eintritt. Es handelt sich nicht darum, daß wir aus dem Inhalte irgendeiner solchen Vorstellung etwas gewinnen, sondern daß sie mit der Neuheit einer Sinneserfahrung in unser Bewußtsein eintritt, und daß wir dann mit unseren Seelenkräften auf ihr verweilen, geradeso wie wir mit dem Muskel eine Arbeit verrichten, so arbeiten wir mit den Seelenkräften, wenn wir emsig mit innerer Konzentration auf einer solchen Vorstellung verweilen. Wenn wir darauf bedacht sind, alle die Einzelheiten, die ich in meinen Büchern beschrieben habe über dieses Üben, zu beobachten, dann werden wir nicht in irgendeine Suggestion oder Autosuggestion verfallen, sondern wir werden jeden einzelnen Augenblick einer solchen Gedankenübung mit voller Entfaltung unseres Willens vornehmen. Wir werden aber nach einiger Zeit verspüren, wie wir die innere Seelenkraft verstärken, wie wir sie intensiver machen. Es braucht nicht viel Zeit für diese Übungen an einem einzelnen Tage, aber man muß diese Übungen immer wieder und wiederum wiederholen. Der eine braucht länger, der andere kann schon etwas Erhebliches erreichen in wenigen Monaten, manche brauchen Jahre. Aber im Prinzip liegt überall dasselbe vor: daß sich die Seelenkräfte, namentlich die Gedankenkräfte, durch solche Übungen innerlich verstärken. Und man gelangt endlich an einen Punkt, wo man zu dem sogenannten imaginativen Denken vorrückt.

Was sich da ausbildet, habe ich imaginatives Denken genannt

aus dem Grunde, weil man allmählich bemerkt, daß das Denken aus jener Abstraktheit und jenem Intellektualismus, dem es im gewöhnlichen Leben und in der gewöhnlichen Wissenschaft unterliegt, herauskommt: Es wird allmählich das rein innere Denken durchleuchtet von einer Bildhaftigkeit, durchwärmt von einer Lebendigkeit, die durchaus gleichkommen demjenigen, was wir an Lebendigkeit und Bildhaftigkeit gegenüber den äußeren Sinneseindrücken entwickeln. Das ist außerordentlich wichtig zu beachten, denn wir wissen alle, wenn wir unsere Aufmerksamkeit auf äußere Sinneseindrücke richten, so ist alles intensiv, es ist alles gesättigt. Wir sind mit unserem ganzen Menschen an diese äußeren Sinneseindrücke hingegeben. Wenn wir aber, nachdem wir die Aufmerksamkeit von den äußeren Sinneseindrücken abgewendet haben, uns dann dem Denken im gewöhnlichen Leben und in der gewöhnlichen Wissenschaft überlassen, so ist dieses Denken blaß, wenig durchwärmt. Man spricht ja mit Recht von der Blaßheit des abstrakten Denkens. Und abstrakt ist fast alles Denken, das man im gewöhnlichen Leben und in der gewöhnlichen Wissenschaft entwickelt. Voll gesättigt sind nur diejenigen Gedanken, die wir entwickeln in dem Momente, wo wir der äußeren Sinneswirklichkeit hingegeben sind.

Zu dieser Lebendigkeit, zu dieser innerlichen Gesättigtheit kommt man aber bei bloßem zunächst inneren Erleben, wenn man solche Denkübungen macht, wie ich sie angedeutet habe. Dann kommt man wirklich dazu, bildhaft, imaginativ zu denken. Man muß sich dann nur klar sein darüber, daß man zunächst in diesem imaginativen Denken nichts vor sich hat oder in sich hat, was nun schon irgendeiner äußeren geistigen Wirklichkeit entspricht. Wohl aber merkt man nach und nach die reale, die objektive Bedeutung dieses imaginativen Denkens, wenn man folgende innere Erfahrung macht.

Sie wissen alle, wie beim heranwachsenden kleinen Kinde sich das Gehirn allmählich zu dem wunderbaren Organ ausbildet, das es im Laufe des Lebens dann wird. Man kann durchaus sagen: Das Gehirn ist zunächst ein plastisches Organ, es duldet, daß die bildsamen Kräfte der Seele sich abdrücken in seinem ganzen Bau, in seinen Windungen und so weiter. Das geschieht ja in den ersten

Jahren des kindlichen Lebens. Das bleibt auf einem gewissen Punkt stehen, auf dem wir ankommen durch die gewöhnliche natürliche Entwickelung des Menschen und durch die gewöhnliche Erziehung. Und mit demjenigen, was wir auf diese Weise erreichen, suchen wir dann im gewöhnlichen Leben zurechtzukommen, suchen wir uns in der gewöhnlichen Wissenschaft fortzubringen. Aber indem wir uns als Kind von Jahr zu Jahr entwickelt haben, sind wir ja immer fähiger und fähiger geworden. Dieses immer Fähiger- und Fähigerwerden, das erfährt man wiederum, wenn man nach dem imaginativen Erkennen strebt. Da erfährt man, daß man durch diejenige Tätigkeit, die ich eben als eine Tätigkeit von Denkübungen beschrieben habe, wiederum etwas in sich bearbeitet, daß man etwas, was jetzt plastisch ist, bearbeitet. Aber man fühlt auch, daß das, was man da bearbeitet – was in derselben Weise, ich möchte sagen, seelisch-geistig jetzt gefurcht wird, wie das physische Gehirn in der Kindheit gefurcht worden ist – , daß das ein Übersinnliches, ein Seelisch-Geistiges im Menschen ist, das sich abhebt vom physischen Leibe. Und man fühlt nach einiger Zeit, daß man sich ganz anders jetzt verhalten kann gegenüber den äußeren und inneren Erkenntnisgrenzen. Man hat gerade als Geistesforscher denjenigen recht zu geben, die von solchen Erkenntnisgrenzen sprechen. Man fühlt aber, daß man jetzt wirklich diese Erkenntnisgrenzen durch neuentwickelte Fähigkeiten allmählich überschreiten kann.

Wenn diese innere Erfahrung, dieses innere Erlebnis gekommen ist, wenn man wirklich fühlt, du brauchst jetzt nicht bloß bei der Sinneswelt stehen zu bleiben, du erfährst etwas durch dein bildhaftes Denken, durch dein lebendiges Denken, wenn du den Sinnesteppich durchstößt, wenn du in dein Inneres hineinzuschauen versuchst, erfährst du etwas, was gewöhnliche Naturwissenschaft nicht erfährt, was gewöhnliche Mystik nur in illusionärer Weise sich vor die Seele rücken kann, wenn man dieses ehrlich als ein Ergebnis einer inneren Entwickelung erlebt, dann kann man sicher sein, daß man auf einem Wege ist, der nun wirklich nach höheren Welten hinführen kann.

Zunächst hat man ja noch nichts Äußerliches vor sich. Man hat nur die alten Kräfte verstärkt, intensiver gemacht. Aber man merkt sehr bald, daß in dem Bewußtsein des Menschen jetzt etwas Wesentliches, etwas Wichtiges vor sich geht. Man bekommt nämlich nach und nach etwas wie eine Innenschau, die sich über das ganze bisherige Leben seit der Geburt erstreckt. Ja, dies ist die erste übersinnliche Wirklichkeit, die man erlebt: sein eigenes inneres Leben seit der Geburt in einem überschaubaren Tableau. Und es drückt sich dieses überschaubare Tableau dadurch aus, daß man mit seinem Denken in einem anderen Verhältnis zu dem ist, was man jetzt äußerlich wahrnimmt, als man früher mit seinem Denken zu dem äußerlich Gegebenen und innerlich Erlebten war.

Im gewöhnlichen Leben entwickelt man das Denken. Man denkt über etwas nach. Die Gedanken sind in der Seele, sie sind subjektiv. Das andere ist objektiv, das andere ist draußen. Man fühlt seine Gedankentätigkeit getrennt von demjenigen, was draußen ist. Jetzt hat man das Tableau seines eigenen Seelenlebens seit der Geburt vor sich. Aber ich möchte sagen, die Gedanken gehen hinein in dieses Gewebe. Man fühlt sich in diesem Gewebe drinnen. Man sagt sich: Jetzt beginnst du dich selber erst wirklich zu erfassen. Du mußt deine Gedanken abgeben an dasjenige, was dir objektiv vor das Bewußtsein tritt. – Das begründet sogar eine gewisse, ich möchte sagen, schmerzliche Erfahrung zunächst bei dem anthroposophischen Geistesforscher. Solche schmerzlichen Erfahrungen muß der anthroposophische Geistesforscher mit seinen Erlebnissen in verschiedener Richtung durchmachen. Er darf sich nicht scheuen, in einer gewissen Weise innerlich Schwieriges, oftmals Schmerzliches durchzumachen. Ich werde auch darüber heute noch nach anderer Richtung hin zu sprechen haben. Jetzt aber erlebt man gegenüber diesem Lebenstableau zunächst dieses, daß man in einer Art innerer Bedrückung die eigene Wesenheit verspürt. Man verspürt sie nicht in der Leichtigkeit, mit der man sonst Gedanken, Vorstellungen hegt, mit der sonst Gefühle, Willensimpulse, Wünsche und dergleichen in uns sind, man verspürt sie wie etwas, das einen beklemmt. Kurz, man verspürt in dieser Bedrükkung gerade die Realität. Hat man diese Bedrückung nicht, dann hat man doch nur ein Gedankengebilde, dann hat man doch nicht die Realität. Aber indem man in diese Bedrückung hineinträgt alles das, was man früher an frei sich entfaltenden Gedankengeweben hatte, ist man dadurch geschützt davor, mit seiner imaginativen Erkenntnis etwas zu entwickeln wie Illusionen, Visionen, Halluzinationen.

Das ist etwas, was der anthroposophischen Geisteswissenschaft so häufig in den Weg geworfen wird. Man sagt: Mit ihren Übungen entwickelt sich ja doch nichts anderes als Vision, Halluzination. Sie bringt an die Oberfläche des Bewußtseins gewissermaßen unterdrückte Nervenkräfte, und niemand könne die Wirklichkeit desjenigen beweisen, wovon anthroposophische Geisteswissenschaft als von höheren Welten redet. Wer auch nur das beachtet, was ich heute schon gesagt habe, der wird fühlen, daß der Weg, den anthroposophische Geisteswissenschaft geht, der entgegengesetzte ist von all jenen Wegen, die zu Visionen, zu Halluzinationen oder etwa gar zu Mediumismus führen. Alles das, was zum Mediumismus, zu Halluzinationen, zu Visionen führt, das geht zuletzt doch nur hervor aus krank gewordenen Leibesorganen, die gewissermaßen ihr Geistig-Seelisches in pathologischer Weise ausatmen herauf in das Bewußtsein. Das alles liegt unterhalb der Sinnesempfindung. Dagegen dasjenige, was als imaginative Erkenntnis ausgebildet wird, liegt oberhalb der gewöhnlichen Sinneswahrnehmung, wird gerade an der Objektivität ausgebildet, nicht an dem krankhaften Inneren.

Es ist daher ein vollständiges Mißverständnis, wenn man solche Pathologie demjenigen vorwirft, was als anthroposophische geistesforscherische Methode charakterisiert wird. Im Gegenteil, dadurch, daß man in völliger Freiheit des Bewußtseins das ergreift, was ich als imaginative Erkenntnis geschildert habe, gelangt man dazu, alles Halluzinatorische, alles Mediumistische als solches zu durchschauen. Niemand wird strenger abweisen alle derartigen Psychopathien, als gerade derjenige, der nun nicht weiter sein Seelisches hineingedrängt hat in den Leib, wie der Halluzinierende, sondern der sein Seelisches durch die geschilderten Anstrengungen aus dem Leibe gerade herausgezogen hat, der auf der einen Seite nun dazu gekommen ist, sein eigenes Leben bis zu der Geburt hin zunächst in einem solchen Tableau zu überschauen.

An dem, was ich eben als Realität bezeichnet habe, merkt man, daß man jetzt wirklich ergriffen hat, was nun nicht bloße Gedanken, sondern was die lebendigen Kräfte sind, die, seit wir im Erdenleben weilen, an dem Aufbau unseres Organismus mitgearbeitet haben. Was sich als Imagination so auftut, ist nichts anderes als die Summe der Kräfte, durch die wir wachsen, die Summe der Kräfte, die auch in unserer Ernährung wirken. Daher nennt anthroposophische Geisteswissenschaft dasjenige, was auf diese Weise als ein übersinnlich im Menschen Wirkendes entdeckt wird, den Ätherleib oder Bildekräfteleib. Sie sehen: Auf eine ganz systematische Weise entdeckt man ein höheres Glied der menschlichen Wesenheit, dasjenige, was als übersinnliches Glied zunächst arbeitet an der Gestaltung unseres Erdenleibes. Und daran, daß man sich in dem, was einem da als Tableau entgegentritt, nicht bewegt wie in gewöhnlichen Gedanken, sondern so, daß man an der Bedrückung gerade die Realität verspürt, dadurch merkt man: Was du da innerlich schaust, ist dasselbe, was sonst unbewußt in deinem Organismus tätig ist.

Es ist nichts phantastisch Ersonnenes, was die anthroposophische Geisteswissenschaft als übersinnlichen Äther- oder Lebensleib anspricht. Es ist nicht die hypothetische alte Lebenskraft, die mit Recht von der Wissenschaft verlassen worden ist, es ist etwas, was sich in ganz realer Anschauung ergibt, was eine Wirklichkeit wird für das verstärkte Vorstellungsleben, das entwickelt worden ist, wie die äußere Sinneswelt eine Wirklichkeit ist. Und nicht nebulose mystische Entwickelungen sind es, die uns zu dieser Wirklichkeit bringen, sondern die Verstärkung, die Erkraftung des ganz normalen Denkvermögens, das nur hinausgeführt wird zu einem freien, rein geistig-seelischen Ich. Das ist es, was uns diese erste höhere Wirklichkeit vor die Seele bringt.

Wir müssen aber, da wir auf der einen Seite zunächst eigentlich nichts anderes als unser eigenes Lebendiges in der Zeitenfolge wie ein Tableau überblicken als Erdenmensch, wir müssen weiterkommen auf dem Wege zu den übersinnlichen Welten. Das geschieht, indem wir wiederum durch Übungen weitere in der Seele schlummernde Kräfte heraufholen. Es gibt im menschlichen Leben, wie Sie wissen, nicht nur das Erinnern, also das Festhalten von Vorstellungen, sondern es gibt auch das Vergessen. Das Vergessen wird uns im gewöhnlichen Leben zu unserem Leidwesen oftmals leicht.

Aber gerade derjenige, der viel in Gedanken lebt, wird wissen, daß Gedanken einen auch plagen können, daß es Mühe gibt, die Gedanken ganz zu unterdrücken. Das wird insbesondere zu einer großen Mühe, wenn wir in dieser systematischen Weise, wie ich es beschrieben habe, meditieren, wenn wir das innere tiefe Denken entwickeln. Wenn wir so gewisse Vorstellungen in den Mittelpunkt unseres Bewußtseins rücken und die Kräfte des Vorstellens verstärken, dann wollen die Vorstellungen nicht gleich wieder fort. Sie bedrücken uns. Sie lassen sich nur unterdrücken, wenn wir uns wiederum ganz systematisch darin üben. Wir müssen gewissermaßen, wenn ich mich etwas paradox ausdrücken darf, künstlich das Vergessen, das Unterdrücken von Vorstellungen, die da sein wollen, üben.

Wiederum habe ich im einzelnen in den genannten Büchern viele Übungen geschildert, durch die wir diese Kraft verstärken, welche die Vorstellung unterdrückt. Dann kommen wir dahin, wenn wir lange Zeit solche Übungen im Unterdrücken von Vorstellungen machen, das Bewußtsein bei vollem Wachen ganz leer zu machen. Es ist damit nicht etwas so Unwesentliches gesagt, wie man gewöhnlich glauben könnte. Die meisten Menschen zunächst, die im gewöhnlichen Leben drinnen stehen, wenn sie versuchen, ihr Bewußtsein ganz leer zu machen, schlafen nach einiger Zeit ein. Nun ist das Bewußtsein noch schwerer leer zu machen, wenn man zuerst es durch Meditation mit verstärkten Vorstellungen angefüllt hat. Allein man muß sich darin üben. Und dadurch gelangt man allmählich dahin, nicht nur einzelne Vorstellungen zu unterdrükken, nicht nur gegenüber denselben das Bewußtsein leer zu machen, sondern man gelangt allmählich durch immerwährende Anstrengungen dazu, das ganze Tableau des bisherigen Lebens, von dem ich gesprochen habe, aus dem Bewußtsein herauszubringen. Es ist fast das ganze Leben wie in einem, ich möchte sagen, zur Zeit gewordenen Raume oder in einer zum Raum gewordenen Zeit. Es ist das ganze Tableau des bisherigen Lebens vor uns. Wir erlangen allmählich durch die angedeuteten Übungen die Fähigkeit, dieses ganze Tableau aus dem Bewußtsein auszulöschen, nachdem wir dieses Tableau gehabt haben, das Bewußtsein leer zu machen und doch zu wachen.

Dieses ist eine sehr wichtige Etappe auf dem Wege zur Wirklichkeit der höheren Welten. Denn wenn wir in dieser Weise dazu kommen, unser Bewußtsein völlig leer zu machen, nachdem wir es zuerst mit unserem eigenen Lebenstableau, mit der Anschauung unseres Ätherleibs angefüllt hatten, dann stehen wir nicht vor einem Nichts. Dann können wir zwar erkennen, daß alles das, was Sinneswelt ist, nun nicht um uns herum da ist – so wenig ist die Sinneswelt jetzt um uns herum da, wie sie da ist im tiefen traumlosen Schlafe –, aber eine Welt, die wir bisher nicht gekannt haben, taucht auf, eine Welt übersinnlicher Wesen und übersinnlicher Vorgänge. Die entdecken wir, nachdem wir unser eigenes Lebenstableau erst aus dem Bewußtsein herausgeschafft haben. Es ist einfach absurd, gegenüber dem, was da auftaucht nach diesen Anstrengungen, davon zu sprechen, daß es bloße Lebensreminiszenzen, daß es Illusionen sein könnten. Wer das in Realität erlebt, der weiß – ebenso wie er gegenüber der äußeren Sinneswirklichkeit weiß, daß er eben eine Wirklichkeit vor sich hat – durch das unmittelbare Leben, daß er eben eine solche Wirklichkeit vor sich hat.

Das Wesentliche bei diesem allem aber ist, daß wenn der Mensch zum Halluzinierenden, zum Visionsmenschen wird, er dann sein gewöhnliches Bewußtsein verliert. Der Halluzinierende lebt in seinen Halluzinationen. Seine gewöhnliche Besonnenheit ist nicht mehr da. Derjenige, der in solcher Weise sich ausbildet, wie ich es beschrieben habe, verliert nichts von seinem gesunden Menschenverstand, er verliert nichts von seiner gewöhnlichen Besonnenheit. All dasjenige, was er früher hatte, bleibt ihm, und er kann von dem Anblicke der neuen Welten, der übersinnlichen Welten, die jetzt vor ihm auftauchen, immer zurückblicken. Wie man auf seine Erinnerungen zurückblickt, kann er immer zurückblicken zu dem, was er im gewöhnlichen Leben, in der gewöhnlichen Wissenschaft seinem Bewußtsein einverleiben kann. Daher kann der also sich Ausbildende sein bewußtes Denken, sein ganz vom Willen durchdrungenes Denken in die ganze Wahrnehmung der übersinnlichen Welt hineintragen. Er kann über diese übersinnliche Welt verstandesmäßig, vernunftgemäß so sprechen, wie man sonst über die Sinneswelt in der gewöhnlichen Wissenschaft spricht. Da er diese höheren Welten mit dem gewöhnlichen Verstande, mit der gewöhnlichen wissenschaftlichen Methode beschreibt, so kann ihm jeder folgen, auch wenn er kein Geistesforscher, kein forschender Anthroposoph geworden ist, sondern einfach seinen gesunden Menschenverstand Kritik üben läßt. Weil der anthroposophische Forscher diesen gesunden Menschenverstand in alle Erkenntnis der höheren Welten hineinträgt, braucht man kein Geistesforscher zu sein, um seine Mitteilungen zu verstehen. Wenn man die Mitteilungen des Geistesforschers entgegennimmt, so müssen sie einem in solchen Formen entgegentreten, daß der gesunde Menschenverstand sie verfolgen kann. Das gilt nicht nur vom imaginativen Denken, durch das einem ja zunächst nur erst das Erdenleben auftritt, sondern das gilt auch bis zu der Stufe des Erkennens, von der ich eben jetzt gesprochen habe, und die ich in meinen Büchern das inspirierte Erkennen benannt habe.

Ich bitte, sich an solchen Ausdrücken nicht zu stoßen. Es ist nichts Abergläubisches oder Althergebrachtes damit gemeint, sondern allein dasjenige, was ich beschreibe. Inspiriertes Erkennen nenne ich es deshalb, weil in der Tat gerade so, wie aus der Außenwelt als ein Reales die Luft in unseren Atmungsorganismus hereinkommt, so jetzt die übersinnliche Welt in die gewöhnliche Seelenwelt hereinkommt. Wir sind, indem wir einem solchen inspirierten Erkennen als Geistesforscher hingegeben sind, in der folgenden Lage. Wir gehen zunächst aus von der gewöhnlichen Seelenverfassung. Nachdem wir uns zuerst die Fähigkeit angeeignet haben, das Bewußtsein leer zu machen, können wir, wo wir auch stehen, in der Zeit oder im Raume, was wir auch in unserem Bewußtsein haben, die Möglichkeit herbeiführen, das Bewußtsein leer zu machen. Von gewissen Ausgangspunkten aus erscheint uns dann irgend etwas von dem Wesen, von den Vorgängen der übersinnlichen Welt. Wie eine Einatmung, eine Inspiration ist dieses. Die geistige Welt wird hereingeatmet in die gewöhnliche Welt. Und wiederum müssen wir die Stärke haben, das gewöhnliche Bewußtsein herzustellen, zu urteilen vom gewöhnlichen Bewußtsein aus über diese geistige Welt. Es ist ein fortwährendes Aus- und Einatmen der geistigen Welt, ein immer wiederkehrendes Herankommen an das gewöhnliche Bewußtsein, das den Menschen eben auch gegenüber diesen geistigen Welten voll besonnen macht.

Daß der Ausdruck Inspiration berechtigt ist, mag hervorgehen aus etwas, das ich nur zum Vergleich heranziehen möchte. Der heutige Geistesforscher ist nicht in der Lage, in derselben Weise zu den übersinnlichen höheren Welten vorzudringen, wie vordrangen Völker früherer, namentlich menschlicher Urzeiten. Die Art und Weise, wie orientalische Völker vorgedrungen sind zu den höheren Welten, ist überliefert und wird in dekadenter Form noch vielfach heute in Asien drüben bei einer anderen Leibesorganisation, bei einer anderen Körperkonstitution geübt als Joga-Übung. Das ist nichts, was man im Abendlande zu unserem Heile aufnehmen kann. Das läuft instinktiv, unbewußt ab, während all dasjenige, was ich geschildert habe, bei vollem Bewußtsein, mit vollem Willen abläuft. Dennoch können wir aber in gewisser Weise etwas lernen an der Art und Weise, wie man in früheren instinktiven Zeitaltern der Menschheitsentwickelung zu den höheren Welten und ihren Wirkungen aufsteigen wollte. In den Joga-Übungen suchte der alte Inder sein Atmen zu regeln, nicht in der gewöhnlichen Weise zu atmen, sondern in einer geregelten, geordneten oder besser gesagt, umgeordneten Weise zu atmen, in einer Weise zu atmen, die ihm zum Bewußtsein kam, bei der er immer dabei war mit seinem Bewußtsein, während das gewöhnliche Atmen ja durchaus unbewußt als ein bloßer organischer Prozeß abläuft. Indem erlebt wurde dieser Rhythmus: Einatmen–Ausatmen, Einatmen–Ausatmen, lebte sich der Joga-Schüler in den Weltenrhythmus ein, und in dem physischen Rhythmus des Atmens lebte er sich ein in den geistigen Rhythmus des Einatmens der geistigen Welten, des Wiederausatmens der geistigen Welten, wie ich das eben als für unsere abendländische Zivilisation geeignet auch beschrieben habe. Man lebt sich in der Tat in einen Rhythmus ein. Dasjenige Dasein, das man sonst als Erdendasein hat, das kann gewissermaßen fortwährend inspiriert und wieder inspiriert werden gegenüber einer übersinnlichen, höheren Welt. Welches ist diese übersinnliche höhere Welt?

Man hat vorher durch das imaginative Anschauen dasjenige erkennen gelernt, was in einem arbeitet als Äther- oder Bildekräfteleib während des Erdendaseins. Diesen Äther- oder Bildekräfteleib hat man unterdrückt. Man hat eine neue Welt entdeckt. Insofern man in dieser neuen Welt lebt, ist die Sinneswelt nicht da. Sie ist nur wie eine Erinnerung da, wie ich ausgeführt habe. Aber in der neuen Welt, die man entdeckt, entdeckt man eine höhere Wirklichkeit, diejenige Wirklichkeit, die nun den Äther- oder Bildekräfteleib wiederum so durcharbeitet, durchdringt, wie dieser Äther- oder Bildekräfteleib den physischen Leib durchdringt. Wiederum spricht anthroposophische Geisteswissenschaft nicht aus einer Phantastik heraus, sondern aus streng systematisch eingeschlagenen Wegen in die höheren Wirklichkeiten, von dem astralischen Leibe des Menschen, der in dieser Weise entdeckt wird, und der den ätherischen oder Bildekräfteleib durchdringt, der aber in anderen Welten lebt. Und wenn man prüft die Welten, in denen dieser astralische Leib mit dem Ich lebt, so wie ich körperlich unter den Sinnesdingen lebe, dann entdeckt man die geistig-seelische Welt, aus welcher der Mensch heruntergestiegen ist, indem er sich durch die Geburt, oder sagen wir, durch die Empfängnis mit der physischen Materie, die ihm Vater und Mutter gegeben haben, verbindet. Man entdeckt den ewigen, unsterblichen Wesenskern des Menschen durch unmittelbare Anschauung, zu der man sich durchgerungen hat, und die geprüft werden kann von dem gesunden Menschenverstand durch die Gründe, die ich angeführt habe.

Es wird einem heute ganz besonders übel genommen, wenn man nicht im allgemeinen, wie etwa der Pantheist, spricht von einer verschwommenen Geisteswelt, die alles durchdringe, sondern wenn man aufsteigt zu der besonderen Beschreibung einer geistig-seelischen Welt, aus der wir heruntergestiegen sind durch die Geburt zum physischen Dasein, zu der wir wieder hinaufsteigen, indem wir durch die Pforte des Todes gehen, die wir also als Wirklichkeit, nicht durch Spekulation, nicht durch nebulose mystische Empfindung, sondern durch streng geregelte Anschauung entdekken. Es wird einem übel genommen, wenn man diese Welten beschreibt, wie ich es zum Beispiel getan habe in meiner «Geheimwissenschaft». Ich möchte mich durch einen einfachen Vergleich verständlich machen, wie man wirklich diese Welten beschreiben kann. Wenn Sie auf die gewöhnliche Erinnerung und das gewöhnliche Gedächtnis schauen, was erleben Sie dann da? Sie haben dies oder jenes durchgemacht im Leben. Was längst vorbei ist, was längst keine äußere Realität mehr ist, das steht im Bilde in der Erinnerung vor Ihnen. Von diesem Bild aus konstruieren Sie sich das Erlebnis wiederum. Es ist aus der Außenwelt in Sie eben gewissermaßen hineingewandert, ist Seeleninhalt geworden. Aus unserem Seeleninhalt heraus konstruieren wir uns in jedem Augenblick die ganze Erinnerungswelt, die Welt der äußeren Erlebnisse, in die wir hineinverstrickt worden sind. Das Innere wird begriffen, wird ergriffen, wird erfaßt im Vorstellungs-, im Gemüts-, im Willensleben. Indem man das Innere erfaßt, zaubert sich die äußere Welt der Erlebnisse vor die Seele. Was aber erfaßt man durch Imagination, Inspiration?

Man erfaßt nicht bloß dasjenige, was man im Erdenleben aufgenommen hat, man erfaßt den ganzen Menschen. Man lernt erkennen, wie in allen menschlichen Organen der Bildekräfteleib arbeitet und durch das ganze Leben hindurch ein einheitlicher bleibt. Man lernt erkennen, wie der astralische Leib in einer geistig-seelischen Welt vor der Geburt und der Empfängnis unseren ewigen Wesenskern trägt, wie er in uns eindringt, wie er in uns arbeitet. Der Mensch wird sozusagen ganz durchsichtig. Sein Physisches lernt er erkennen als Wirkung des Geistigen. Geradeso wie wir in unsere Erinnerung hereinschauen, unser Erdenleben uns vorkonstruieren, so können wir, wenn wir jetzt tiefer in unser Inneres hineinschauen, wenn wir nicht nur dasjenige in uns erfassen, was wir durch unser Erdenleben hindurch geistig-seelisch in uns gelegt haben, sondern wenn wir erfassen, wie wir in unseren Organen konstruiert sind, wie unser Ätherleib, wie unser astralischer Leib, wie unser Ich einverwebt ist diesem physischen Leib. Wir können uns schauend ebenso hinausversetzen, wie durch die Erinnerung in unseren Ätherleib, in die großen kosmischen, in die Welterlebnisse. Denn der Mensch war bei allem dabei, was sich in der Welt, mit der er verbunden ist, geistig und seelisch und physisch abgespielt hat. Er kann, wenn er sich selbst in der geschilderten Weise durchschaut, in der Selbstschau erkennen, durch welche Ereignisse er geschichtlich sich heraufentwickelt hat, durch welche Ereignisse das ganze menschliche Wesen im Kosmos sich entwikkelt hat.

Wer diesen Gedanken in seiner vollen Tragweite erfaßt, wird es nicht mehr absonderlich finden, daß ich in meiner «Geheimwissenschaft» geschildert habe, wie der Mensch in seinen ursprünglichen Gestaltungen nicht nur mit der Erde verbunden war, sondern mit planetarischen Welten, die als ältere Metamorphosen der Erde vorangegangen sind, wie man durch dasjenige, was im Menschen veranlagt ist, durchschauen kann, daß die Erde wiederum in andere planetarische Zustände sich verwandeln wird, wie man das nicht bloß durchschauen kann vom Menschen aus, sondern wie man wirklich in höhere Welten dadurch eindringt, und die gewöhnlichen Welten, die um uns als Erdenmenschen sich ausbreitenden Welten, als Wirkung höherer geistiger Welten, übersinnlicher Welten erkennen kann. Man muß sich nur bekannt machen mit all den Anstrengungen, die anthroposophische Geisteswissenschaft durchmacht, um zu diesen Resultaten zu kommen. Es ist oftmals der Glaube vorhanden, daß aus irgendwelchen Einfällen heraus, aus subjektiven Verstandeserwägungen oder gar aus Phantasmen dasjenige erzählt wird, was anthroposophische Geistesforschung über die Wirklichkeit höherer Welten vorbringt. Es ist nicht so. Klinische Forschung, Sternwartenforschung muß man im einzelnen lernen. Es ist schwer. Dasjenige aber, was in dieser Weise innerlich, ich möchte sagen, innerlich experimentierend vom Menschen erobert wird, um zu der Anschauung höherer Welten zu kommen, es ist noch schwerer. Es erfordert noch mehr Hingabe, mehr Sorgfalt, mehr innere Gewissenhaftigkeit und Methodik. Und was hier im ernsten und ehrlichen Sinne als Geisteswissenschaft geschildert wird, ist weit verschieden von dem, was landläufig als Okkultismus, als Mystik und dergleichen auftritt. Wie sich die Wissenschaft zum Aberglauben verhält, so verhält sich diese Geisteswissenschaft zu dem landläufigen Okkultismus, der durch allerlei Medien oder durch allerlei laienhaftes Sammeln von äußerlichen, überraschenden Tatsachen zu seinen Erkenntnissen kommen will. Diese besondere Form des modernen Aberglaubens, sie wird durch nichts sicherer überwunden als durch die ernste und ehrliche Geistesforschung, die ihre durchaus gewissenhaften Methoden ausbildet.

Und wenn der Mensch in dieser Weise zum inspirierten Erkennen und damit zu der Anschauung derjenigen Welt gekommen ist, die er verlassen hat mit der Geburt oder mit der Konzeption, und die er wiederum nach dem Tode betritt, wenn der Mensch in diese Welten eintritt, dann erfährt er wiederum innerlich etwas, was, wenn es im Abglanze im gewöhnlichen Bewußtsein erscheint – und alles Übersinnliche erscheint ja irgendwie als sehr unbestimmte Gefühle oder dergleichen im gewöhnlichen Bewußtsein –, ihm als Pessimismus erscheint. Was der Geistesforscher durch inspiriertes Erkennen erlebt, erscheint ihm als Pessimismus. Warum als Pessimismus? Weil der Geistesforscher in der Tat, indem er in diese höheren Welten eintritt, schon etwas empfindet wie tiefen Schmerz, wie umfassende Entbehrung. Nun muß man gerade durch diejenigen Übungen, die ich ja in meinen Büchern schildere, gewappnet sein, vorbereitet sein dazu, aufrecht, wacker diesen Schmerz zu ertragen. Was ist es denn für ein Schmerz? Man lernt diesen Schmerz als eine Realität erkennen. Dieser Schmerz, der eigentlich eine intensive Sehnsucht ist, nichts anderes ist er, als das Erleben der Kraft, durch welche die Seele aus den geistigen Welten durch die Geburt ins physische Dasein tritt. Die letzten Zeiten, welche die Seele durchmacht, um, nachdem sie in geistigen Welten gelebt hat, ins physische Dasein herunterzusteigen, erlebt die Seele als Sehnsucht nach der physischen Welt. Diese Sehnsucht erlebt man als Schmerz nach. Und gerade, daß man nicht nur abstrakt theoretisch etwas erlebt in der Geisteswissenschaft, sondern daß man mit seinem ganzen Menschen, mit Fühlen und Wollen in Geisteswissenschaft drinnen steht, das macht das Wesentliche dieses Weges in die höheren Welten aus.

Das Theoretisieren genügt nicht, um den anthroposophischen Weg in die übersinnlichen Welten hinein zu machen. Was an den Methoden dieser Geistesforschung durchlebt werden muß, erfordert durchaus auf allen Stufen moralische Vorbereitung. Und es gibt im Grunde genommen keine bessere Vorbereitung zur moralischen Festigung des ganzen Menschen nach Leib, Seele und Geist, als diejenigen Übungen durchzumachen, die durchgemacht werden müssen, um die Wirklichkeit übersinnlicher Welten zu erlangen. Dem bloßen Theoretiker ergeben sie sich nicht. Nur demjenigen ergeben sie sich, der sein ganzes Menschtum einsetzt, der alles an Kräften des guten Empfindens, des schönen Auffassens der Welt, des religiösen, frommen Vertiefens in die Weltengeheimnisse in seiner Seele lebendig macht, der Menschenliebe und Weltenliebe zu Kräften innerlicher Durchwärmung macht, nur der erlangt die moralische Festigung, die notwendig ist, um in dieser Weise vorzudringen zu der Wirklichkeit höherer Welten. Es wird daher von manchen Menschen anerkannt, daß die Übungen, die ich charakterisiere, um den geisteswissenschaftlichen Weg in die höheren Welten zu gehen, eine moralische Seite haben, die durchaus anerkennenswert sei. Aber es wird das auch von denjenigen zugegeben, die dann abschwenken und nicht mitmachen wollen den wirklichen Erkenntnisweg in die übersinnlichen Welten. Es ist aber doch nur dieser Weg, der gegenüber der heutigen wissenschaftlichen Sehnsucht, welche die Menschheit schon einmal hat, hineinführt in diese höheren Welten.

Und indem man aufrückt durch Imagination und Inspiration, gelangt man erstens hinein in sein eigenes Selbst. Aber dieses eigene Selbst muß sich auch hingeben an die Umwelt. Ich habe schon angeführt, wie das Denken gewissermaßen schon bei der Imagination ausfließen muß in das Objektive. Wir nehmen dieses Denken überall mit hin. Die volle Besonnenheit des Denkens nehmen wir überall mit hin, wo wir übersinnliche Welten entdecken. Aber wir müssen auch gewahr werden, wie unser ganzer Mensch sich gewissermaßen hingeben muß an diese Wirklichkeit übersinnlicher Welten. Nach der Inspiration aber, durch die Anstrengungen, die wir durchmachen, durch die Erlebnisse, die wir haben, gelangen wir dazu, auch unser Ich, den Mittelpunkt unseres Wesens, kräftig zu fühlen. Und hier tritt der Punkt ein, wo man die Harmonie, die Vereinigung des Erlebnisses der Freiheit mit dem Erlebnis der Naturnotwendigkeit erkennen kann. Wir sind im gewöhnlichen Leben eingespannt in diese Naturnotwendigkeit. Wie sehr fühlen wir, daß dasjenige, was in unseren Willensimpulsen lebt, auch dann, wenn es sich ein wenig aus dem Sündhaften in das Gute heraufgearbeitet hat, dennoch aus unterbewußten Tiefen des Seelenlebens, aus Instinktivem und Triebhaftem heraufkommt. Fast so wenig, wie wir bewußt überschauen können, was wir durchmachen vom Einschlafen bis zum Aufwachen, können wir überschauen, was in unseren Willenstrieben lebt, und worin doch zuletzt vieles von dem enthalten ist, was auch in unser bewußtes, verantwortungsvoll sittliches Leben hineinspielt.

Derjenige aber, der durch Inspiration und Imagination gegangen ist, erhält auch durch die Anstrengungen, die er durchgemacht hat, eine Verstärkung seines Ich. Er erlebt sein Ich intensiver. Er erlebt es allerdings hingegeben, ich möchte sagen, ausgegossen an die äußere Welt, aber er erlebt es so, daß es ihm wiedergegeben wird. Und er ist jetzt nicht mehr in der Lage, wie ein vorurteilsvolles naturwissenschaftliches Anschauen zu tun pflegt, zu sagen: Dieselbe Naturnotwendigkeit, die den Stein zur Erde fallen läßt, die durch den Sonnenstrahl den Stein erwärmen läßt, die in Elektrizität und Magnetismus, in den akustischen, in den optischen Erscheinungen lebt, diese selbe Notwendigkeit lebt auch, wenn ich als Mensch handle, wenn ich als Mensch meine Willensimpulse entwickle. – Und in der gewöhnlichen Wissenschaft und im gewöhnlichen Leben kommt man in bezug auf diese Frage über herbe Zweifel nicht hinaus.

Auf der einen Seite steht die menschliche Freiheit, deren wir uns bewußt sind. Verleugnen muß man sie, so glaubt man, wenn man im ehrlichen Sinne ein heutiger naturwissenschaftlicher Forscher ist und an die Erhaltung der Kraft und des Stoffes glaubt. Man meint dann, aus freiem Willen heraus könne kein menschlicher Willensimpuls, keine menschliche Handlung kommen, denn der Mensch müsse unterworfen sein der Naturnotwendigkeit, wie alle anderen Wesen in den Reichen der Natur. Aber wenn man sein wahres Ich-Wesen jetzt in verstärkter Art vor sich hat, erlangt man eine Art Erkenntnis, die noch höher ist als Inspiration und Imagination. Ich habe sie die wahre Intuition genannt, das wahre Untertauchen, aber jetzt in eine geistige Wirklichkeit. Da wird dasjenige, was Anthroposophie die wiederholten Erdenleben nennt, von einem wirklichen Sinn durchdrungen. Was einem als notwendig erscheint im eigenen Handeln, im eigenen Willen, das zeigt sich als Ergebnis vorangegangener Erdenleben. Der ewige Wesenskern des Menschen macht irdische Leben in Wiederholungen durch, und dazwischen Leben zwischen Tod und neuer Geburt in geistig-seelischen Welten. Und man lernt jetzt erkennen: Was sich von Leben zu Leben zieht, ist ein notwendiges Sich-Unterstellen in bezug auf unser Ich und seine Willensimpulse, nicht der äußeren Naturnotwendigkeit, sondern jener Notwendigkeit, die durch die wiederholten Erdenleben geht. Mit unserem Denken aber, das zunächst als das gewöhnliche Bewußtsein diese Notwendigkeit nicht überschaut, das herausgeholt ist aus dieser Notwendigkeit, das in sich als ein freies, sinnlichkeitsfreies Denken, wie ich es in meiner «Philosophie der Freiheit» dargestellt habe, in dem einzelnen Erdendasein sich entwickelt, mit dem haben wir eine Grundlage für unsere Freiheit. Indem wir uns als Mensch des einzelnen Lebens hinaufringen zu solchen sittlichen Impulsen, die in freier Denkkraft erfaßt sind, werden wir hier auf Erden zwischen Geburt und Tod zu freien Menschen. Und was in uns als Notwendigkeit lebt, was sich als Schicksal auslebt, das ist nicht eine Naturnotwendigkeit, das geht durch die wiederholten Erdenleben hindurch.

Auch das ergibt sich als eine Anschauung dem Intuitiven, der dritten Stufe des übersinnlichen Erkennens. In einer wunderbaren Harmonie steht vor uns das, was als Freiheit des einzelnen Erdenlebens auftritt, und das, was wir als eine Notwendigkeit des Schicksals fühlen, die aber nicht eine Notwendigkeit der äußeren Natur, auch nicht der natürlichen Beschaffenheit des menschlichen Lebens ist, sondern die hereinstrahlt aus früheren Erdenleben. Hierdurch werden wir nicht unfrei, gerade so wenig wie wir unfrei werden dadurch, daß wir einen neuen Schauplatz unseres Lebens betreten und abhängig sind von dem, wie dieser neue Schauplatz mit dem früheren verbunden ist, etwa wenn wir von Europa nach Amerika wandern. Es ist unser Schicksal, wie uns das Schiff hinübergetragen hat, wir betreten einen neuen Schauplatz, bleiben aber frei, auch wenn wir von Europa nach Amerika herübergewandert sind. Wir können Notwendigkeit von Freiheit unterscheiden, sobald wir diese Notwendigkeit in den wiederholten Erdenleben, die Freiheit in dem einzelnen Erdenleben erblicken. Und das Hinaufblicken in höhere Welten gibt uns eine menschliche Sicherheit, indem es uns zeigt, welches der Sinn des Erdenlebens ist. Wir werden nicht bloß erfaßt von einer Sehnsucht nach höheren Welten, die wir allerdings auch erfühlen müssen, wenn wir auf Erden sicher stehen wollen, denn das Göttlich-Geistige ist immer in uns, und wir werden unsicher im Erdenleben, wenn wir unsere Verbindung mit dem Göttlich-Geistigen nicht haben. Aber wir werden nicht weltflüchtige, erdenfremde Menschen durch die wahre Erkenntnis der Wirklichkeit höherer Welten im anthroposophischen Sinne. Wir wissen, daß wir immer wiederum auf die Erde herabsteigen müssen, um in unser menschliches Wesen allmählich die Freiheit aufzunehmen. Freiheitsbewußtsein durchdringt uns, obwohl wir die große Schicksalsfrage in einem geistigen Sinne aus den höheren Welten, aus der Wirklichkeit dieser höheren Welten herauszulesen verstehen.

Was ich zu sagen hatte, konnte ich nur in einzelnen Strichen andeuten. Es liegt ja heute schon eine reiche Literatur vor, die jedem zur Verfügung steht. In einem kurzen Abendvortrag konnte ich nur einzelne Richtlinien geben. Aber durch das, was ich gesagt habe, werden Sie einigermaßen entnehmen, daß diese Geisteswissenschaft, diese anthroposophische Erforschung der übersinnlichen Welten durchaus nichts Weltfremdes, nichts Unpraktisches sein will. Sie will nicht den Menschen hinaufführen selbstisch in leere Wolkenkuckucksheime, nein, sie würde glauben, sich sündhaft gegenüber dem Geistigen zu verhalten, wenn sie den Menschen weltfremd machen würde. Der Geist wird nur in der richtigen Weise erfaßt, wenn wir ihn in seiner Kraft erfassen, wenn wir uns mit ihm so durchdringen, daß wir dadurch praktische Menschen werden. Der Geist ist ein Schöpferisches. Er hat die Aufgabe, die Mission, das materielle Dasein zu durchdringen, nicht es zu fliehen. Daher ist anthroposophische Erkenntnis der übersinnlichen Welten zugleich durchaus wirkliche Lebenspraxis. Und Anthroposophie ist daher bestrebt – ich werde das noch in späteren Vorträgen, die mir erlaubt sind, hier in Kristiania zu halten, im einzelnen ausführen –, sowohl die einzelnen Wissenschaften, wie das künstlerische Leben, wie auch die praktischen Lebensgebiete mit dem zu befruchten, was sie zu der sinnlichen materiellen Welt hinzu aus der Wirklichkeit der höheren Welten heraus zu sagen hat.

Wenn man dasjenige, was der Mensch in seiner Leibesorganisation hat, aus dem ätherischen oder Bildekräfteleib heraus begreift, welcher der Imagination zugänglich ist, wenn man begreift, was am zeitlichen Menschen in Lunge, Leber, Magen, Gehirn und so weiter lebt, in seiner Gestaltung aus dem astralischen Leibe heraus, der aus geistig-seelischen Welten heruntergestiegen ist, dann begreift man auch in einer äußerlichen Weise Gesundheit und Krankheit. Dann kann durch eine solche Erkenntnis der übersinnlichen Welten nicht bloß eine gewisse Erkenntnisbefriedigung erzielt werden, sondern dann kann zum Beispiel erlebt werden eine Befruchtung des medizinisch-therapeutischen Wissens. In Stuttgart und in Dornach in der Schweiz haben wir bereits medizinisch-therapeutische Institute, welche praktisch verwerten dasjenige, was an Anregungen für die Medizin, namentlich für die Therapie, aber auch für die Pathologie, von der anthroposophischen Erkenntnis übersinnlicher Welten kommen kann. Und auch in künstlerischer Beziehung sucht Anthroposophie dasjenige, was sie an höheren Welten erfaßt, fruchtbar zu machen.

Im Dornacher Bau, im Goetheanum, in der Freien Hochschule für Geisteswissenschaft wurde aus dem heraus, was anthroposophische Anschauung ist, ein neuer Baustil geschaffen. Dieser neue Baustil ist nicht irgend etwas Symbolisches oder Allegorisches. Kein einziges Symbolum, keine einzige Allegorie findet sich, sondern alles ist in wirkliche künstlerische Gestaltung ausgeflossen. Geisteswissenschaft ist keine Theorie, sie ergreift nicht bloß das Intellektuelle. Das Intellektuelle, künstlerisch verwertet, würde ja eine allegorische, stroherne Symbolik geben. Geisteswissenschaft führt zur wirklichen Anschauung, zum konkreten Ergreifen des Inhaltes der geistigen Welt. Dieser Inhalt kann dann wiederum der Materie einbezogen werden, wie es in der Natur selber ist. Man erforscht im höchsten Maße dasjenige, was *Goethe* als Kunst verlangt: sie soll sein eine Manifestation geheimer Naturgesetze, die ohne sie niemals zur Offenbarung kommen würden. – Und ebenso versuchen wir dasjenige, was in der ganzen menschlichen Organisation an Bildekräften wirkt, was übersinnlich am Menschen wirkt, aus dieser menschlichen Organisation herauszuholen zu einer Bewegungskunst, die wir uns erlauben werden, am nächsten Sonntag hier in einer Vorstellung vorzuführen: zur Ausbildung der Eurythmie. Das ist nicht eine Tanzkunst, das ist nicht irgend etwas Pantomimisches, das ist etwas, was aus dem Übersinnlichen in das Sinnliche der Menschennatur geholt ist, was tatsächlich zeigt, wie der Mensch innerlich verbunden ist mit dem ganzen Kosmos und seiner Gesetzmäßigkeit, und wie er in einer sichtbaren Sprache geradeso innere Seelen- und Geistesgeheimnisse zur Darstellung bringen kann, wie er das durch die hörbare Sprache oder durch den Gesang kann.

Ebenso kann Geisteswissenschaft in das soziale, in das moralische, in das ethische Leben wirken. Ich habe das versucht zu zeigen durch meine «Kernpunkte der sozialen Frage». Das, was unter den Menschen lebt in sozialer Beziehung, kann niemals in äußerer marxistischer oder sonstiger materialistischer Weise erfaßt werden. Der Mensch ist einmal ein geistig-übersinnliches Wesen seiner Innerlichkeit nach, und er ist auch als soziales Wesen darauf angewiesen, das Übersinnliche in diesem Sozialen wirksam zu gestalten. Ohne dieses kommt man auch nicht zu irgendeiner fruchtbaren Gestaltung der sozialen Fragen, die heute so brennende sind.

Endlich aber hängt ja all dasjenige, was nun auf einem Forschungs-, nicht auf einem bloßen Glaubenswege, von anthroposophischer Geisteswissenschaft gesucht wird als Weg zu höheren Welten, zusammen mit dem tiefst Innersten, was der Mensch erstrebt, mit dem, was er erstrebt als seinen Zusammenhang mit dem göttlich-geistigen Weltengrunde, mit dem, was er erstrebt an Hingabe, an frommer Hingabe an diesen Weltengrund. Kurz, es hängt zusammen mit all dem, was der Mensch im tiefsten Inneren als seine religiösen Empfindungen, als sein ganzes religiöses Leben entfalten muß, wenn er zu seiner vollen Menschenwürde kommen will. Daher bedeutet anthroposophische Erkenntnis der übersinnlichen Welten zu gleicher Zeit eine Belebung, eine Befruchtung des religiösen Lebens, dessen wir heute, was jeder Unbefangene zugeben wird, gar sehr bedürftig sind. Daher kann ich es kaum begreifen, daß man gerade von theologischer Seite auch neuerdings wiederum eingewendet hat gegen anthroposophische Geistesforschung, sie ertöte das religiöse Leben. Der Satz ist zum

Beispiel gefallen: Das Leben der Anthroposophie bedeute den Tod der Religion. – Nun, das Leben der Anthroposophie hängt zusammen mit demjenigen Leben der menschlichen Seele, das gerade die innigsten religiösen Kräfte entwickelt. Es kann dieses anthroposophische Forschen nach den übersinnlichen Wirklichkeiten nicht den Tod der Religion bedeuten, sondern höchstens den Tod von etwas, was man für Religion hält und eigentlich schon ein Erstorbenes ist. Da würde Anthroposophie auf das schon Erstorbensein hinweisen können, würde gewissermaßen eine Art von Leichenschau sein. Ihrem Wesen nach aber muß sie, weil sie ein lebensvoller Weg in die übersinnlichen Wirklichkeiten ist, zu gleicher Zeit ein Mittel sein, die religiösen Empfindungen, das ganze religiöse Durchdrungensein des Menschen mit Hingabe an die übersinnlichen Welten zu erhöhen, zu beleben, zu durchwärmen.

So will Anthroposophie auf den verschiedensten, auf den profansten und auf den heiligsten Gebieten des Lebens befruchtend wirken. Sie will im schönsten und edelsten Sinne – das ist ihr Ziel, ihr Ideal, so wenig sie auch heute schon davon erreichen kann – auf den profansten und auf den heiligsten Gebieten des Lebens eingreifen in die fortschrittliche Entwickelung der Menschheit. Und jeder Unbefangene, der mit wachem Bewußtsein die katastrophale Zeit durchgemacht hat, durch die wir im zweiten Jahrzehnt des 20. Jahrhunderts gegangen sind, wird zugeben, daß heute die verschiedensten Gebiete des Lebens eine Auffrischung brauchen, daß manches eine Neubelebung braucht. Gewiß hängt dasjenige, was ich mir in kurzen Strichen erlaubte vor Ihnen zu charakterisieren, zusammen mit den ewigen Angelegenheiten der Menschheit. Es kann gepflegt werden im Forum des Lebens, wenn der Mensch sich bewußt werden will seiner inneren Sicherheit, die nur liegen kann in dem Bewußtsein seiner ewigen Wesenheit, es kann gepflegt sein in der Einsamkeit der stillen Hütte, wenn der Mensch entrückt ist dem Forum des Lebens: denn von dem Ewigen in seiner eigenen Wesenheit, von dem Ewigen in ihm muß der Mensch jederzeit berührt sein, wenn er im vollen Sinne des Wortes Mensch sein will. Es ist also auf der einen Seite durchaus etwas, was allgemein menschlich ist, was allgemein für den Menschen von unbedingtem Interesse ist, weil es seine ewigen Angelegenheiten berührt. In unserer

Zeit aber, wo wir so vieles niedergehen sehen, muß man auch zugeben, daß gegenüber den Niedergangskräften gar sehr Impulse zu einem Aufstieg unserer abendländischen Zivilisation wiederum notwendig sind. Nicht nur, weil sie auf das Ewige achtet, bedarf heute Anthroposophie einiger Berücksichtigung, sondern auch gegenüber den großen, schweren Zeitaufgaben.

Daher darf ich vielleicht zum Schlusse der heutigen Betrachtung die Worte aussprechen: Anthroposophie will nicht nach Erbauung in mystischen Wolkenkuckucksheimen bedürftige Menschen zu einer Weltfremdheit führen, anthroposophische Geisteswissenschaft will so zu der Wirklichkeit übersinnlicher Welten führen, daß der Mensch den Geist ergreift, um praktisch in das materielle Leben einzugreifen. Er muß das, weil er dessen bedarf zu seiner Lebenssicherheit, wegen seiner notwendigen Berührung mit übersinnlichen Welten, mit dem Ewigen in seiner Natur, heute aber auch besonders zur Lösung jener schweren Zeitfragen, in die wir in unserer katastrophalen Zeit hineingestellt sind.

Wege zur Erkenntnis höherer Welten

Kristiania (Oslo), 26. November 1921

Mein erstes Wort gelte dem Ausdruck meines innigsten Dankes für den herzlich schönen Willkommensgruß Ihres Herrn Vorsitzenden, und Ihnen allen Dank dafür, daß es möglich geworden ist, vor Ihnen über ein Kapitel anthroposophischer Geisteswissenschaft sprechen zu können. Ich darf es aussprechen, daß mir diese Einladung Ihrerseits von ganz besonderem Wert ist, denn es muß ja begreiflich erscheinen, daß dasjenige, was in den nächsten Bestrebungen für die Zukunft gemeint ist, sich vor allem gern an die Studentenschaft wendet, weil geistige Schätze wohl zunächst innerhalb der Studentenschaft am besten geborgen sein können und von da aus am besten ihren Weg in die Zukunft machen können. Aus diesem Gefühl heraus sage ich also Ihrem Herrn Vorsitzenden und Ihnen allen für Ihren herzlichen Willkommensgruß innigsten Dank.

Es ist gewünscht worden, daß ich heute gerade über das Thema spreche: Wege zur höheren, das heißt zur übersinnlichen Erkenntnis. Ich nehme an, daß nur ein Teil von Ihnen in meinem gestrigen Vortrage war, daher wird es schon geboten sein, daß ich einige der wichtigeren gestern vorgebrachten Dinge in meinen Vortrag wiederum hineinverwebe.

Anthroposophische Geisteswissenschaft strebt vor allen Dingen nach einem vollen Einklang mit dem, was im Laufe der letzten Jahrhunderte an wissenschaftlichen Geistesgütern heraufgekommen ist. Anthroposophie ist nicht in irgendeiner Weise, wie manche glauben, gegen wissenschaftliche Bestrebungen gerichtet, sondern im Gegenteil, am liebsten sind denjenigen, die ganz ehrlich und ernst in unserer anthroposophischen Bewegung stehen, solche Menschen, die ein volles Urteil darüber haben, was in der neueren Zeit errungen worden ist an wissenschaftlicher Gewissenhaftigkeit, an innerer wissenschaftlicher Gesinnung. Allerdings, mit dem, was anerkannte Wissenschaft ist, glaubt man mit Recht, nicht in übersinnliche Welten eindringen zu können. Und auf einem gemeinsamen Boden mit der anerkannten Wissenschaft steht in einer gewissen Weise in bezug auf diesen Punkt auch Anthroposophie. Sie ist sich durchaus klar darüber, daß diejenigen Recht haben, die gegenüber der Naturerkenntnis von Grenzen des menschlichen Wissens reden. Sie ist sich auch klar darüber, daß diese Grenzen mit den gewöhnlichen menschlichen Erkenntniskräften nicht überschritten werden können. Daher wird auch von Anthroposophie gar nicht der Versuch gemacht, mit diesen gewöhnlichen Bewußtseins- und Erkenntniskräften die Wege zur übersinnlichen Erkenntnis zu finden, sondern Anthroposophie ist bestrebt, nicht nur in bezug auf die Ergebnisse des wissenschaftlichen Forschens dort anzufangen, wo gewöhnliche Wissenschaft aufhören muß, sondern sie ist auch bestrebt, mit ihren Methoden dort anzufangen, wo die für die äußere Natur und auch für die physische Natur des Menschen geltende Wissenschaft aufhören muß. Anthroposophie muß daher nicht nur über anderes reden, sondern sie muß auch anders reden. Dennoch steht sie im vollen Einklange mit wissenschaftlicher Gewissenhaftigkeit und mit wissenschaftlicher. Sie geht davon aus, die Erkenntniskräfte, durch welche in die übersinnlichen Welten hinaufgedrungen werden soll, erst aus ihrem Schlummer in der menschlichen Wesenheit herauszuholen. Anthroposophie behauptet nicht, daß zum Erkennen übersinnlicher Welten besondere Eigenschaften, Fähigkeiten gehören, die nur einzelne Menschen haben, sondern sie will durchaus nur auf diejenigen Kräfte sich stützen, welche aus jeder Menschenseele hervorgeholt werden können, welche aber hinausgehen über das, was wir im gewöhnlichen Wachstum seit unserer Kindheit gewissermaßen als Menschen anererbt erhalten, und welche auch hinausgehen über das, was durch die gewöhnliche Erziehung, durch das gewöhnliche Lernen erreicht wird.

Der Mensch muß, wenn er im anthroposophischen Sinne Geistesforscher werden will, wenn ich so sagen darf, von dem Punkte aus, auf dem man im gewöhnlichen Leben und in der gewöhnlichen Wissenschaft steht, seine Entwickelung nun selbst in die Hand nehmen. Diejenigen Kräfte, die zunächst ausgebildet werden müssen, sind die des Denkens. Damit wird nur ein Anfang dieser Entwickelung gemacht, denn wir werden sehen, daß es sich nicht bloß um Ausbildung einseitiger Verstandes- oder Denkkräfte, sondern um

Ausbildung des ganzen Menschen handelt. Aber ein Anfang muß gemacht werden mit einer besonderen Übung im Denken. Das Denken, an das wir heute nicht nur im äußeren Leben, sondern auch in der Wissenschaft gewöhnt sind, gibt sich hin an die äußere Beobachtung, es läuft gewissermaßen am Faden der äußeren Beobachtung hin. Wir richten unsere Sinne in die Außenwelt und knüpfen unsere Gedanken an dasjenige an, was uns die Sinne überliefern. Wir haben dadurch eine feste Stütze an der Beobachtung der Außenwelt für die Verbindung unserer Seeleninhalte, unserer Erlebnisse. Es ist in berechtigter Weise wissenschaftliches Bestreben gewesen, gerade diese Stütze, die Stütze der Beobachtung, immer mehr und mehr auszubilden. Und diese Beobachtung hat noch ihre besondere Verstärkung erfahren durch den wissenschaftlichen Gebrauch des Experimentes, bei dem man ja alle einzelnen Bedingungen, um zu einzelnen Erscheinungen hinführen zu können, wirklich zu überblicken vermag, so daß gewissermaßen die Vorgänge ganz durchsichtig werden.

Von diesem Hingegebensein des Denkens an die äußere Objektivität muß anthroposophische Geisteswissenschaft für ihre Aufgabe abgehen. Für sie handelt es sich darum, das Denken vor allen Dingen innerlich zu verstärken, intensiver zu machen. Ich habe mir erlaubt, gestern zu sagen: Wie ein Muskel, wenn er eine bestimmte Arbeit verrichtet, stärker wird, so ist es auch mit unseren Seelenkräften. Wenn wir bestimmte, überschaubare Vorstellungen immer wieder und wieder in systematischer Übung in den Mittelpunkt unseres Bewußtseins rücken, und mit dem ganzen Menschen uns hingeben an solche Vorstellungen, so verstärken wir gerade unsere Denkkräfte. Dieses Intensivwerden der Denkkräfte muß aber natürlich so erreicht werden, daß in alledem, was man da vornimmt, der volle besonnene Wille des Menschen enthalten ist. Daher kann derjenige, der im anthroposophischen Sinne ein Geistesforscher werden will, vor allen Dingen ein großes Vorbild haben innerhalb der heutigen Wissenschaftlichkeit: das ist die Mathematik. So sonderbar und paradox es klingen mag, der anthroposophische Geistesforscher, wenn er über das Laientum hinauskommen will, beobachtet vor allen Dingen etwas, was schon über des alten *Plato* Schule als eine Devise geschrieben war: daß in wirkliche geisteswissenschaftliche Erkenntnis keiner eindringen kann, der nicht eine gewisse mathematische Kultur hat.

Was ist es denn eigentlich das Besondere, das die Seele von der Mathematik hat? Das hat sie, daß alles, was im mathematischen Erkennen vor die Seele tritt, innerlich durchsichtig, übersichtlich ist, daß gewissermaßen nichts in dieser Erkenntnis drinnen steckt, dem man sich nur unbewußt und ohne Anwendung seines Willens hingibt.

Natürlich ist Geisteswissenschaft im anthroposophischen Sinne nicht Mathematik. Aber ein bedeutsames Vorbild kann gerade die Art und Weise sein, wie man sich in mathematisches Denken hineinfindet. Eigentlich ist nicht die Mathematik dieses Vorbild, wohl aber, wenn ich mich so ausdrücken darf, das Mathematisieren. Und wenn man vor allen Dingen gelernt hat, über alles Illusionäre, über alles Suggestive hinauszukommen durch eine solche mathematisierende Kultur, dann kann man mit besonderem Erfolg daran gehen, überschaubare Vorstellungen, aber solche Vorstellungen, die einem neu sind, in sich aufzunehmen. Man läßt sie sich von einem erfahrenen Geistesforscher geben oder sucht sonst zu Vorstellungen zu kommen, die man noch nicht in der Erinnerung hat. Diese setzt man in den Mittelpunkt des Bewußtseins und gibt sich ihnen mit dem ganzen Seelenleben hin, wendet alle Kräfte der Aufmerksamkeit von allem übrigen ab und versucht eine gewisse, nicht allzulange Zeit auf eine solche Vorstellung oder solchen Vorstellungskomplex zu richten. Warum muß diese Vorstellung oder dieser Vorstellungskomplex etwas Neues sein? Ja, wenn wir Reminiszenzen aus unserer Erinnerung heraufholen, können wir niemals ganz sicher sein, was da in unserem Organismus vorgeht, was da in unserem Organismus im außerseelischen Unbewußten zu gewissen Erlebnissen treibt. Wir können mit unserer Erkenntnis uns wirklich nur frei bewegen, wenn wir der Sinnesanschauung gegenüberstehen, weil die Sinnesanschauung in jedem Augenblicke uns begegnen wird, weil wir bei ihr sicher wissen, daß sie nicht in irgendeiner phantastischen Weise hervorgeholt sein kann aus Lebensreminiszenzen. Ebenso muß dasjenige sein, was wir jetzt mit Ausschluß der sinnlichen Wahrnehmungen anwesend sein lassen in unserem Bewußtsein, dem wir uns ganz hingeben, so hingeben, daß wir ohne sinnliche Wahrnehmungen in einer inneren Lebendigkeit sind, wie sonst nur bei der äußeren sinnlichen Wahrnehmung. Das ist es, worauf es zunächst ankommt bei dem Wege zur höheren Erkenntnis, daß das sinnlichkeitsfreie Denken in eine innere Bewegung kommt, die unsere Seele so stark in Anspruch nimmt, wie sonst nur eine äußere Sinneswahrnehmung. Man möchte sagen: Was der Mensch sonst in der äußeren Sinneswahrnehmung erlebt, das muß er erleben lernen an demjenigen Denken, welches sich verstärkt und dennoch ganz von besonnenem, bewußtem Willen durchzogen ist.

Damit ist schon eine Barriere starker Art aufgerichtet gegen alles das, was in das Bewußtsein hereinkommen will an Suggestion, Illusion, an Visionen, Halluzinationen. Geisteswissenschaftliche Erkenntnis, wie sie hier gemeint ist, wird immer mißverstanden, wenn man sagt: Nun ja, solch ein Geistesforscher kann ja durch seine Übungen auch nur zu Halluzinationen oder dergleichen kommen, zu allerlei krankhaften Seelenzuständen. – Wer es wirklich ernst nimmt mit der Art und Weise, wie der Weg in die höhere Erkenntnis der Anthroposophie geschildert wird, der wird sehen, daß gerade diese Geistesforschung den Menschen am allerklarsten macht über alles, was Illusionen, was Halluzinationen oder was gar Mediumistisches ist. Das wird alles als nach der anderen Seite, nach der krankhaften Seite gehend, streng abgewiesen, wird in seiner Wertlosigkeit gerade von demjenigen durchschaut, was mit wirklicher geistiger Forschung errungen werden kann. Dann kommt man dazu, ein ganz anderes Denken sich anzueignen. Das alte Denken, das man für das gewöhnliche Leben und für die gewöhnliche Wissenschaft braucht, das bleibt voll bestehen. Aber es tritt zu diesem Denken ein ganz neues Denken hinzu, wenn man in entsprechender Weise – Sie finden das in meinem Buche «Wie erlangt man Erkenntnisse der höheren Welten?» oder in meiner «Geheimwissenschaft» beschrieben – solche Übungen, wie ich sie prinzipiell jetzt als Denkübungen charakterisiert habe, immer wieder und wiederum systematisch vollführt – der eine braucht länger dazu, der andere kürzer –, wenn man diese Übungen in seinem Bewußtsein als innerlich intime Seelenentwickelung vollführt. Was da zu dem gewöhnlichen Denken hinzukommt, ich möchte es in der folgenden Weise charakterisieren.

Ich darf vielleicht dabei eine persönliche Bemerkung machen, die aber nicht persönlich gemeint ist, sondern von der Sie wohl zugeben werden, daß sie zu dem Objektiven meiner Darstellungen gehört. Ich habe in dem Beginn der neunziger Jahre des vorigen Jahrhunderts meine «Philosophie der Freiheit» geschrieben, um zu zeigen, wie im moralischen, ethischen Leben der Menschheit die Freiheit wirklich begründet ist, wirklich lebt. Diese «Philosophie der Freiheit» hat viele Mißverständnisse hervorgerufen, weil man sich einfach nicht hineinfinden kann in die Art des Denkens, wie sie in dieser «Philosophie der Freiheit» geübt ist. Es ist nämlich in dieser «Philosophie der Freiheit» schon jenes Denken geübt, zu dem man sich eigentlich behufs Erkenntnis höherer Welten systematisch hindurchringen muß. Es ist der Anfang nur gemacht, derjenige Anfang, den jeder schon im gewöhnlichen Leben machen kann. Aber es ist zu gleicher Zeit der Anfang für die Erkenntnis höherer Welten.

Das gewöhnliche Denken – Sie brauchen sich nur zu besinnen auf die Art dieses gewöhnlichen Denkens, so werden Sie sehen, wie berechtigt das ist, was ich sage –, das gewöhnliche Denken ist eigentlich ein aus räumlichen Wahrnehmungen bestehendes Denken. Wir richten ja alles im Grunde genommen in unserem gewöhnlichen Denken räumlich ein. Bedenken Sie nur, daß wir das Zeitliche ja auch auf das Räumliche zurückführen. Wir drücken die Zeit durch die Bewegungen der Uhr aus. Wir haben im Grunde genommen auch in unseren physikalischen Formeln denselben Vorgang. Kurz, wir kommen zuletzt darauf, daß das gewöhnliche Denken ein kombinierendes ist, ein solches, das auseinanderliegende Gebilde zusammenfaßt. Dieses Denken brauchen wir für das gesunde gewöhnliche Leben, brauchen wir auch für die gesunde gewöhnliche Wissenschaft.

Dasjenige Denken aber, das zum Behufe der Erkenntnis höherer Welten hinzukommen muß, und das man durch solche Übungen erringt, das ist ein Denken, welches ich nennen möchte das morphologische Denken, das Denken in Gestalten. Dieses Denken bleibt nicht im Raume stehen, dieses Denken ist durchaus ein solches, welches im Medium der Zeit so lebt, wie das andere Denken im Medium des Raumes. Dieses Denken gliedert nicht einen Begriff an den anderen, dieses Denken stellt vor die Seele etwas wie einen Begriffsorganismus. Wenn man einen Begriff, eine Idee, einen Gedanken hat, dann kann man nicht in beliebiger Weise zum anderen übergehen. Geradeso, wie man nicht beim Organismus des Menschen vom Kopf zu beliebigen anderen Formen übergehen kann, sondern zum Hals, dann zur Schulter, zum Brustkorb und so weiter übergehen muß, wie in einem Organismus alles gegliedert ist, wie auch ein Organismus nur ganz betrachtet werden kann, so muß dasjenige Denken, das ich das morphologische Denken nenne, innerlich beweglich sein. Es ist, wie gesagt, im Medium der Zeit, nicht des Raumes, aber es ist so innerlich beweglich, daß es eine Gestalt aus der anderen hervorruft, daß dieses Denken selber sich fortwährend organisch gliedert, fortwährend wächst. Dieses morphologische Denken, das ist es, das zum anderen Denken hinzukommen muß, und das man durch solche Meditationsübungen erlangen kann, wie ich sie im Prinzip angedeutet habe und die das Denken verstärken, intensiver machen. Mit diesem morphologischen Denken, mit diesem Denken, das in Gestalten, in Bildern verläuft, erringt man die erste Stufe der Erkenntnis übersinnlicher Welten, namentlich dasjenige, was ich in meinen Schriften die imaginative Erkenntnis genannt habe.

Diese imaginative Erkenntnis gibt noch nicht irgend etwas Äußeres. Sie führt zunächst nur zur menschlichen Selbsterkenntnis, aber zu einer viel tieferen Selbsterkenntnis, als diejenige ist, die man nur in der gewöhnlichen Selbstschau erringen kann. Diese imaginative Erkenntnis, sie führt uns ins Bewußtsein herein Gestalten. Diese Gestalten werden so lebendig erlebt, wie sonst irgendeine Sinneswahrnehmung. Aber sie haben eine ganz besondere Eigentümlichkeit. Unsere gewöhnlichen Gedanken würden nicht gesund in unserem Bewußtsein enthalten sein, wenn wir uns nicht ihrer erinnern würden. An unserer Erinnerungsfähigkeit, an unserem Gedächtnisse hängt außerordentlich viel für die gesunde Entfaltung unseres Seelenlebens, unserer geistigen Gesundheit. Nur derjenige, der eine kontinuierliche Erinnerung hat für alle Wachzustände bis zu einem gewissen Punkte in seiner Kindheit, der ist geistig gesund. Es wird Ihnen ja vielleicht auch bekannt sein, in welche furchtbare Lage ein Mensch kommt, der

Psychopath in dem Sinne ist, daß gewisse Erinnerungen ausgelöscht sind. Man kennt in der Psychiatrie diesen Zustand des Auslöschens der Erinnerungen und kann gerade aus ihm entnehmen, wie wesentlich es für die seelische Gesundheit des Menschen ist, daß die Erinnerung eine kontinuierliche ist. Das gilt für unsere gewöhnliche Gedankenbildung.

Es gilt nicht für das, was ich eben als das imaginative, als das morphologische Denken charakterisiert habe. Geradeso, wie wir, wenn wir das Auge oder ein anderes Sinnesorgan an einen äußeren Sinnesreiz hinwenden, nur so lange das Erlebnis der Wahrnehmungen haben, als wir den Sinn exponieren, so haben wir auch dasjenige, was wir erlebt haben als gestaltetes Denken, als imaginatives Denken, nur im Momente des Erlebens, und es kann nicht im gewöhnlichen Sinne das, was so im imaginativen Denken auftritt, in die Erinnerung, in das Gedächtnis geprägt werden. Es muß jederzeit wiederum neu hervorgerufen werden, wenn es erlebt werden soll.

Derjenige also, der zu einem solchen organisch-morphologischen Denken kommt, das gewissermaßen sich in lebendigem Wachstum selber fortbildet, kann die Ergebnisse dieses Denkens nicht in der gewöhnlichen Erinnerung behalten. Freiheit kann man auch nur charakterisieren, wenn man zu solchem sich entwickelnden, wachsenden Denken aufsteigt. Deshalb wurde meine «Philosophie der Freiheit» mit solchen Mißverständnissen behängt, wie das eben geschehen ist. Aber sie mußte in dieser Methode gegeben werden, weil eben die Freiheit ein geistiges Erlebnis ist, und man nicht zu ihr kommt mit dem gewöhnlichen kombinierenden Denken. Das ist ja das Überraschende für Anfänger in der geisteswissenschaftlichen Methode: sie glauben gewöhnlich, wenn sie ein imaginatives Erlebnis haben, daß sich das in ihrer Seele gerade so einprägen könne wie irgendein anderer Gedanke. Das ist aber nicht der Fall. Es verliert sich aus dem Bewußtsein. Nur das kann man behalten, wie man zu diesem imaginativen Erlebnis gekommen ist. Man kann die Bedingungen wieder herstellen, dann kommt auch das Erlebnis. Wie man zu einer Blume, die man gesehen hat, wenn man weggegangen ist, wieder hingehen muß, um sie zu sehen, so muß man dieselben inneren Vorgänge hervorrufen, um ein solches imaginatives Erlebnis, wie man es einmal gehabt hat, wiederum zu haben.

Geisteswissenschaftlicher Inhalt ist nicht ohne weiteres erinnerbar. Das gilt sogar für den ehrlichen Geistesforscher schon für die allerersten elementarsten Dinge. Und da darf ich vielleicht wiederum ein Persönliches anbringen, das aber auch ein Objektives ist. Sehen Sie, dasjenige, was der anthroposophische Geistesforscher zu sagen hat, das kann er nicht in derselben Weise, sagen wir, von Tag zu Tag in seinen Vorträgen vorbringen, wie man gewöhnlich wissenschaftliche Darstellungen vorbringen kann. Die merkt man sich, die hat man im Gedächtnis, die bringt man aus dem Gedächtnisse vor. Was der Geistesforscher vorzubringen hat, das muß aus seinem lebendigen inneren Erleben kommen. Er kann sich gar nicht in derselben Weise vorbereiten, wie man sich sonst mit Hilfe seines Gedächtnisses vorbereitet. Er kann nur die Bedingungen herbeiführen, die es ihm möglich machen, selbst die anfänglichsten Dinge der Geisteswissenschaft zu erleben. Man muß sich schon klar darüber sein, daß anthroposophische Geisteswissenschaft eben schon in ihren allerersten Anfängen zur Entwickelung von sonst schlummernden Kräften in der Seele führt, und man muß nicht glauben, daß man durch gewöhnliche philosophische Spekulationen zu irgendwelchen Ergebnissen in bezug auf höhere Welten kommen kann.

Dieses imaginative Erkennen, das ich Ihnen auf diese Weise geschildert habe, das führt, sagte ich, aber nur zu einer Art von Selbsterkenntnis. Es führt nämlich zuletzt dahin, daß man wie in einem großen Tableau, zeitlich aber auf einmal, alles überschaut, was im wesentlichen gesetzmäßig das ganze Leben seit der Geburt hier auf Erden aufgebaut hat. Innerlich sieht man die schaffenden Bildungskräfte am Menschen, zunächst an seinem eigenen Menschen. So, wie das etwa geschildert wird – selbst von naturwissenschaftlich Denkenden ist das ja anerkannt – bei gewissen Leuten, die in Todesgefahr waren, etwa bei Ertrinkenden, daß sie ein webendes, bewegtes Bild ihres bisherigen Lebens ablaufen sehen, so – allerdings nicht als Erinnerungsbild, nicht mit den Einzelheiten des Lebens, sondern gerade mit den Hauptsachen, mit denjenigen Kräften, die einen vorwärts gebracht haben – sieht man dieses Tableau, welches, ich möchte sagen, eben ein tieferes Erinnerungstableau ist. Aber zu gleicher Zeit ist dieses Tableau so, daß man nicht bloß das gewöhnliche gedankliche Seelenleben vor sich hat, sondern dasjenige innerliche Leben, das von der Seele aus am Organismus arbeitet.

Man kommt jetzt durch eine solche Anschauung zu einem Standpunkt, von dem aus es einem allerdings kindlich erscheint, daß noch in den ersten Jahrzehnten des neunzehnten Jahrhunderts spekulativ der Vitalismus von einer «Lebenskraft» gesprochen hat. Von einer solchen Lebenskraft spricht man in der Anthroposophie nicht. Wohl aber spricht man von der *Anschauung* des Lebens, von der Anschauung desjenigen, was ich den Ätherleib oder Bildekräfteleib nenne, der auf der einen Seite das Seelische darstellt, auf der anderen Seite aber, ich möchte sagen, das verdichtete, das intensivierte Seelische, das am Organismus arbeitet. Man wird also zu gleicher Zeit in eine tiefere Erkenntnis des Seelischen geführt und in eine tiefere Erkenntnis der Art und Weise, wie das Seelische am Organismus arbeitet. Ich will Ihnen ein Beispiel dafür anführen, ein elementares, aber charakteristisches Beispiel.

Sie wissen ja, daß heute die anerkannte Psychologie eigentlich doch nicht weiter kommt, als bis zu gewissen Spekulationen über die Beziehungen von Seele und Leib, Seele und Körper. Die Seele wird geschildert, als ob sie den Körper bewegte, oder es wird von den materialistisch Gesinnten die Seele als das Plus angesehen, das der Körper gewissermaßen produziert. Am häufigsten spricht man heute von dem psychophysischen Parallelismus: daß die Seelenerscheinungen und die körperlichen Erscheinungen parallel ablaufen und so weiter. Das alles sind Spekulationen, die eigentlich nur darauf beruhen, daß man denselben Wissenschaftsgeist, der sonst herrscht, in das menschliche seelisch-leibliche, seelisch-körperliche Leben nicht einführen will.

Sie alle kennen die physikalische Anschauung, die von latenter Wärme spricht, von einer latenten Wärme, die in irgendeinem Ding enthalten ist, die aber nicht als Wärme erscheint. Wenn man gewisse Bedingungen herbeiführt, wird diese Wärme, wie man sagt, frei. Sie erscheint dann. Man hat vorher die Wärme in den Dingen drinnen, sie bewirkt in den Dingen etwas, das aber nicht äußerlich durch Wärmevorgänge sich ausdrückt. Man spricht von latenter Wärme, von freiwerdender Wärme.

Eine solche Anschauung, natürlich modifiziert, bereichert, muß durchaus auch auf das konkrete, nicht spekulative Seelenanschauen ausgedehnt werden. Wir sehen das Kind heranwachsen bis zum Zahnwechsel, um das siebente Jahr herum. Mit diesem Zahnwechsel ist aber viel mehr verbunden, als man gewöhnlich meint. Wer eine unbefangene Beobachtung für Seelisch-Leibliches hat, der weiß, daß die ganze Art des Denkens, des Vorstellens, auch des Gefühls- und Empfindungslebens, also alles Seelische bei dem Kinde ganz anders wird nach dem Zahnwechsel, als es vorher gewesen ist. Der Zahnwechsel ist gewissermaßen für eine bestimmte Art des kindlichen Lebens ein Schlußpunkt. Der Mensch hat nicht mehr nötig, nach dem Zahnwechsel diejenigen Kräfte für seinen Organismus anzuwenden, die er vorher angewendet hat. Denn diese Kräfte, welche – wenn ich mich jetzt trivial ausdrücken darf – die zweiten Zähne herausstoßen, die sind nicht bloß lokalisiert etwa im menschlichen Haupte, es sind die Kräfte, die im ganzen Organismus sind, die nur beim Herausstoßen der zweiten Zähne eben sich an einem einzelnen Orte zeigen. Wer diesen ganzen Vorgang so sachgemäß wissenschaftlich verfolgt, wie man heute gewöhnt ist, in der Naturwissenschaft zu denken, der kommt dazu, zu erkennen, daß diejenigen Kräfte, die die Zähne herausstoßen, eben vorher latent waren, gebunden waren im Organismus, daß sie den Organismus eben durchorganisiert haben, und daß sie jetzt beim Zahnwechsel frei geworden sind und nach dem Zahnwechsel beim Kinde als seelisch-geistige Kräfte erscheinen.

Hier haben wir ein konkretes, nicht ein erspekuliertes Wechselverhältnis des Seelisch-Geistigen und des Körperlich-Leiblichen. Wer nur im gegenwärtigen Augenblick auf die Seele und dann auf den Leib hinschauen will, der mag lange spekulieren und experimentieren, er wird doch nur zu abstrakten Anschauungen über das Verhältnis der Seele und des Leibes kommen. Derjenige, der zur Zeitenfolge übergeht, der wird beobachten, wie in dem Kinde nach dem Zahnwechsel etwas an seelischen Kräften, an Konturierung des Gedächtnisbegriffes, an Konturierung der Empfindungen auftritt, und er wird wissen, daß das, was da als freigewordenes Seelenleben jetzt da ist, vorher untergetaucht war in den Organismus. Er lernt beobachtend, nicht denkend bloß, das Verhältnis von Seele und Körper wirklich kennen.

Das ist ein Beispiel, wie wir das Zusammenwirken von Seele und Leib durch die imaginative Erkenntnis erforschen können. Man sieht hinein, wie das Seelisch-Geistige an dem Leiblich-Physischen arbeitet. Das bietet sich in dem Tableau dar, von dem ich gesprochen habe. Wenn man auf diese Weise dazu gekommen ist, dieses bildhafte, imaginative Denken auszubilden, dann muß man durch die Stärke, die man gewonnen hat, weitergehen. Ich sagte: Wie der Muskel an der Arbeit erstarkt, so erstarkt unsere Denkkraft, indem sie solche Übungen ausführt, wie ich sie charakterisiert habe, wie Sie sie in den genannten Büchern weiter charakterisiert finden können. Wenn man nun in dieser Weise ein verstärktes, bis zur Bildhaftigkeit, bis zur Gestaltungskraft kommendes Denken in sich ausbildet, das in der Zeit lebt, dann kann man auch dazu kommen, andere Kräfte des Seelenlebens zu verstärken. Die gewöhnlichen Vorstellungen des Lebens kommen und gehen, oder auch wir versuchen, sie loszuwerden, entweder indem wir sie seelisch loszuwerden suchen, oder indem unser Organismus durch das Vergessen dafür sorgt und so weiter. Solche Vorstellungen, die wir – wie ich es geschildert habe – behufs höherer Erkenntnis in unserem Bewußtsein präsent machen, gegenwärtig sein lassen, können schwerer zum Vergessen gebracht werden als andere. Da müssen wir uns stark anstrengen. Das ist eine zweite Art der Übung, das, ich möchte sagen, künstliche Vergessen, das künstliche Unterdrükken der Vorstellungen. Wenn wir aber dieses künstliche Unterdrücken der Vorstellungen entsprechend unseren individuellen Anlagen genügend lange üben, dann kommen wir dazu, dieses ganze Tableau, von dem ich eben gesprochen habe, auch unterdrücken zu können, so daß wir das Bewußtsein völlig leer machen. Was uns einzig und allein bleiben muß, das ist eben das vom Willen und von der Besonnenheit durchdrungene Denken. Dieses Denken aber tritt jetzt wiederum in einer neuen Gestalt auf.

Ich habe Ihnen nun schon von zwei Gestalten des Denkens gesprochen, von dem gewöhnlichen, an den Raum gebundenen Denken, und dem Denken, das ein eigenes Wachstum hat, wo immer ein Begriff, ein Gedanke aus dem anderen hervorwächst, wie sich bei einem Organismus ein Glied an das andere ansetzt. Indem man dieses morphologische Denken eine Zeitlang fortführt, kommt man dazu, nun eine dritte Form des Denkens ausbilden zu können, und die braucht man, wenn man aufsteigt zu der höheren Stufe der übersinnlichen Erkenntnis, die ich gleich schildern werde, wenn man also aufsteigt in der höheren Welt zu mehr als zu dem, was ein bloßer Überblick über die eigene Organisation ist.

Durch das imaginative Erkennen kommt man dazu, die eigene Organisation so zu überblicken, daß man sich sagt: Das Seelisch-Geistige als ein Übersinnliches arbeitet im Erdenleben an dem Physisch-Leiblichen. Man braucht dieses morphologische Denken, sonst würde man das, was in der Zeit vor sich geht, was aus dem Übersinnlichen heraus arbeitet an dem Sinnlichen, nicht verstehen, denn das ist in fortwährender Metamorphose vorhanden. Man muß sein Denken beweglich und innerlich zusammenhängend machen. Dasjenige, was lebt aus dem Geiste heraus, kann man nicht erfassen durch das bloße kombinierende Denken, das muß erfaßt werden durch ein innerlich lebendiges Denken. Aber man muß zu einem noch anderen Denken kommen, wenn man gewachsen sein will der nächsthöheren Stufe der übersinnlichen Erkenntnis. Und dieses andere Denken, ich möchte es Ihnen an einem Beispiel erläutern. Es ist selbst dieses Beispiel schon etwas schwierig zu durchdringen, aber wir werden uns doch verständigen können.

Ich erinnere daran, daß *Goethe* versucht hat, die einzelnen Schädelknochen als gestaltete, metamorphosierte Knochen von der Art der Rückenwirbel aufzufassen. Goethe hat eine Metamorphose, eine Umgestaltung der Rückgratswirbel in den einzelnen Kopfknochen gesehen. Zu einem gewissen Grade, allerdings modifiziert, ist das ja auch die Anschauung der heutigen Wissenschaft; nicht mehr ganz so, wie Goethe sich das vorgestellt hat, aber es ist das schon heute auch noch eine geltende Vorstellung. Nun ist aber mit dieser bloß morphologischen Ableitung der Kopfknochen nichts getan, sondern man muß noch weitergehen, wenn man die Beziehung des menschlichen Hauptes zu dem übrigen menschlichen Organismus – also beim Skelett wollen wir stehenbleiben – verstehen will. Da muß man nicht bloß an eine Umgestaltung denken, sondern man muß noch an etwas ganz anderes denken, wenn man die Frage aufwirft: Wie verhält sich zum Beispiel das Knochensystem, sagen wir in der Form der Arme oder der Beine, zu dem Knochensystem in der Form der Schädelknochen, der Kopfknochen? Da ist es so, daß man die Metamorphose, durch die das eine aus dem anderen hervorgeht, nur versteht, wenn man davon ausgeht, daß nicht nur eine Umgestaltung stattfindet, eine räumliche Umgestaltung in der Zeit, sondern daß noch etwas ganz anderes stattfindet, nämlich eine Art Umstülpung. Sie müssen nämlich, wenn Sie das gegenseitige Verhältnis verstehen wollen, sagen wir, der Beinknochen zu den Kopfknochen, die äußere Oberfläche der Kopfknochen mit der Innenfläche eines Hohlknochens, sagen wir, des Oberschenkels, vergleichen. So daß die Sache so ist, daß das Innere des Oberschenkelknochens nach außen gewendet werden müßte, außerdem noch seine Elastizität ändern müßte. Dann würde das Innere nach außen gekehrt erscheinen, und es würde die äußere Oberfläche eines Schädelknochens entsprechen der inneren Fläche eines Hohlknochens der Gliedmaßen. Und umgekehrt: Die äußere Fläche des Schienbeins entspricht nicht der äußeren Fläche der Schädeldecke, sondern der Innenfläche der Schädeldecke. Sie müssen also sich vorstellen, daß dabei etwas stattfindet wie beim Umstülpen eines Handschuhs. Das Innere wird nach außen gekehrt, gleichzeitig aber wird die Elastizität verändert. Es entsteht eine andere Form. Es ist also so, wie wenn man den Handschuh nicht nur umstülpt, sondern, nachdem man ihn umgestülpt hat, er durch andere Elastizitätskräfte eine völlig andere Form annehmen würde.

Sie sehen, ich muß Ihnen etwas außerordentlich Kompliziertes schon als einen ersten Hinweis auf diese dritte Art des Denkens anführen: ein Denken, das nicht nur in sich verändernden Gestalten lebt, sondern ein Denken, das in der Lage ist, die Gestaltung des Inneren nach außen zu kehren und dabei die Form zu verändern. Das ist nicht anders möglich als dadurch, daß man nun mit dem Denken nicht mehr in der Zeit bleibt, sondern bei diesem Umstülpen geht dasjenige, worüber man denkt, im Denken aus Raum und Zeit heraus, kommt in eine Wirklichkeit, die jenseits von Raum und Zeit liegt.

Ich weiß sehr gut, daß man sich nicht gleich hineinfinden kann in diese dritte Art des Denkens, die ganz anders ist als das kombinierende und das gestaltende Denken, in dieses Denken, welches, ich möchte sagen, untertaucht in die Unräumlichkeit und Unzeitlichkeit; und dasjenige, was wieder erscheint, das ist der Form nach verändert, hat das Innere nach außen gekehrt, das Äußere nach innen gekehrt. Aber Anthroposophie will nicht jenes laienhafte Herumreden über die höheren Welten bringen, dem sich viele hingeben, sondern Anthroposophie muß darauf hinweisen, weil sie ehrlich wie nur irgendeine ehrliche Wissenschaft ist, daß es nicht nur notwendig ist, das Gebiet der gewöhnlichen Wissenschaft zu verlassen, sondern daß die Art des Denkens eine ganz andere werden muß. Man muß ganz anders den Menschen innerlich zusammenhalten, wenn man in dieser Weise zu einem qualitativen Denken vorrücken will, denn es ist einfach ein Ändern der ganzen Qualität des Gedankens, die bei diesem Umstülpen, bei diesem Umkehren des Inneren in das Äußere entsteht.

Erst dann, wenn man in dieser Weise sein Denken dazu gebracht hat, daß es ins Qualitative untergetaucht ist, kann man derjenigen Stufe der Erkenntnis in die übersinnlichen Welten folgen, die sich anschließen muß an das imaginative Denken. Hat man nun das Tableau, von dem ich gesprochen habe, unterdrückt, so daß man ein leeres Bewußtsein hergestellt hat, dann hat man eben für kurze Zeit ein leeres Bewußtsein. Man kann, wenn man bloß eine Vorstellung unterdrückt, das Bewußtsein eine Weile leer machen. Wenn man aber diese Realität, die einem eigentlich in Wachstum, in Ernährung fortwährend gedient hat im Erdendasein, unterdrückt, so taucht man unter in eine völlig neue Welt. Dann ist man in den höheren Welten, und dann hat man die gewöhnliche Sinneswelt wie eine Erinnerung hinter sich. Man muß sie als solche haben, sonst ist man kein seelisch gesunder Mensch, sonst ist man ein psychopathischer Mensch, sonst halluziniert man oder hat Illusionen.

Wenn man in der Geistesforschung regelrecht vorgeht, so bleibt die Besonnenheit, so bleibt das vom Willen durchdrungene Bewußtsein bis in die höchsten Welten hinauf, und es kann gar nicht die Rede davon sein, daß man irgendwie Halluzinationen oder

Suggestionen hat. Hat man Suggestionen oder Halluzinationen, so wird das gewöhnliche Bewußtsein ganz verdrängt durch das krankhafte Bewußtsein. Das ist aber das Wesentliche des von der Anthroposophie angestrebten Bewußtseins behufs der Erkenntnis höherer Welten, daß das gewöhnliche Bewußtsein voll bestehen bleibt, daß man ein vernünftiger Mensch, ein besonnener Mensch bleibt neben dem, daß man sich in höhere Welten erhebt. Und auch das, was ich Ihnen angeführt habe als jene Erkraftung des Denkens mit dem umgestülpten Denken, dem übermorphologischen Denken, auch das ist eigentlich nur dazu da, daß man mit völliger Bewußtheit nun in diese höheren Welten eindringen kann. Diese höheren Welten erlebt man jetzt wirklich mit einem geistigen Inhalt.

Hat man durch das imaginative Bewußtsein eine Anschauung erlangt von dem, was an einem arbeitet seit der Geburt – Übersinnliches, das arbeitet an dem Sinnlichen –, so erlangt man jetzt eine Erkenntnis von dem, was vor der Geburt, oder sagen wir vor der Empfängnis des Menschen innerhalb der physischen Welt von ihm im geistig-seelischen Dasein vorhanden war, wo er ebenso umgeben ist von Wesen, geistig-seelischen Wesen, wie wir hier von sinnlichen Wesen umgeben sind in der Zeit zwischen der Geburt und dem Tode. Kurz, man erlebt den ewigen Wesenskern des Menschen, indem man zurückschaut hinter die Geburt in diejenige Daseinsstufe des Menschen, die er durchlebte, bevor er hier auf dieser Erde innerhalb der physischen Vererbungsströmung empfangen wurde, man erlebt ihn in seiner geistigen Umgebung.

Das, was also zur Erkenntnis der höheren Welten geführt hat, ist nicht eine Spekulation, ist nicht ein Begriffssystem, ist eine Anschauung. Gerade so, wie man durch die Entwickelung seines Leibes seit seinem embryonalen Dasein eine Anschauung von der äußeren Sinneswelt erlangt, so erlangt man durch diejenigen Vornahmen, die ich Ihnen dem Prinzip nach geschildert habe, die Sie in den angeführten Büchern in allen Einzelheiten geschildert finden, Erkenntnisse von Seelenvorgängen, erlangt die Möglichkeit, umgeben zu sein von jener geistigen Welt, in der wir waren vor der Geburt und in die wir eintreten, wenn wir durch die Pforte des Todes treten. Durch Anschauung wird die Erkenntnis der höheren Welten errungen.

Nun, dadurch habe ich Ihnen aber zunächst den Erkenntnisweg geschildert. Der Weg in die höheren Welten wäre aber nicht vollständig geschildert, wenn man ihn nur als Erkenntnisweg schilderte, denn zu dem, was der Mensch da durchmacht, gehört noch etwas anderes als ein bloßes Leben im Denken. Mag es schwierig sein, die zwei höheren Formen des Denkens sich anzueignen, etwas anderes bietet weitere Schwierigkeiten.

Wenn wir hier in der physischen Welt uns vorzugsweise an die Beobachtung, an das Experiment halten, so geschieht das aus dem Grunde, weil wir dadurch in einer gewissen Weise beruhigt sind über den Wahrheitsgehalt unserer Erkenntnisse. Man mag erkenntnistheoretisch nun streiten über das Wesen der Sinneswahrnehmungen und ihr Verhältnis zu dem wahren Sein und so weiter, darauf kommt es jetzt nicht an. Worauf es ankommt, ist, daß uns die Sinneswahrnehmung die Wahrheit desjenigen verbürgt, was wir seelisch erleben, was seelisch als das Spiegelbild dieser Sinneswahrnehmungen auftritt, und wir sind beruhigt, indem wir uns anlehnen an die äußere Wirklichkeit. Es ist ja sogar in der neueren Zeit die Krankheit des Spiritismus aufgetreten, die auf eine ebensolche Art das Sein des Geistigen durch eine äußere Beobachtung erhärten will. Man kann natürlich nicht stärker Materialist sein, als wenn man Spiritist ist. Der Spiritismus ist nur die Potenzierung des Materialismus, denn man will nicht nur behaupten, daß es Materie gibt, oder vielleicht nur Materie gibt, sondern man will sogar behaupten, daß der Geist so erscheine wie die Materie, das heißt selber nur Materie sei. Es ist nur eben die letzte Phase, die letzte Konsequenz des Materialismus, was als Spiritismus auftritt. Wahre Geisteswissenschaft erstrebt eben einen Aufstieg in die geistigen Welten, nicht ein Herunterziehen der geistigen Welten in die materiellen Vorgänge.

Dasjenige aber, was man, ich möchte sagen, als eine Stütze für ein seelisch Erlebtes durch die äußere Sinneswelt hat, das hat man nun nicht, wenn man sich in der angedeuteten Weise hinauflebt in die geistigen Welten. Man muß eine andere Stütze haben. Man braucht etwas, was einem in derselben Weise Ruhe gibt darüber, daß man nicht im Leeren schwebt, daß man nicht in den blauen Dunst hinein seelisch erlebt, man braucht etwas, an das man sich ebenso anlehnen kann, wie an die äußere Sinneswahrnehmung im gewöhnlichen Leben. Und das, was man da braucht, kann wiederum nur durch die Entwickelung innerer Kräfte kommen. Ich bitte, mich nicht mißzuverstehen. Ich meine nicht, daß diejenigen Kräfte, die man im gewöhnlichen Leben schon hat – man muß nur die Worte gebrauchen, die aus dem gewöhnlichen Leben entlehnt sind –, daß die genügend seien. Es müssen auch auf anderen Gebieten als auf dem des Denkens Kräfte ausgebildet werden, damit man nicht nur zu Anschauungen, sondern zu im Sein wurzelnden Anschauungen kommt. Was äußerlich einem in der Sinneswahrnehmung die Beruhigung gibt, das ist ja, daß ein Sinn den anderen unterstützt. Wenn irgendeiner einen Gehöreindruck oder einen Gesichtseindruck hat, so ist er noch immer nicht sicher, ob das nicht eine Halluzination ist. Er ist erst sicher, wenn ihn, ich möchte sagen, der Schwere-Sinn unterstützt, wenn ihm ein anderer Sinn zu Hilfe kommt, wenn dasjenige, was durch das Gesicht oder das Gehör nicht genügend verbürgt werden kann, durch einen anderen Sinn mitverbürgt wird. Und was ist es denn eigentlich, wodurch wir uns berufen fühlen, gegenüber der sinnlichen Welt von Sein zu sprechen?

Sie können verschiedenes erwägen. Ich müßte stundenlang erkenntnistheoretisch sprechen – das kann ich natürlich hier nicht –, wenn ich dasjenige, was ich kurz zusammenfassen will, auch erhärten wollte. Aber dieses gilt, und Sie werden daraufkommen, wenn Sie die entsprechenden Gedanken verfolgen: Wir nennen in der Sinneswelt ein Ding wirklich, wenn es so auf uns wirkt, daß wir uns selber verleugnen müßten, wenn wir das Ding verleugneten. Wenn Sie eine Glocke nicht nur schlagen hören, sondern sie auch berühren können, sie auch sonst im Zusammenhange mit den Dingen finden, so müßten sie, wenn diese Wirklichkeit von Ihnen seelisch erlebt würde, sich selber auslöschen, wenn Sie nicht das äußere Ding *wirklich* nennen könnten. Wir nennen ein äußeres Ding wirklich, wenn wir, ohne seine Wirklichkeit anzuerkennen, unsere eigene Wirklichkeit verleugnen müßten. Sie sehen, es hängt innig dasjenige, was wir als Wirklichkeit bezeichnen, mit unserer eigenen Wirklichkeit zusammen. Deshalb müssen wir auch aus unserer eigenen, aber jetzt geistig-seelischen Wirklichkeit die Kräfte holen, die sich etwa vergleichen lassen mit einem Gegenstand, den ich angreife und der sich durch die Schwere kundgibt. Wir müssen in unserem Inneren die Stützkräfte suchen für die Realität der höheren geistigen Welten, in die wir uns in der Art einleben, wie ich davon gesprochen habe. Das können wir nur, wenn wir gewisse moralische Eigenschaften, die wir im gewöhnlichen Leben eben behufs des ethischen Verhaltens haben, weiter ausbilden. So wie wir die Denkkräfte verstärken, so müssen wir die moralischen Kräfte verstärken. Es handelt sich nicht bloß darum, daß man diese moralischen Kräfte für das ethische Leben ausbildet, sondern es handelt sich darum, daß man diese moralischen Kräfte wiederum verstärkt.

Von zwei Arten möchte ich Ihnen nur sprechen. Das erste ist, daß dasjenige, was man moralischen Mut, was man Mut überhaupt nennt im Menschen, ebenso intensiver gemacht werden muß wie die Denkkräfte. Was wir an Mut in uns haben, es kann intensiver gemacht werden, wenn wir gerade das, was wir in der imaginativen Erkenntnis als eine Rückschau in einem Tableau vor unsere Seele stellen, richtig betrachten, richtig erleben. Da finden wir, daß wir in unserem eigenen Leben, wenn wir in es untertauchen, einen höheren Mut finden, eine stärkere innere Muteskraft, als wir sie für das äußere Leben, dem wir uns passiv hingeben, gewöhnlich brauchen. Dieser Mut muß erhöht werden.

Und eine andere moralische Kraft muß erhöht werden. Während sich der Mut eigentlich auf das Gefühlsleben bezieht, eine gewisse innere Sicherheit darstellt, eine gewisse innere Kraft bildet, müssen wir in bezug auf den Willen etwas ausbilden, was dadurch entsteht, daß wir zum Beispiel in ganz energischer Weise in bestimmten Zeitpunkten uns etwas vornehmen und dann mit eiserner Gewalt in einem späteren Zeitpunkte versuchen, die Bedingungen herbeizuführen, um dasjenige, was wir früher uns vorgenommen haben, auch wirklich auszuführen. Solche Übungen, ganz systematisch, muß der anthroposophische Geistesforscher auch machen. Er muß die Impulse seines Willens von jetzt in Zusammenhang bringen innerlich mit den Impulsen, die vor Zeiten in ihm da waren. Im gewöhnlichen Leben übergeben wir uns der Gegenwart. In dem Leben, das uns in höhere Welten hinaufführen soll, müssen wir eine innere Kontinuität des Willens vorstellen. Wir müssen selbst in der Lage sein, durch Jahre hindurch aus Absichten heraus in späterer Zeit irgend etwas auszuführen. Dadurch bilden wir eine starke Willensstütze, eine starke Willensströmung, die wir selber in uns setzen. Es ist dies eine ganz besondere Selbstzucht. Wir machen uns nicht bloß von dem abhängig, was uns jetzt aus äußeren Anlässen, unseren Trieben und Instinkten oder vielleicht selbst aus Idealen heraus zu irgendeinem Handeln treibt, sondern wir verbinden innerlich seelisch-geistig als Willensimpuls einen späteren Zeitpunkt unseres seelischen Lebens mit einem früheren Zeitpunkte. Bilden wir im Gemüte eine Erhöhung des Mutes aus, bilden wir die Kontinuität der Willensimpulse aus, so daß über die Zeit hinüber unsere Willensimpulse dauern, dann kommen wir dazu, indem wir in dieser Art, wie ich es geschildert habe, uns in die höheren Welten hinauferheben, geradeso, wie wir es sonst der äußeren Sinneswelt gegenüber tun können, auch die Wirklichkeit dessen, was wir dann wahrnehmen, zu konstatieren. Diese Wirklichkeit muß aus innerlich verstärkten Kräften konstatiert werden können. Daher ist der Weg in die geistigen Welten nicht die Ausbildung einer einseitigen Erkenntniskraft, sondern sie ist eine Ausbildung des ganzen Menschen nach Denken, Fühlen und Wollen, nach dem Erkenntnisstreben, nach dem ästhetischen Streben, nach dem ethischen Streben. Und es ist dieser Weg in die höheren Welten zugleich eine religiöse Versenkung, eine religiöse Vertiefung des Menschen.

Das ist das Wichtige, daß wir uns klar sind darüber, daß in der neueren Zeit, ebenso, wie durch die Wissenschaft in vieler Beziehung Zweifel entstanden sind an den geistigen Welten, auch durch die Wissenschaft wiederum diese geistigen Welten erobert werden müssen. Es ist eine Kurzsichtigkeit, zu glauben, daß der Mensch dadurch, daß er mit ebenso besonnenem Bewußtsein in die höheren Geisteswelten aufsteigt, wie er mit seinen Sinnen an die Sinneswelt kommt, irgendwie das religiöse Leben beeinträchtigen würde. Diejenigen, die in dieser Richtung Kritik üben, die reden gewöhnlich ihre Kritik aus dem Glauben heraus, daß anthroposophische Geisteswissenschaft auch nur zu einem Intellektualismus, zu einem

Rationalismus komme. Das ist nicht der Fall. In diejenige Entwikkelung des Denkens, die auf die angedeutete Weise errungen wird, fließt der ganze Mensch nach Fühlen, nach Wollen ein, und was die hier gemeinte Geisteswissenschaft als Weg in die höheren Welten vorzeichnet, das ist eine Entfaltung, eine Entwickelung des Vollmenschen. Und so wie auch im gewöhnlichen Sinnesleben das Denken nur erscheint als eine Blüte aus dem Organismus heraus, so erscheint auch die höhere Erkenntnis als eine Blüte des vollentwickelten Menschen, der alle seine Kräfte auf dem Wege in die höheren Welten hinein harmonisch und intensiv ausbildet.

Das bloße Denken auszubilden, führt eigentlich nur zu einer Bilderwelt. Will man in dieser Bilderwelt die Wirklichkeit wahrnehmen, dann muß man in der Weise, wie ich es angedeutet habe, auch das, was in der Moral als Mut, was in dem charaktervollen Leben als der Wille ist, der uns eigen bleibt, der durch die Zeit hindurch erscheint, ausbilden. Diese beiden und noch andere Kräfte, die Sie in den Büchern, die angeführt wurden, lesen können, müssen verstärkt werden. Der ganze, der volle seelisch-geistige Mensch muß in jene anderen Welten hinaufgeführt werden, in denen der Mensch lebt, bevor er hier von den physischen Kräften konzipiert wird, zum physischen Erdenleben übergeht, oder in denen er lebt, wenn er durch die Pforte des Todes gegangen ist. Will man zu diesem Leben erkennend aufsteigen, will man sich die Anschauung der übersinnlichen Welten erringen, dann muß man den ganzen seelisch-geistigen Menschen dahin führen, nicht bloß irgend etwas, was theoretisch sich ergehen will in diesen Welten. Dadurch aber ist diese anthroposophische Geisteswissenschaft auch befruchtend für das gesamte Leben. Diese anthroposophische Geisteswissenschaft will nicht in irgendeiner abstrusen Mystik den Menschen weltfremd machen, sie will ihn gerade ins praktische, ins wahrhaft praktische Leben einführen. Und daher wirkt sie befruchtend auf Wissenschaft, auf Kunst, auf das soziale, auf das religiöse Leben, kurz, auf die verschiedensten Gebiete des Lebens. Darüber kann ich nur noch einige Andeutungen machen.

Wenn man das erkennt, was ich vorhin das Lebenstableau der Rückschau genannt habe, das ein Bildekräfteleib, der aber in der Zeit abfließt, ist, dann schaut man auch an, wie der menschliche physische Leib aus diesem Kräftesystem heraus entsteht, wie er sich bildet. Es ist ja nur ein äußerer Schein, wenn wir sprechen vom Herzen, von der Lunge und so weiter. In Wahrheit ist das Herz ein Prozeß, und die äußere räumliche Gestalt ist nur der im Augenblikke festgehaltene Prozeß. So ist es mit jedem Organ. Wir können das, was im Augenblick als Gestalt festgehalten ist, erkennen. Aber wir können das nicht erkennen, was der fortfließende Lebensprozeß ist, aus dem Gesundheit und Krankheit hervorgehen, wenn wir uns nicht zur Erkenntnis der übersinnlichen Bildekräfte des Leibes aufschwingen. Daher kann Medizin, namentlich die Therapie, eine wesentliche Befruchtung aus der Geisteswissenschaft erfahren, und wir haben sowohl in Stuttgart wie in Dornach bereits aus den Anregungen der Anthroposophie heraus klinisch-therapeutische Institute errichten können, welche dasjenige fruchtbar machen sollen für die kranke Menschheit, was aus der Geisteswissenschaft in anthroposophischer Orientierung gewonnen werden kann. Und in mancher anderen Beziehung kann Geisteswissenschaft das Leben befruchten. Wir haben in Dornach, als wir eine Hochschule für Geisteswissenschaft errichten wollten, nicht einen beliebigen Rahmen schaffen können. Was da vorlag, als die Freunde unserer anthroposophischen Weltanschauung in der Hochschule für Geisteswissenschaft einen Bau aufführen wollten, war etwas ganz Besonderes. Ich möchte es mit einem Vergleich charakterisieren.

Nehmen Sie einmal an: eine Nuß mit einer Schale. Wenn Sie unbefangen denken, so werden Sie sich sagen: Die Schale der Nuß muß in ihrer Form gerade so sein, wie sie eben ist, weil die Nuß so ist, wie sie ist. Die Schale gehört zur Nuß. Wenn man heute irgend etwas geistig begründet in ähnlicher Art, wie das, was in der anthroposophischen Bewegung geistig leben will, und man in der Lage ist, einen Bau aufzuführen, so geht man eben zu einem Baumeister, der einem in diesem oder jenem Stil einen Bau aufführt, womöglich irgendetwas, was zu dem darin Befindlichen gar nicht paßt, wie eine Nußschale, die der darin befindlichen Nuß gar nicht angepaßt wäre. Weil Anthroposophie nicht etwas bloß Theoretisches, etwas bloß im Worte Lebendes sein will, konnte die anthroposophische Bewegung auch gegenüber ihrer Umrahmung nicht so vorgehen. In Dornach muß dasjenige, was vom Podium aus erklingt, was von der Bühne aus gespielt wird, was an Künstlerischem vor die Menschen durch das Wort oder durch die Bewegungen auf die Bühne tritt, genau denselben inneren Wesensstil haben wie dasjenige, was von den Wänden spricht, wie das, was außen als äußere Architektur dem Menschen entgegentritt. So wie dieselben Wachstumskräfte, welche die Nuß gestalten, auch die Nußschale gestalten, so mußte dasjenige, was in der Anthroposophie im Worte lebt, auch künstlerisch die Umrahmung in einem neuen Baustil geben. Es war also durchaus organisch begründet, daß in Dornach ein neuer Baustil auftauchte, der eben nichts anderes ist, als das äußerlich Sichtbare für das, was sonst geistig-seelisch auch im Worte lebt. Man wird das, was Anthroposophie unserer Zeit sein will, eben gerade dadurch einsehen können, daß sie in dieser Weise befruchtend auch ins künstlerische Leben hineinwirkt. Und in unserer Eurythmie, die erst im Anfange ist, haben wir eine menschliche Bewegungskunst geschaffen, wo nicht ein Tanz, nicht eine Pantomime vorliegt in den sich bewegenden einzelnen Menschen oder Menschengruppen, sondern wo das, was da in Bewegungsformen auftritt, eine ebenso gesetzmäßige Sprache ist wie die Lautsprache, oder ein sichtbarer Gesang ist, wie sonst der Gesang in Tönen gehört werden kann. Was als Eurythmie auftritt, das ist durchaus aus der geistig-seelisch-leiblichen Gesetzmäßigkeit des Menschen herausgeholt.

So konnten wir nach den verschiedensten künstlerischen Richtungen hin befruchtend mit Anthroposophie wirken.

In meinen «Kernpunkten der sozialen Frage» ist versucht worden, zu den großen sozialen Problemen der Gegenwart von anthroposophischem Standpunkt aus Stellung zu nehmen. Wer da bedenkt, daß man es im sozialen Leben eben mit dem ganzen Menschen zu tun hat, nicht bloß mit dem, was man durch rationelle Wissenschaft etwa im Marxismus oder ähnlichem erreichen kann, der wird zugeben, daß dasjenige, was eindringt in die höheren Geisteswelten, auch eindringen kann in die Gesetze des sozialen Zusammenlebens der Menschen, denn diese Gesetze sind eben seelisch-geistige Gesetze der höheren Welten. Sie können uns auch zu solchen Gesetzen führen, welche die Menschen zu einem befriedigenden sozialen Zusammenleben bringen können. Denn Geistiges ist es, was die Menschen in der Sozietät vereinigt, und was sie physisch vereinigt, ist eben nur herausgestaltet aus dem Geistigen. Daß man dieses vergessen hat, das ist in vielem der Grund für unsere furchtbare Katastrophe, für unsere vorhandenen Niedergangskräfte. Mit dem Geiste muß sich die Menschheit wiederum durchdringen.

Weiter hat befruchtend wirken können Anthroposophie in Erziehung, Pädagogik. In der von *Emil Molt* in Stuttgart begründeten Waldorfschule wird auf den werdenden Menschen, auf das Kind angewendet, was als wirkliche Menschenerkenntnis vor der anthroposophischen Forschung auftritt. Die Wege, die uns in höhere Welten hineinführen, die bringen uns auch dazu, von Jahr zu Jahr, von Woche zu Woche, dasjenige im Menschenkinde, das heranwächst von seiner Geburt bis zur Geschlechtsreife, zu schauen, was sich das Kind mitgebracht hat aus den höheren geistigen Welten, was der Erzieher, der Unterrichtende, hervorzaubern muß. Ich kann das seiner Richtung nach nur andeuten. Das alles ist im einzelnen zu einer pädagogischen Kunst in der Waldorfschule auszubilden versucht worden. Damit sind nur Beispiele geliefert, wie für die verschiedensten Gebiete des Lebens Anthroposophie anregend wirken will.

Für das religiöse Leben, sagte ich schon, kann Anthroposophie belebend wirken deshalb, weil sie wissenschaftlich hinführt zu den höheren Welten, weil sie zeigt, wie dasjenige, was der Mensch im vergänglichen Erdendasein als sich Gestaltendes, aber nicht durch das gewöhnliche Erkennen durchschaubares Ewiges trägt, in seiner wahren Gestalt, in seinem Eigenen in den übersinnlichen Welten sich ausnimmt. Dort kann es höheres Schauen wahrnehmen. Hier ist es verborgen, weil es, indem es in die Geburt eintritt, aufgesogen wird von der physischen Gestaltung. Indem am Materiellen das Geistige arbeitet, wird es für das gewöhnliche Erkennen unsichtbar. Darum ist es aber nicht unlebendig. Es ist nur verborgen im Materiellen. Im Materiellen ist das Geistige zu erkennen. Dazu sollen die Wege, die von der Anthroposophie eröffnet werden wollen in die übersinnlichen Welten, die Mittel bedeuten.

Anthroposophie will eben deshalb nicht etwas sein, was den Menschen asketisch von der gewöhnlichen Welt wegführt, sondern sie will so zum Geistigen, zu übersinnlichen Welten die Wege eröffnen, daß der Mensch mit diesem Geistigen das materielle, das praktische Leben wieder gestalten kann. Das ist ja das Wichtige, daß wir den Geist als ein Schaffendes erkennen. Derjenige Geist wäre schwach, der unschöpferisch nur erlebt würde über dem Materiellen. Es gibt sehr viele Menschen, die sagen: Ach, das Materielle dieser Welt, das ist etwas Niedriges; darüber muß man sich erheben. Das Materielle muß man verlassen, um zu hohem Geistigem zu kommen. – Man muß allerdings vieles überwinden, um zu der Erkenntnis dieses Geistigen zu kommen. Aber wenn man in Liebe dieses Geistige erreicht hat – und man kann es nur erreichen in Liebe und in religiöser Frömmigkeit und Inbrunst, denn die Entwickelung der moralischen Fähigkeiten, von der ich auch gesprochen habe, führt dazu, in Liebe in die übersinnlichen Welten einzudringen –, dann hat man dieses Übersinnlich-Geistige an das Materielle angenähert. Denn nicht das ist das starke Geistige, was das Materielle flieht, sondern das ist das starke Geistige, was das Materielle gestaltet, was im Materiellen praktisch geistig wirken kann. Das auf der einen Seite.

Auf der anderen Seite darf ich Ihnen vielleicht zum Schluß gerade an diesem Orte das eine sagen, daß die anthroposophische Geisteswissenschaft, wie sie hier gemeint ist, die Wege in die übersinnlichen Welten hinein so gestaltet, daß das, was gefunden wird auf diesen Wegen, nicht fernsteht den gewöhnlichen naturwissenschaftlichen Erkenntnissen und ihren Wirksamkeiten, sondern daß es sie durchdringt als eine geistig-seelische Kraft selber. Wie der Mensch dadurch ein Vollmensch ist, daß er in seinem Leiblich-Physischen hier auf der Erde steht, dieses Leiblich-Physische aber ein Geistig-Seelisches in sich trägt, so ist auch Wissenschaft nur im vollen Sinne des Wortes Vollwissenschaft, wenn sie nicht bloß ein Wissen, eine Erkenntnis von der äußeren materiellen Wirklichkeit ist, sondern wenn sie dieses Wissen mit dem anderen Wissen, mit dem Wissen von den geistigen Welten durchziehen kann. Deshalb möchte anthroposophische Geisteswissenschaft sich so in die andere Wissenschaft hineinstellen, daß sie im Grunde genommen dem von der Natur und dem Wesen sowohl des Menschen wie des Kosmos Geforderten entspricht. So wie der Mensch in sich tragen muß Geist und Seele in seinem materiellen Leben, so muß eine wirkliche Geisteswissenschaft, welche wahre, ehrliche Wege in die übersinnlich-geistigen Welten eröffnet, selber der Geist und die Seele der gewöhnlichen, der materiellen Wissenschaft werden. Und so wie der Geist und die Seele im Menschen nicht wider den Leib streiten, nicht wider den Körper sich auflehnen, sondern mit ihm in vollem Einklang stehen sollen, so muß in vollem Einklang stehen mit der wahren, ehrlichen Natur- und Geschichtserkenntnis dasjenige, was anthroposophische Geisteserkenntnis ist.

Grundlagen der Anthroposophie

Kristiania (Oslo), 28. November 1921

In drei Vorträgen denke ich Ihnen einen Überblick zu geben über das, was Anthroposophie zu sagen hat über den Menschen und über das Verhältnis des Menschen zur Welt. Dies sind ja ohne Zweifel die beiden bedeutendsten Fragegebiete für alle menschliche Anschauung: die Welt und der Mensch. Sie schließen im Grunde genommen sowohl jede kleinste wie jede größte wissenschaftliche und Lebensfrage ein. Es liegt nun in der Natur der Aufgabe, daß ich mich darauf zu beschränken haben werde, zu sagen, was über diese beiden Fragegebiete innerhalb der anthroposophischen Horizonte liegt, das also, was sich bezieht auf die großen Lebensfragen des menschlichen Daseins, welche über die sinnliche Erkenntnis und über das Feld der gewöhnlichen Wissenschaft hinausgehen.

Man kann nicht leugnen, daß in bezug auf den Menschen, in bezug auf Selbsterkenntnis des Menschen eine derjenigen Fragen gegeben ist, welche den Menschen selbst am tiefsten, am intensivsten berühren muß. Denn der Mensch muß, um Sicherheit im Leben zu haben, um einen festen Standpunkt im Leben zu haben, eine Anschauung seiner eigenen Wesenheit haben. Und der Mensch hat, das darf wohl gesagt werden, jederzeit auch nach Welterkenntnis gesucht, denn er weiß, daß das, was in den Geheimnissen der Weltentwickelung eingeschlossen ist, zusammenhängt mit seinem eigenen Wesen, daß er vor allen Dingen über das letztere, über das eigene Wesen nur etwas wissen kann, wenn er erkennt, was die Welt, der er einmal angehört, ihm zu geben vermag. Nun kann man auch nicht leugnen, daß in der Gegenwart ein reges Interesse vorhanden ist für alles, was in bezug auf Menschenerkenntnis und Welterkenntnis über die gewöhnliche Sinneswissenschaft hinausgeht, und wir sehen zahlreiche Versuche, über diese gewöhnliche Wissenschaft hinauszugehen, um zu erforschen, was jenseits von Geburt und Tod liegt, was jenseits desjenigen liegt, was man durch die gewöhnliche Sinnesbeobachtung und durch den auf diese Sinnesbeobachtung gestützten Verstand ergründen kann.

Wir sehen ja in der neueren Zeit gerade wissenschaftlich forschende Menschen in der mannigfaltigsten Weise bemüht, über die gekennzeichneten Gebiete hinauszugehen, und ich möchte einleitungsweise wenigstens markante Anschauungen gegenwärtiger Forscher erwähnen, welche beweisen, daß ein reges Interesse für Fragen, wie die in meinen drei Vorträgen zu behandelnden, vorhanden ist, daß es aber auch außerordentlich schwierig ist, selbst den in der gewöhnlichen Wissenschaft ganz gut bewanderten Persönlichkeiten, in das Gebiet des Geistigen, des Seelischen einzudringen. Ich möchte nicht im Abstrakten herumreden, möchte gleich von konkreten Beispielen ausgehen.

Ein deutscher Forscher, der sich viel damit beschäftigt hat, zu sehen, wie die übersinnliche Natur der Seele als solche zu erforschen ist, wie die übersinnliche Natur der Seele auf die sinnliche Natur des Leibes wirkt, hat aus seiner ärztlichen und sonstigen Naturforschererfahrung heraus manches Beispiel von der Wirkung der Seele, des zweifellos Seelischen auf die menschliche Körperlichkeit gegeben, und ein eklatantes Beispiel, das dieser Arzt und Forscher *Schleich*, der mir auch persönlich sehr gut bekannt ist, in einem seiner Bücher erwähnt, ist das folgende. Er stellt dar, wie in furchtbarer Aufregung ein Patient zu ihm kam, der in seinem Büro während des Tages sich ein wenig die Haut mit der tintigen Feder geritzt hatte. Es war, wie der Arzt konstatieren konnte, eine außerordentlich leichte, unbedeutende Verwundung. Aber der Patient war von der Wahnidee befallen, daß er sich eine Blutvergiftung durch diesen Stich mit der tintigen Feder zugezogen habe, und daß er unbedingt sterben müsse, wenn ihm die Hand nicht abgenommen, amputiert würde, und er bat, so schnell als möglich die Hand, den Arm amputiert zu bekommen. Der Arzt konnte ihm nichts anderes sagen als, er solle nur ruhig sein, die Sache werde in ein paar Tagen vorüber sein und er habe gar nichts zu befürchten. Selbstverständlich konnte eben der Arzt unter voller Verantwortung nichts anderes als dieses sagen. Er konnte ihm doch nicht den Arm wegschneiden. Der Betreffende aber gab sich nicht damit zufrieden, ging zu einem anderen Arzt, der ihm dasselbe sagte, der ihm den Arm natürlich auch nicht abschnitt. Aber etwas ängstlich, weil mit den menschlichen Gemütszuständen sehr gut bekannt, war Schleich doch, und er erkundigte sich am nächsten Morgen nach dem Patienten, und siehe da: der Patient war gestorben! Die Autopsie ergab nichts von irgendeiner bemerkbaren inneren Blutvergiftung oder dergleichen. Es konnte gar keine Rede davon sein. Aber der Patient war gestorben. Schleich fügt zu diesem Fall, den er erzählt, hinzu: Tod durch radikale Autosuggestion. Der Betreffende habe sich eingebildet, er müsse sterben; das war eine außerordentlich radikale Autosuggestion, und der Betreffende ist wirklich unter dem Einfluß dieser Autosuggestion gestorben.

So sagt ein Forscher, der immerhin mit allen naturwissenschaftlichen Methoden, mit allen medizinischen Methoden sehr gut bekannt ist. Er berichtet diesen Fall, um daran zu erhärten, welche Macht etwas rein Seelisches, also ein Gedanke, der gefaßt wird, auf den Verlauf von Körperprozessen haben könne: bis zum Eintritt des Todes. So meint Schleich.

Schleich bringt eine ganze Menge anderer Fälle als Beispiele, die weniger markant und radikal sind, um zu beweisen, daß tatsächlich eine Möglichkeit vorhanden ist, hinzuschauen auf das in Gedanken, in Empfindungen, in Gefühlen, Willensimpulsen lebende Seelenwesen, das durch die eigene Kraft nun wirken kann auf das Körperliche. Also es soll sozusagen dargestellt werden die Wirkung des Übersinnlichen auf das Sinnliche.

Ein anderer Fall, der von einem viel bedeutenderen Naturforscher erzählt wird, von *Oliver Lodge*, ist der folgende: Oliver Lodge hat ja seinen Sohn Raymond im Weltkriege verloren. Der Betreffende ist an der belgisch-deutschen Grenze gefallen, und Sir Oliver Lodge – er hat ja schon seit langem hingeneigt dazu, eine Brücke zu bauen von Sinnlich-Naturwissenschaftlichem zu Übersinnlichem – wurde durch diesen Fall, durch den Verlust seines geliebten Sohnes, ja noch persönlich außerordentlich stark getroffen. Und durch allerlei Veranstaltungen, die an ihn herantraten, die hier nichts zur Sache tun, die ich daher auch nicht zu erzählen brauche, wurde er dazu geführt, die mediale Kraft einer Persönlichkeit dazu zu benützen, mit der abgeschiedenen Seele seines Sohnes Raymond Lodge in Verbindung zu treten.

Nun, wenn in gewöhnlichen Spiritistenkreisen ein solcher Fall auftaucht, braucht man ihn nicht besonders ernst zu nehmen, denn man weiß ja, wie unkritisch da verfahren wird, und wie laienhaft gegenüber den naturwissenschaftlichen Untersuchungsmethoden über solche Fälle, über solche Dinge in solchen Kreisen geurteilt und geforscht wird. Aber man muß die Sache ernster nehmen, wenn man es zu tun hat mit einem der größten Naturforscher der Gegenwart, mit jemandem, der durchaus auf dem Gebiet äußerer naturwissenschaftlicher Forschung gründlich bewandert ist, der die naturwissenschaftliche Methode kennt. Und aus diesem Grunde ist es auch, daß das Buch, welches Sir Oliver Lodge geschrieben hat über den Geistverkehr mit seinem Sohne Raymond Lodge, einen so großen Eindruck gemacht hat. Wenn man das Buch liest, so hat man ohne weiteres sogleich das Gefühl: Man hat es hier zu tun mit einer Persönlichkeit, welche nicht leichtsinnig, nicht ohne wissenschaftliche Verantwortung und Gewissenhaftigkeit an die Untersuchung solcher Dinge herangeht. Und auch in den anderen Dingen, die ich hier nicht erzählen will, sieht man überall, daß Oliver Lodge auf dieses Gebiet dieselbe Denkweise anwendet, dieselbe wissenschaftliche Methode, die er gewöhnt ist, im physikalischen Laboratorium anzuwenden. Das Reale, das er nun erzählt und das, wie man ja sagen kann, mit Recht einen großen Eindruck hervorgerufen hat bei all denen, die das Werk von Sir Oliver Lodge lasen, das ist das Folgende.

Durch das betreffende Medium wurden Oliver Lodge und einige andere Persönlichkeiten, die bei den Versuchen dabei waren, darauf aufmerksam gemacht, wie sein Sohn, das heißt die Seele, der Geist seines Sohnes ihm berichten will von einer Szene, die sich kurz vor dem Tode an der belgisch-deutschen Grenze zugetragen hat, und es wurde durch das Medium erzählt, daß sich Raymond Lodge photographieren ließ, und dieser Akt des Photographierens wurde mit einer besonderen Ausführlichkeit auf medialem Wege erzählt. Es wurde ausdrücklich gesagt: Es wurden zwei Aufnahmen gemacht, und diese zwei Aufnahmen wurden beschrieben, und es wurde hingedeutet darauf, daß auf der zweiten Aufnahme die ganze Stellung des Sohnes von Oliver Lodge etwas anders ist als auf der ersten Aufnahme. In der Zeit, als diese medialen Mitteilungen in London durch das Medium gemacht worden sind – und von Sir Oliver Lodge wird es so dargestellt, daß man wirklich sieht, er braucht, ich betone das immer wieder, alle wissenschaftlichen Vorsichtsmaßregeln –, in der Zeit, in der der Versuch angestellt wurde, wußte niemand in London etwas von den Photographien oder von dem Akt der photographischen Aufnahme. Es konnte also, so meinte Lodge, nachdem er alles geprüft hat, die Mitteilung, wenn sie wahr ist, nur von dem toten Sohne selber kommen. Und siehe da, nach etwa zwei oder drei Wochen kamen die Photographien wirklich nach London, die vorher niemand gekannt hat. Sie waren so, wie sie durch das Medium, beziehungsweise also nach dem Glauben von Sir Oliver Lodge durch die Seele seines Sohnes beschrieben waren. Darinnen konnte auch ein Naturforscher zunächst, man möchte sagen, ein experimentum crucis sehen. Es konnte eben niemand die Photographien in London gesehen haben. Und es stellte sich heraus, daß die Mitteilung bis auf den Grad hin genau war, daß tatsächlich zwei Aufnahmen gemacht waren, und die zweite Aufnahme hatte die andere Haltung. Der Photograph hatte die Aufnahme gemacht in der Gruppe, innerhalb welcher Raymond Lodge war, und sie bei der zweiten Aufnahme etwas anders gesetzt, und das war nun ganz genau wirklich beschrieben worden. Man hat nicht den geringsten Grund, bei einem gewissenhaften Naturforscher an dieser mitgeteilten Tatsache irgendwie zu zweifeln.

Nun, ich habe Ihnen zwei radikale Fälle dargestellt, die zeigen, wie aus der Sehnsucht, der Erkenntnissehnsucht von durchaus ernsten wissenschaftlichen Persönlichkeiten in unserer Gegenwart das Streben entsteht, vom Menschen mehr kennenzulernen, als die äußere sinnliche Forschung geben kann.

Wer vom anthroposophischen Gesichtspunkte sprechen will, und wer über die Grundlagen der anthroposophischen Forschung berichten will, der ist heute schon einmal genötigt, darauf aufmerksam zu machen, daß diese Methoden anthroposophischer Forschung doch noch andere sind als diejenigen, die selbst von so ernst zu nehmenden Persönlichkeiten heute geübt werden. Denn diese Grundlagen – ich hoffe, daß das durch die drei Vorträge, die ich hier zu halten habe, nach allen Seiten hin klar wird –, diese Grundlagen anthroposophischer Forschung sollen, selbst solchen kritischen Geistern gegenüber, noch kritischer, noch gewissenhafter in bezug auf wissenschaftliche Denkweise und Gesinnung sein.

Und wer es nun wagt, selbst gegenüber solchen Persönlichkeiten Kritik zu üben, der ist vielleicht erst berufen, darüber zu urteilen, auf einer wie viel größeren Sicherheit, als selbst die gewissenhaftesten Naturforscher der Gegenwart, Anthroposophie, die man so leicht der Phantastik zeiht, bauen will. Und um gerade auf das Kritische, auf das im ernsten Sinne Wissenschaftliche der anthroposophischen Grundlagen hier hinzuweisen, will ich das nun vorbringen, was gegen die wissenschaftliche Ausdeutung, die in beiden Fällen hier von angesehenen Persönlichkeiten gegeben wird, doch kritisch sich einwenden läßt. Ich gehe heute von diesen Dingen aus, weil gerade mit Bezug auf mein heutiges Thema manches ja vorausgenommen ist durch meine beiden letzten Vorträge, so daß Wesentliches wohl für die meisten der hier versammelten verehrten Zuhörer in diesen beiden Vorträgen schon gesagt worden ist, und ich will daher das Gesagte von einem anderen Gesichtspunkte aus kurz beleuchten.

Schleich gegenüber mit seinem Tod durch Autosuggestion muß folgendes eingewendet werden. Ich bitte zunächst das so aufzufassen, daß ich nur einen kritischen Einwand mache, wie die Sache auch sein könnte! Nehmen wir einmal an, die betreffende Persönlichkeit, die sich die tintige Feder in die Hand gestochen hat und glaubte, an Blutvergiftung zu leiden, hätte doch einen innerlichen Defekt gehabt, der einen schnellen Tod in der nächsten Nacht einfach durch natürliche Ursache herbeiführen mußte. Solche plötzlichen Tode gibt es ja. Aber auf der anderen Seite weiß jeder, der sich im Ernste bekanntmacht mit dem, was immerhin an einer Verstärkung, an einer Intensivierung der menschlichen Erkenntniskräfte geleistet werden kann in dem Sinne, wie ich das in den letzten Tagen versuchte auseinanderzusetzen, daß gewisse unbestimmte Gemütskräfte durch abnorme Zustände, man kann durchaus sagen, durch abnorme pathologische Zustände, zu einer besonderen Höhe getrieben werden können. Und die Fälle sind ja durchaus vorhanden und wiederum im kritischen Sinne so in der Literatur verzeichnet, daß sie jeder nachprüfen kann, wo immerhin der Wille des Menschen – wir werden gleich nachher sehen, wie das möglich ist – sich umgestaltet, metamorphosiert zu einer gewissen Erkenntniskraft. Und weil der Wille des Menschen in die Zukunft gerichtet ist, kann er, durch gewisse pathologische Voraussetzungen bedingt, das, was sich aus dem ganzen menschlichen Zusammenhang heraus für die Zukunft eines Menschen vorbereitet, unter Umständen vorausahnen. Ob man das nun Ahnungen nennt oder wie man es nennen will, das ist gleichgültig. Und es ist durchaus in das Gebiet des Tatsächlichen zu rechnen, daß Menschen in pathologischen Zuständen, die leichter Art sind, so daß sie nicht gerade als Krankheit zum Vorschein kommen, sagen wir, vorausahnen, wie sie in vierzehn Tagen – sie sehen es im Bilde – vom Pferde stürzen werden. Alle Vorsichtsmaßregeln helfen nichts, weil sie ja die begleitenden Umstände doch nicht wahrnehmen. Sie haben einfach das vorausgeahnt, was in der Zukunft eintreten wird.

Kritisch ist nun einzuwenden von dem, der wirklich die geistigen Verhältnisse des Menschen in ihrer Intensivierung kennt, daß ja bei dem betreffenden Patienten des Schleich einfach das vorgelegen haben kann, was seinen Tod in der nächsten Nacht bewirkte, und er vorher eine innere Ahnung hatte von diesem eintretenden Tode. Solche innere Ahnung braucht nicht zum Bewußtsein zu kommen, kann durchaus im Unterbewußten bleiben. Aber ihre Wirkung auf das Bewußtsein kann sie äußern durch das, was man nennt: Man wird nervös, man wird zappelig, man tut allerlei Dinge, die unüberlegt sind. Und es könnte durchaus das Stoßen der tintigen Feder in die Hand unter dem Einfluß der Nervosität, die von dieser Ahnung kam, gekommen sein, so daß der Betreffende einfach innerlich unbewußt wußte – wenn ich mich des Paradoxons bedienen darf –, er werde sterben. Aber er kleidete das nicht in die Behauptung, daß er seinen Tod ahne, sondern er wurde nervös, stieß sich die Feder in die Hand und kleidete das in die Behauptung, er werde an Blutvergiftung sterben. Es handelte sich dann nicht um einen Tod durch Autosuggestion, sondern darum, daß der Betreffende eine innere Ahnung hatte von seinem kommenden Tode, und alles, was er unternahm, aus seiner Ahnung heraus unternahm. Wenn die Sache so ist, dann verwechselt Schleich einfach Ursache und Wirkung, dann liegt eben nicht eine Autosuggestion in der Weise vor, wie Schleich es annimmt, daß der bewußte Gedanke irgendwo suggestiv bewirkt habe den Tod, sondern dann liegt das vor, daß der

Tod unter allen Umständen eingetreten wäre, daß aber die Todesahnung den Betreffenden zu seinen Forderungen gebracht hat. Sie sehen, man kann sich schon kritisch auch zu solchen Dingen verhalten, wenn man bekannt ist mit dem, was eben durchaus auch möglich ist: das Heraufdämmern von gewissen unterbewußten Zuständen, die in der Seele immer vorhanden sind, in das Bewußtsein, aber in maskierten Zuständen. Vieles von dem, was sich im Bewußtsein äußert, ist eigentlich in anderer Form in den unbewußten Tiefen der Menschenseele vorhanden und wird nur vom Bewußtsein anders ausgelegt.

Nehmen wir den andern Fall von Sir Oliver Lodge. Sie werden wahrscheinlich alle das kennen, was man «second sight», das zweite Gesicht, nennt. Da kann durchaus durch eine Intensivierung der menschlichen Erkenntniskräfte der Mensch etwas schauen, was er eben durch seine gewöhnlichen gesunden Sinne nicht schauen kann. Da kann in einer gewissen Weise der Mensch schauen, wie es nicht den sonstigen Bedingungen des Raumes, in den er eingespannt ist, entspricht, und da kann der Mensch in einer gewissen Weise Raum und Zeit mit seinem Wahrnehmungsvermögen überwinden. Nun, hieraus ergibt sich der kritische Einwand, selbst gegen die Gewissenhaftigkeit von Sir Oliver Lodge. Denn immerhin braucht Sir Oliver Lodge dieses Experimentum crucis, um zu beweisen, daß kein anderer, als die Seele seines Sohnes aus dem Jenseits mit ihm gesprochen haben könne. Aber derjenige, der weiß, wie fein und intim gerade dieses «second sight» wirkt, wie sich durch die Intimitäten dieser Art von Wahrnehmung Raum und Zeit unter gewissen abnormen Umständen – wie sie ja bei einer medialen Persönlichkeit immer vorhanden sind, wenn auch meistens nicht zum Heile dieser medialen Persönlichkeit – überwinden lassen, der weiß auch, daß das bis zu dem Grade gehen kann, den man in der folgenden Art charakterisieren kann.

Die beiden Bilder sind jedenfalls vierzehn Tage oder drei Wochen später in London angekommen. Diejenigen Personen, die bei der Mediumssitzung waren, hatten ihre Augen auf diese Bilder gerichtet. Es war eine Zukunftstatsache, daß Sir Oliver Lodge selber und seine Verwandten diese Bilder ansahen. Und diese Zukunftstatsache, die brauchte einfach durch eine Art zweiten Gesichts das Medium zu interpretieren. Wenn dies der Fall war, kann man nicht mehr sprechen von einem Hereinleuchten des Übersinnlichen der Seele des Raymond Lodge in die Experimentierstube von Sir Oliver Lodge, dann hat man es in diesem Falle zu tun mit etwas, das durchaus im Bereich des Irdischen sich abspielt, einfach mit einem Zukunftsehen, das ja auch über das gewöhnliche Wahrnehmungsvermögen hinausgeht, das aber nicht berechtigt, anzunehmen, daß die jenseitige Seele sich herein in das Sitzungszimmer geäußert habe.

Ich erwähne diese beiden Fälle und die kritischen Einwände, um ein Gefühl davon hervorzurufen, wie vorsichtig und wie durchaus kritisch die Denkweise der anthroposophischen Geistesforschung ist. Denn diese anthroposophische Geistesforschung geht zunächst überhaupt gar nicht aus – das haben ja schon meine beiden letzten Vorträge gezeigt – von abnormen Erscheinungen, sondern sie geht aus von dem durchaus normalen Menschenleben, von dem, was als Erkenntniskräfte, als Willenskräfte, als Gefühlskräfte im normalen menschlichen Leben da ist. Und diese Kräfte will anthroposophische Forschung zum Behufe der Erkenntnis übersinnlicher Welten weiter entwickeln, um gewissermaßen ein innerliches Recht zu haben, um die richtige Gewissenhaftigkeit zu haben, Übungen vorzunehmen, welche das Denken verstärken. Meditationsübungen, wie ich sie in den letzten Tagen beschrieben habe, verstärken das Denken bis zu einem hohen Grade, so daß der Mensch zu einem Denken kommt, das ebenso lebendig, intensiv ist, wie das sinnliche Wahrnehmen. Oder es sind Willensübungen, wie ich sie auch schon erwähnt habe, wie ich sie auch weiterhin noch charakterisieren will in diesen Vorträgen. Um diese Übungen vorzunehmen, dazu ist vor allen Dingen notwendig, daß der Mensch eine intensive Aufmerksamkeit habe auf das normale Leben, daß er sich gut auskenne in den Verhältnissen, in denen der Mensch im normalen Leben selber drinnen steht.

In Deutschland hat jüngst ein wissenschaftlich geschulter Mann einen kurzen Abriß der von mir gegründeten anthroposophischen Wissenschaft gegeben. Der betreffende Mann ist durchaus nicht ein Blindgläubiger. Er stellt das, was ja in einer reichen Literatur von mir gegeben worden ist, in einem kurzen Abriß zusammen. Er stellt es zusammen, indem er zunächst sich weder für ja noch für nein entscheidet, und er macht eine Bemerkung, die sich so ausnimmt, wie die Bemerkungen eines starken Gegners, trotzdem der Mann weder Gegner noch Anhänger ist. Aber ich muß gestehen, daß mir diese scharfe Bemerkung außerordentlich gut gefällt, gut gefällt aus der ganzen Situation heraus, in der anthroposophische Geistesforschung gegenüber der anderen geistigen Zivilisation in unserer Gegenwart ist. Der Mann macht die Bemerkung: Manche meiner Behauptungen wären, wenn man sie mit dem gewöhnlichen Bewußtsein verfolgt, unwiderstehlich komisch. – Ich muß gestehen, daß mir diese Bemerkung außerordentlich gut gefällt aus folgendem einfachem Grunde. Wenn man solche Dinge erzählt, wie die von Oliver Lodge oder den anderen Fall, den ich erzählt habe, da horchen die Menschen auf, weil es in einem gewissen Sinne an die Sensationsgefühle heranschlägt, weil es herausrückt aus dem, was man gewöhnt ist, und da findet man keine unwiderstehliche Komik. Wenn aber der Anthroposoph genötigt ist, gerade an das ganz normale Menschliche anzuknüpfen, an die gewöhnliche menschliche Erinnerung, an die gewöhnlichen menschlichen Willensäußerungen, und davon redet, daß man durch gewisse Übungen das menschliche Gedankenleben verstärken kann durch Meditation, daß man durch Selbsterziehung den Willen in einer gewissen Weise entwickeln kann, so daß der Mensch ein anderer wird als er vorher war und als anderer dann in die übersinnlichen Welten eindringen könne, dann kann, weil man sozusagen mit gewöhnlichen Worten redet, welche die Menschen eben im Leben auf das anwenden, was immer um sie ist, die sie sich daher nicht nehmen lassen wollen für etwas anderes, dann kann man unwiderstehlich komisch wirken. Daher wirkt auf diejenigen Menschen, welche die Worte nur auf das anwenden wollen, worauf sie eben im gewöhnlichen Leben angewendet werden, manches so unwiderstehlich komisch. Der anthroposophische Geistesforscher findet nur, daß sehr häufig solche Urteile über anthroposophische Geisteswissenschaft sich vor ihm so ausnehmen, wie wenn jemand einen Brief bekommt, den er lesen sollte, ihn aber nicht liest, sondern die Tinte chemisch analysiert. Ich muß gestehen, daß mir sehr vieles, was über Anthroposophie gesagt wird, so vorkommt, wie wenn jemand einen Brief nicht liest, sondern die Tinte chemisch analysiert.

Das ist das Wesentliche bei den Grundlagen der Anthroposophie, daß man ausgeht von den durchaus normalen menschlichen Erlebnissen, daß man das gut kennt, was heutige wissenschaftliche Erkenntnis ist, was heutiges moralisches, ethisches Leben ist, und daß man gerade diese Dinge zu einer höheren Intensität entwikkelt, so daß man dann in die höheren Welten eindringt durch die Steigerung derjenigen Erkenntniskräfte, die eigentlich in ihrem minderen Grade auch im gewöhnlichen Leben und in der Wissenschaft vorhanden sind. Allerdings muß man dazu eben einen Sinn haben für diese gewöhnlichen Erlebnisse des Menschen. Man muß dasjenige, was ja durchaus gewöhnliches, normales Erlebnis ist, aber herausfällt aus dem, was man gern aufmerksam beobachtet, ins Auge fassen. Es müssen sozusagen Dinge Rätselfragen werden können, deren Rätselhaftigkeit man im gewöhnlichen Leben leicht übersieht, obwohl sie dastehen im gewöhnlichen Leben. Und hier schon beginnt für manchen die unwiderstehliche Komik, wenn man sagt: Vor allen Dingen müssen gerade Rätselfragen werden die Fragen, die sich auf den Wechselzustand des Menschen zwischen Wachen und Schlafen beziehen. Wir wechseln für unser Leben fortwährend zwischen Wachen und Schlafen, beachten aber wenig diesen Pendelschlag des Lebens, der sich abspielt zwischen dem Zustande des Wachens und dem Zustande des Schlafens. Man hat ja die sonderbarsten Theorien aufgebaut. Ich könnte lange sprechen, wenn ich die einzelnen Theorien erwähnen würde, die man ausgebaut hat über den Wechselzustand von Wachen und Schlafen. Aber ich will nur die eine, die bekannteste, gebräuchlichste erwähnen, die einfach annimmt: Während des Wachens wird der Mensch ermüdet, und wenn er genügend ermüdet ist, dann schläft er eben ein, und der Schlaf bringt dann wiederum die Ausgleichung für die Ermüdung. Er schafft – man kann das nun so oder so darstellen, mehr oder weniger materialistisch – die Ursache der Ermüdung fort. Ich möchte einmal wissen, ob derjenige, der radikal diese Theorie vertritt, schon einmal genügend beobachtet hat, wenn so jemand, der nun durchaus keine Veranlassung gehabt hat, am Tage besonders zu ermüden, sagen wir, ein dicker Rentier, wenn der, ich will nicht einmal sagen, abends spät, sondern vielleicht des Nachmittags zu einem schwierigeren Konzert oder gar zu einem Vortrage geht und vielleicht nicht erst nach den ersten fünf Minuten, sondern nach zwei Minuten einschläft, ob man bei dem durchaus sagen kann, daß die Ermüdung die Ursache des Einschlafens ist.

Es sind das durchaus Dinge, die ja zunächst wirklich eine Art von komischem Anstrich haben, die aber in ihrer vollen, ernsten Rätselhaftigkeit, gerade wenn man sie allseitig beurteilt, vor des Menschen Seele treten müssen. Und wer einfach glaubt, durch die gewöhnlichen, heute anerkannten naturwissenschaftlichen Methoden den Wechsel zwischen Wachen und Schlafen studieren zu können, der wird eben niemals zu irgendeiner befriedigenden Problemlösung auf diesem Gebiete kommen können. Denn schon solche durchaus normalen Fragen des Lebens setzen voraus, daß man nicht mit den gewöhnlichen Erkenntniskräften, sondern mit den durch Meditation, Konzentration, durch andere Seelenübungen, wie ich sie beschrieben habe in meinem Buche «Wie erlangt man Erkenntnisse der höheren Welten?» und in meiner «Geheimwissenschaft», mit verstärktem, mit intensiviertem Denken und auch mit einem umgestalteten Willen an die Erscheinungen herantritt.

Was gewinnt man, wenn man zunächst versucht, durch eine ernst gemeinte Meditation sein Denken zu verstärken? Ich habe es in diesen Tagen erörtert, wie diese Meditation, wenn sie in gesundem Sinne wirken soll, darauf ausgeht, das Denken so zu verstärken, daß dieses Denken eine umgewandelte Erinnerung wird. Im gewöhnlichen Erinnern haben wir ja innerliche Bilder, welche uns irgend etwas abbilden, was wir im gewöhnlichen Erdenleben seit der Geburt durchgemacht haben. Von einem realen Ereignisse stellt sich uns in der Erinnerung ein Bild vor die Seele, und der Zusammenhang des gesunden Seelenlebens und der Zusammenhang mit der äußeren Welt, in dem wir drinnenstehen, bürgt uns einfach dafür, daß wir in den Erinnerungen Dinge nicht irgendwie phantastisch aufwerfen, sondern daß das Erinnerungsbild hinweist auf etwas, was wirklich einmal real da war. So muß man dahin gelangen, Bilder, wie die Erinnerungsbilder sonst sind, im imaginativen Erkennen, wie ich es genannt habe in diesen Tagen, vor die Seele stellen zu können, Bilder, die einfach dadurch entstehen, daß man immer mehr und mehr meditative Vorstellungen in sein Bewußtsein hereinrückt und, so wie man sonst einen Muskel an der Arbeit erkraftet, die Seelenfähigkeit des Denkens erkraftet, stärker macht. Man muß dazu gelangen, das Denken so stark zu machen, daß es in seinem Inhalte lebt, wie man sonst nur in der Sinneserfahrung, in den Sinnen lebt. Dann aber, wenn man eine genügend lange Zeit solche Übungen durchgemacht hat, wenn man wirklich zu einer solchen inneren Lebendigkeit des Denkens gekommen ist, dann tritt das ein, was man eben bildhaftes, gestaltendes, morphologisches Denken nennen kann. Dann hat man im Denken ein so Lebendiges, einen so lebendigen Inhalt, wie man ihn sonst nur in der sinnlichen Wahrnehmung hat. Dann aber lernt man noch etwas anderes erkennen. Das, was uns die moderne Wissenschaft heraufgebracht hat, wird ja eigentlich von vielen bedauert: Es ist der Materialismus. Nun aber muß auf einem gewissen Gebiete gerade Anthroposophie, welche mit ihren Methoden in die übersinnlichen Welten eindringen will, unter der Anregung der modernen Wissenschaft im rechten Sinne auf gewissen Gebieten durchaus materialistisch werden. Und das ist der Fall, wenn man nun gelernt hat, sein Denken in gesunder Weise zu verstärken, wenn man gelernt hat, im imaginativen Denken Bilder von sinnlicher Lebendigkeit vor Augen zu haben, durch die man wirklich frei wird in der Behandlung des Wahrnehmungsmaterials, wie man sonst nur frei wird in der Sinneswahrnehmung, wo man ganz gewiß weiß: Wenn ich Rot sehe, wenn ich Cis höre, so habe ich es mit etwas Äußerlichem zu tun, nicht mit etwas, was aus meiner Seele aufsteigt. So weiß ich, wenn ich das imaginative Denken habe, daß ich nicht etwas habe, was als Phantasma aus meiner Seele aufsteigt, sondern was in mir lebt wie eine Sinneswahrnehmung.

Dann aber, wenn man dieses innerlich erlebt, dieses Freigewordensein von der Leiblichkeit, wie man eben nur frei ist in der Sinneswahrnehmung, dann weiß man auch, was die Erinnerung des gewöhnlichen Lebens ist, dann weiß man, daß man mit der Erinnerung, mit den Gedächtnisvorstellungen jederzeit hinuntertaucht in den physischen Leib, daß man jederzeit, indem man eine Erinnerungsvorstellung hat, einen parallelgehenden physischen oder wenigstens ätherischen Leibesvorgang hat. Man lernt die materielle Bedeutung desjenigen Lebens kennen, das das gewöhnliche Gedankenleben ist. Man schreibt nicht mehr, wie es etwa der französische Philosoph *Bergson* tut, das, was in den Erinnerungen lebt, der selbständigen Seele zu, sondern man weiß, daß im gewöhnlichen Erinnerungsleben die Seele einfach in den Leib untertaucht und im Leibe das Instrument hat, die Erinnerungen heraufzuzaubern. Denn man weiß jetzt, daß man erst in der Imagination dazu gekommen ist, körperfrei zu denken, mit der bloßen Seele zu denken, und daß man das niemals im gewöhnlichen Leben tut. Im gewöhnlichen Leben nimmt man sinnlich wahr, zieht die Gedanken ab von der sinnlichen Wahrnehmung, behält die Gedanken im Gedächtnis. Dieses Im-Gedächtnis-Behalten aber bedeutet, in den Leib untergetaucht sein. Man lernt jetzt erst durch imaginatives Erkennen den Prozeß des Erinnerns und den Prozeß der Sinneswahrnehmungen kennen. Man lernt erkennen, was es heißt, frei, leib-, körperfrei in Gedanken zu leben. Man lernt aber auch erkennen, was es heißt, mit den Gedanken durch die Erinnerungen unterzutauchen in den physischen Organismus. Und ebenso, wie man dieses kennenlernen kann durch ein Intensivermachen des Denkens, durch ein Verstärken, Erkraften des Denkens in der Meditation, so kann man nach der anderen Seite, nach der Willensseite, eine Art von Selbsterziehung üben, durch die man zu einem ähnlichen Resultate kommt.

Im gewöhnlichen Leben hat ja der Wille eigentlich nur einen bestimmten Wert, wenn er in die äußere Handlung überfließt, sonst bleibt er ein bloßer Wunsch, selbst wenn wir in unseren höchsten Idealen leben, in den schönsten Idealen, wenn wir ganz Idealisten sind. Sind wir nicht in der Lage, Hand anzulegen an die äußere physische Wirklichkeit, können wir die schönsten Ideale haben, es bleibt beim bloßen Wunsch. Was hat denn also der Wunsch eigentlich für eine besondere Eigenschaft? Der Wunsch hat die besondere Eigenschaft, daß er sich von der Wirklichkeit zurückzieht. Und man kann bildhaft sagen: Es ist wie ein Einziehen der seelischen Fühler, wenn man im bloßen Wunsche lebt. Man lebt ganz innerlich im Seelischen, wenn man im bloßen Wunsche lebt. Aber man weiß auch, wie der Wunsch gefärbt ist zunächst von den menschlichen Temperamenten. Anderes wünschen melancholische Menschen, anderes wünschen sanguinische Menschen. Und derjenige, der nun mit gewissenhafter naturwissenschaftlicher Methode zu Werke gehen würde, würde schon auch die physischen Bedingungen des Wünschens sehen. Man kann also die ätherischen Bedingungen des Wünschens in den Temperamenten sehen, aber auch die physischen Bedingungen des Wünschens, die besondere Art der Blutzusammensetzung, der sonstigen Körperbeschaffenheit und dergleichen erkennen. Allerdings ist es da notwendig, daß man jene Kritikhaftigkeit, von der ich in der Einleitung zu meinem heutigen Vortrage schon gesprochen habe, wirklich üben kann, und ich möchte sagen, durch diese Kritikhaftigkeit wird mancher schöne Traum zerstreut. Gestatten Sie mir auch den Hinweis, wie da mancher schöne Traum zerstreut wird.

Ich will gewiß nicht pietätlos sein und aus Pietätlosigkeit vor Ihnen sehr ideale Dinge zerstreuen, denn ich habe ein Gefühl für das Schöne, für das Herrliche, das zum Beispiel enthalten ist in der Mystik einer *Heiligen Theresa* oder eines *Johannes vom Kreuz*. Glauben Sie nicht, daß ich irgend jemandem nachstehe in der Verehrung des Schönen, das in diesen mystischen Äußerungen liegt. Aber der, welcher sich nun Erfahrung gesammelt hat für die besondere Art, wie zum Beispiel die Heilige Theresa oder Johannes vom Kreuz ihre Gesichte, ihre Visionen vorbringen, der weiß, welchen Anteil an diesen Dingen das menschliche Wünschen hat, welchen Anteil gerade bei diesen mystischen Dingen die in dem Untergrund der Seele lebenden Wünsche haben, und er wird dann weitergeführt von den Wünschen auf die körperliche Beschaffenheit. Für den Forscher gibt es nichts, was in dieser Weise entheiligt werden könnte dadurch, daß man auf die Wahrheit hinweist. Allein, es ist eine gewisse innere Aufgeregtheit gewisser Organe, eine andere Nervenwirkung in gewissen Organen, welche heraufwirkt in die Seele und selbst so Schönes bewirkt, wie dasjenige, was vorgebracht wird von Johannes vom Kreuz oder der Heiligen Theresa oder anderen solchen Mystikern. Und man hat viel mehr Recht, wenn man in einer gewissen Körperbeschaffenheit auch die Beschaffenheit der Bilder sucht, die hier so schön, so wunderbar poetisch zutage treten, als wenn man diese Beschaffenheit der Bilder in dem Schauen irgendeines nebulosen Geheimnisses sucht. Wie gesagt, nicht zerpflücken möchte ich das, was ich nicht weniger verehre als irgend jemand hier, aber auf die Wahrheit muß hingewiesen werden, auf den kritischen Geist der anthroposophischen Grundlagen, darauf, daß sich der Anthroposoph vor allen Dingen keinen Illusionen hingeben darf. Und illusionsfrei muß er zunächst sein auch gegenüber dem menschlichen Wünschen und seinem Wurzeln in dem menschlichen Organismus, in dem physischen Organismus, und in dem, ich möchte sagen, Aufleuchten dessen, was im menschlichen Organismus – wenn ich mich des Ausdruckes bedienen darf – kocht und zu den schönsten Visionen wird.

Der Mensch muß nicht nur, wenn er Geistesforscher im anthroposophischen Sinn werden will, sein Denkvermögen verstärken durch Meditation, er muß auch durch Selbsterziehung sein Wunschleben zu einem anderen machen. Das geschieht auf die Weise, daß man das, was sonst im Leben wie von selbst geschieht, systematisch in die Hand nimmt. Seien wir ehrlich: Im gewöhnlichen Leben lassen wir uns von allem viel mehr leiten, als daß wir unser eigenes Leben leiten. Im gewöhnlichen Leben wirken diese oder jene Dinge auf uns ein, und wenn wir zehn Jahre zurückblicken in unser vergangenes Erdenleben, so finden wir durchaus, daß die äußeren Verhältnisse, die Menschen, mit denen wir zusammengekommen sind, dasjenige in uns zur Entwickelung gebracht haben, was heute in uns anders ist, als es vor zehn Jahren war. Wer im ernsten Sinne anthroposophischer Geistesforscher werden will, der muß in dieser Beziehung auch solche Übungen machen, die Willensübungen sind. Der gewöhnliche Lebenswille hat einen Sinn, wenn er auf äußere Handlungen geht. Der anthroposophische Geistesforscher muß die Willensimpulse anwenden auf die eigene Entwickelung, auf das eigene Leben. Er muß sich vornehmen können: In bezug auf diese oder jene Charaktereigenschaft, in bezug auf diese oder jene Lebensäußerung mußt du anders werden als du jetzt bist.

So paradox es klingen mag, etwas, was man stark in Gewohnheit hat, und wenn es selbst nur eine Kleinigkeit ist, es hilft einem, wenn aus der eigensten Initiative, aus ureigenstem Impuls heraus man sich vornimmt, mit Bezug auf irgendeine Sache anders zu werden. Eine Kleinigkeit, sage ich, es braucht nur die Kleinigkeit der Handschrift zu sein. Wenn sich jemand wirklich mit eiserner Energie vornimmt, eine andere Handschrift zu schreiben, als er bisher geschrieben hat, so ist die Anwendung dieser Kraft durch die Abänderung einer Gewohnheit – hier wiederum mit Bezug auf die Gewohnheit – zu vergleichen mit der Verstärkung einer Muskelkraft, weil der Wille verstärkt ist. Und indem der Wille innerlich sich verstärkt, nicht auf Äußerliches, sondern innerlich angewandt wird, entwickelt er dabei seine Wirkungen im Menschen. Und was ich sonst durch meine Willenswirkungen an der äußeren Welt verändere, das verändere ich nun in bezug auf meinen eigenen Menschen. Und wenn man solche Willensübungen, wie sie wiederum in anthroposophischen Schriften im einzelnen angegeben sind, durchmacht, dann kommt man dazu, das Wunschleben so umzugestalten, daß es nun frei wird von der menschlichen Organisation, wie durch das Meditieren das Denken vom Körper, vom Leibe frei wird. Dann ist das vorüber – für diejenigen Augenblicke, in denen man in anthroposophischer Forschung verweilt –, wovon man noch sagen kann: Der Wunsch ist der Vater des Gedankens. – Wenn solche Selbsterziehung, solches Auf-sich-selber-Anwenden der Erziehungsimpulse geübt wird im reifsten Alter, dann wird der Wunsch zu einer innerlichen Kraft, welche sich verbindet mit dem frei gewordenen Denken. Und dadurch gelangt man dazu, nun wirklich zu sehen, was die Willensimpulse des gewöhnlichen Lebens sind, was die Gedanken des gewöhnlichen Lebens sind. Wie man früher Rot und Blau oder Cis oder C wahrnehmen gelernt hat, so lernt man jetzt Gedanken wahrnehmen als Wirklichkeiten, so lernt man jetzt die Willensimpulse von sich abgesondert kennen.

Man gelangt auf diese Weise dazu, erst die Wechselzustände zwischen Wachen und Schlafen in der richtigen Weise zu beurteilen. Erst dadurch, daß man den Gedanken durch Übung so gemacht hat, daß er objektiv geworden ist wie eine Sinneswahrnehmung, daß man mit diesem in freier Meditation entwickelten Gedanken nicht mehr mit seinem Leibe verbunden ist wie mit einem erinnerten Gedanken, gelangt man dazu, den Akt des Einschlafens in der richtigen Weise durch Anschauung erfassen zu können. Derjenige, der so etwas wie das gewöhnliche, normale Einschlafen mit den gewöhnlichen Erkenntniskräften durchschauen will, der wird Hypothesen über Hypothesen aufstellen können: Er lernt nicht erkennen, was das Einschlafen selber ist. Und dieses verstärkte Denken, das man sich angeeignet hat, und andererseits der umgestaltete Wunsch, die sind es, welche dem Menschen zeigen: Wenn du einschläfst, so kannst du in einem gewissen Sinne den Moment deines Einschlafens noch verfolgen, du schaust gewissermaßen auf dein Einschlafen hin, und du erfährst jetzt, daß du, indem du einschläfst, nicht einfach vor dir hast einen veränderten Zustand deines Leibes, sondern daß du wirklich mit deinem selbständigen Seelenleben aus deinem Leibe hinausschlüpfst, hinausgehst, denn du läßt etwas zurück, und das sind deine Gedanken.

Erst dadurch, daß man die Gedanken verstärkt hat, kann man sie bewußt zurücklassen beim Einschlafen. Sie bleiben beim Leibe, die Gedanken, sie durchsetzen den Leib als Bildekräfte. Und man merkt, man ist nur herausgetreten aus seinem Leibe mit dem Fühlen und dem Wollen. Aber man hat damit auch, indem man sieht, mit welchem Seelischen man heraustritt aus dem Leib, eine anschauliche Sicherheit davon bekommen, daß man ein selbständiges Seelisches hat, daß man mit dem selbständigen Seelischen aus dem Leib herausrückt. Und man weiß jetzt: Was man im Bette beim Einschlafen zurückgelassen hat, ist nicht bloß das, was man durch die physische Anatomie und Physiologie und Biologie erforschen kann, sondern das ist durchsetzt von dem Gedankengewebe. Man mußte das Gedankengewebe erst stark genug machen, damit man es nun so verlassen kann, bewußt, wie man sich abwendet mit dem Gesicht von den Farben, wie man die Anschauung verläßt. Und man weiß durch das verstärkte Denken: Du hast in deinem Bette zurückgelassen, damit diese für sich bestehen zwischen dem Einschlafen und Aufwachen, deinen physischen Leib und einen Kraftleib, der die kraftartig wirkenden Gedanken enthält. – Diese gestaltenden Gedanken, diese morphologischen Gedanken, von denen ich in den vorigen Vorträgen gesprochen habe, die sind in unserem gewöhnlichen Bewußtsein nur wie Spiegelbilder. Sie haben auch eine Wirklichkeit, und mit dieser Wirklichkeit sitzen sie als ein besonderer ätherischer Leib in dem physischen Leib darinnen. Man weiß jetzt: Mit deinem Willen, mit deinem Fühlen bist du einschlafend aus deinem Sinnenleibe und aus deinem Gedankenleibe – ich kann auch sagen physischen Leib und Ätherleib, oder physischen Leib und Bildekräfteleib – herausgetreten. Nur sind wir im gewöhnlichen Leben so geartet, daß unser Bewußtsein nicht stark genug ist, sich bewußt besonnen zu erhalten, wenn es nicht gedankenerfüllt ist. Das Bewußtsein, wie wir es im gewöhnlichen Leben und in der gewöhnlichen Wissenschaft haben, muß sich mit dem Leibe vereinigen und die Gedanken des Leibes in sich erleben, dann ist es eben voll bewußt. Wenn es als bloßes Fühlen und Wollen nun heraustritt aus dem Leibe, dann wird es im Gewöhnlichen eben unbewußt. Aber wer das in diesen Tagen hier erwähnte imaginative Denken sich angeeignet hat, der erlebt eben den Augenblick des Einschlafens bewußt, und er kann auch solche Zustände herbeiführen, die sonst so sind, wie der gewöhnliche Schlaf, nur daß sie jetzt nicht unbewußt sind, sondern daß der Mensch in sich ein Kraftendes fühlt, daß er das, womit er aus dem Leibe herausgetreten ist, den Gefühls- und Willensorganismus der Seele, wirklich erlebt, daß er also dasjenige, was leibfrei werden kann, wirklich erlebt.

Wer auf diese Weise kennengelernt hat den Moment des Einschlafens, der lernt auch den Moment des Aufwachens kennen. Er lernt jetzt beurteilen, daß der Moment des Aufwachens eigentlich aus zwei Teilen besteht: Wir wachen auf, wie wir sonst uns verhalten, wenn wir durch einen Sinneseindruck gereizt werden. Es muß bei jedem Aufwachen irgendwie etwas unsere Seele reizen. Es braucht nur der eigene Leib zu sein, der lange genug geschlafen hat, und der in seinem veränderten Zustand diesen Reiz ausübt. Aber es ist immer, geradeso wie beim sinnlichen Eindruck ein Reiz da ist, ein Reiz da beim Aufwachen, und dieser Reiz spricht zu unserem Gefühl, das beim Einschlafen herausgetreten ist. Wie sonst die Augen, die Ohren Ton oder Farbe wahrnehmen, so nimmt jetzt die selbständige Seele mit ihrem Fühlen etwas Äußerliches wahr, und es ist der Moment des Aufwachens ein Wahrnehmen durch das Gefühl, und es ist der Moment des Aufwachens ein Ergreifen des Körpers. Wie wenn wir sonst einen Arm bewegen oder ein Bein bewegen, so ergreifen wir mit dem selbständigen Willen den Organismus. Es sind wirklich zwei Akte, die da sind beim Aufwachen.

Jetzt haben wir für das Einschlafen und Aufwachen die Wechselbeziehung kennengelernt zwischen der selbständigen Seele, die in ihrem Fühlen und Wollen sich aus dem Leibe jede Nacht herausbegibt, und den Zuständen, in denen diese Seele ist vom Aufwachen bis zum Einschlafen, wo sie eben mit dem Leibe verbunden ist. Die Grundlagen anthroposophischer Forschung sind also eine Erkraftung der Erkenntnis- und Willensfähigkeit, so daß man Dinge anschauen kann, wirklich wahrnehmen kann, die man sonst nicht wahrnehmen kann. Und ist man imstande, in dieser Weise die Wechselzustände zwischen Schlafen und Wachen wahrzunehmen, so kann man auch noch zu etwas anderem vorrücken.

Wenn man immer mehr und mehr solche Übungen, wie ich sie in diesen Tagen geschildert habe, wie sie in den angedeuteten Büchern ausführlich mit Einzelheiten beschrieben sind, weiter macht, dann kommt man dadurch dazu, eben nicht immer schlafen zu müssen, wenn man aus seinem Leibe heraus ist, sondern willkürlich Gefühl und Wille aus seinem Leibe wirklich herausziehen zu können und wirklich zurückzuschauen auf den Leib. Dann ist der Leib des Menschen etwas, was objektiv ist, wie sonst das Pult, der Tisch. Und erst dadurch lernt man wirklich eine Sache kennen, daß man nicht mehr mit ihr verknüpft ist, nicht mit ihr subjektiv durchdrungen ist, sondern dadurch, daß man sie als Objekt vor sich hat. Was man als Objekt vor sich hat, wenn man mit Wille und Gefühl herausrückt aus dem menschlichen Leib, das ist vor allen Dingen der physische Leib. Wir werden morgen sehen, wie er in etwas veränderter Form auftritt, wie man durch diese Anschauung außerhalb des Leibes eben auch eine neue Anschauung vom physischen Wesen des Menschen bekommt. Aber es ist vor allen Dingen der Bildekräfteleib, der aus einem Gedankengewebe, aber aus kraftenden Gedanken besteht. Auf den sieht man zurück wie auf einen Spiegel. Und man hat die eigentümliche Tatsache, daß man früher als Subjekt, als Persönlichkeit, mit seinen Gedanken verbunden war; jetzt hat man die Gedankenwelt, ich möchte sagen, wie auf einer photographischen Platte vor sich, indem man auf den eigenen Leib zurückschaut. Es ist, wie man sonst eben im Auge drinnen ein kleines Abbild der überschauten Welt hat. Wie das Auge dadurch ein Organ für das Sehen ist, daß sich die Welt drinnen abbilden kann, so wird für eine solche Anschauung der zurückgebliebene Äther- und physische Leib ein Spiegelungsapparat, wo sich nun eben geistig-seelisch etwas spiegelt, während sich im Auge nur äußerlich physisch etwas spiegelt. Aber man sieht durch diesen Spiegel eben nicht nur das Gedankengewebe, sondern man sieht die Welt, indem man die Gedanken zurückgelassen hat am physischen Leibe.

So kann man ganz genau im einzelnen schildern, wie es hergeht, wenn der Mensch meditativ und durch Selbsterziehung des Willens seine Erkenntniskräfte zum Behuf der Erkenntnis übersinnlicher Welten verstärkt. Dadurch kommt der Mensch dazu, gewisse Zustände zu entwickeln, die nun nicht schlafend sind, wenn er außerhalb des Leibes ist, sondern das darstellen, was ich in meinen Schriften die Kontinuität des Bewußtseins genannt habe. Der Mensch geht mit seinem selbständigen seelischen Wesen im höheren Erkennen wirklich aus seinem Leibe heraus. Er erkennt dieses Herausgekommensein dadurch, daß er den Gedankenspiegel jetzt nicht an sich, sondern außer sich hat. Der Mensch geht aus dem Leibe heraus, aber er bleibt – ich habe das schon ausgeführt – durchaus seiner selbst bewußt. Er kann immer wieder zurückkehren, er ist keiner, der halluziniert, der sich Visionen hingibt, sondern mit mathematischer Sicherheit den ganzen Vorgang verfolgt, der sich hier abspielt. Dadurch, daß der Mensch in dieser Weise den Vorgang verfolgen kann, kann er nun auch zurück das gewöhnliche irdische Leben beurteilen. Er weiß, wie das ist, wenn er nun mit der selbständigen Seele in den Körper untertaucht. Er lernt nicht nur das Einschlafen, das Herausgehen aus dem Körper kennen, er lernt jetzt ganz willkürlich in seinen Körper mit der selbständigen Seele untertauchen. Das macht noch einen besonderen Eindruck, wenn der Mensch einmal seine selbständige Seele erlebt hat und dann untertaucht, der Körper ihn wieder gefangen nimmt. Da hört dasjenige auf, was man selbständig als geistig-seelische Welt um sich hat. Man fühlt es wie abschwinden, und man fühlt, wie man absorbiert wird, indem man wieder untertaucht in den Körper. Man lernt ebenso das Herausgehen aus dem Körper kennen, indem man sieht, wie die Gedanken sich von einem entfernen, wie die beim Körper bleiben, und wie man mit dem fühlenden und wollenden Wesen der Seele aus dem Körper herausgeht. Man fühlt aber in dem Momente, wo man herausgeht, die geistige Welt auftauchen.

Was hat man jetzt kennengelernt? Jetzt hat man kennengelernt auf dem Umwege durch das Aufwachen und Einschlafen das Geborenwerden und Sterben. Man hat kennengelernt, wie der Mensch beim Einschlafen unbewußt mit seinem Fühlen und Wollen aus dem physischen und ätherischen Organismus herausrückt und darin wiederum untertaucht des Morgens beim Aufwachen. Wie er da unbewußt wird, so wird er heller bewußt, wenn er nach stattgehabten Übungen aus seinem physischen Körper herausgeht. Das ist, was man nun erlebt im vollen Bewußtsein als eine Vorausnahme des Vorganges, der im Tode eintritt, und dessen, was man erlebt, wenn man untertaucht aus der geistigen Welt in den physischen Leib. Wenn die Gedanken wiederum verschwinden, wenn sie sich wiederum als bloße Bilder, als Unwirklichkeiten in der Persönlichkeit geltend machen, lernt man den Moment des Geborenwerdens kennen.

Während man mit den gewöhnlichen wissenschaftlichen Methoden dabei stehenbleibt, den gewöhnlichen Verstand anzuwenden, die Gedanken anzuwenden auf die äußere Beobachtung oder das Experiment, die mit einem verbunden bleiben, macht man durch anthroposophische Forschung eine andere Persönlichkeit aus sich insofern, als man die Gedanken verobjektiviert, als man seinen eigenen Leib zu einem umfassenden großen Sinnesorgan macht. Ich möchte sagen, ein einziges Auge wird der eigene Leib. Das Auge ist aber jetzt außer ihm, ist zugleich wie eine photographische Platte. Die Welt, in der man ist, die geistig-seelische Welt, die bildet sich jetzt gedankenhaft in der Außenwelt ab. Und jetzt kommt man dazu, indem man sozusagen ganz normale Vorgänge, das Aufwachen und Einschlafen, das Geborenwerden und Sterben, durchschaut hat, auch eine innere Anschauung zu haben von dem Seelischen. Jetzt lernt man durch Anschauung entscheiden, ob das eine bloß unbewußte Vorstellung war, was Professor Schleich Tod durch Autosuggestion nennt, oder ob das «second sight» war, was Oliver Lodge beschreibt. Man lernt jetzt nämlich wirklich erkennen, wie sich der Mensch verhält, wenn er nicht zum bewußten Geistesforscher wird, sondern, wenn durch abnorme Verhältnisse herausgedrängt wird das selbständige Seelische aus dem physischen Leibe. Dazu ist Veranlassung, wenn der physische Leib in irgendeiner Weise krank wird. Sagen wir nur, irgendein Organ wird verletzt. Das kann schon durchaus hinreichen, daß bei dem noch zum selbständigen Schauen unfähigen Menschen, Seelen- und Geistesmenschen, nun doch, weil er nicht durch den bloßen Schlaf, sondern durch pathologische Zustände herausgedrängt wird aus seinem physischen Leib, ein unvollkommenes Schauen von dem auftritt, was sonst in bewußter, methodischer Weise von dem Geistesforscher bewirkt wird. Daher hat man nicht nötig, die abnormen Beobachtungen, die heute schon durchaus die Leute interessieren, die etwas über das gewöhnliche Triviale hinauskommen wollen, in ihrer Wahrheit zu leugnen. Aber man wird auch kritisch dagegen, und diese Kritik rührt einfach davon her, daß anthroposophische Geisteswissenschaft nicht das ist, was ihr viele Leute nachsagen, daß sie nicht die Karikatur ist, die viele Leute aus ihr machen, sondern eben mit der Anerkennung aller wissenschaftlichen, gewissenhaften Methodik, die sich die Menschheit im Laufe der letzten Jahrhunderte errungen hat, aufrücken will durch Erweckung besonderer Geisteskräfte in die übersinnlichen Welten. Und da der Mensch mit seinem innersten, ewigen Wesenskern diesen übersinnlichen Welten angehört, so kann der Mensch nach seinem sterblichen und unsterblichen Teil, nach seiner ganzen Wesenheit nur durch diese Geistesforschung erkannt werden, wie das im morgigen Vortrage gezeigt werden soll. Dadurch aber, daß der Mensch in dieses sein Ewiges untertaucht, daß er gewissermaßen nicht bloß eine Anthropologie aufbaut, durch die man weiß, wie der Mensch durch seinen Körper weiß, sondern daß er aufbaut eine Anthroposophie, die da weiß, wie der Mensch durch seine Seele und durch seinen Geist als selbständige Wesenheit weiß, dadurch lernt der Mensch erst die wahre Welt kennen.

Von diesem Gesichtspunkte aus das wahre Wesen des Menschen, auch sein unsterbliches, sein ewiges Wesen, und die wahre Gestalt der Welt zu schildern, das wird die Aufgabe der beiden nächsten Vorträge sein.

Der Mensch im Lichte der Anthroposophie

Kristiania (Oslo), 29. November 1921

Den heutigen Vortrag dürfte ich wohl kaum in der Form halten, wie ich es vorhabe, wenn nicht der gestrige vorangegangen wäre. Nicht nur aus dem Grunde, weil dieser Vortrag eine Fortsetzung des gestrigen sein soll, sondern auch aus dem anderen Grunde, weil das, was aus anthroposophischer Erkenntnis heraus über den eigentlichen Wesenskern des Menschen zu sagen ist, zunächst für die äußere Erfahrung so paradox klingt, daß es schon notwendig ist, die gesicherte Grundlage zu kennen, auf der solche Erkenntnisse aufgebaut sind. Und ich glaube bemerklich gemacht zu haben, daß sowohl nach der einen Seite, nach der Seite des kritischen Geistes, wie auch nach der Seite der gewissenhaften Forschung Anthroposophie es durchaus aufnehmen kann mit allem, was die neuere Zeit gewöhnt worden ist, für wissenschaftliche Methodik und wissenschaftliche Gesinnung zu halten.

Was den Gegenstand des heutigen Vortrags bildet, ist eben der eigentliche menschliche Wesenskern, der ja auch gestaltend, dirigierend dem äußeren physischen Menschen zugrunde liegt. Der physische Mensch gehört, wie gerade Geisteswissenschaft zeigen kann, mehr als man gewöhnlich annimmt, der Weltentwickelung als solcher an und wird mehr der Gegenstand des nächsten Vortrags im Zusammenhange eben mit der ganzen Weltentwickelung sein müssen. Auch in bezug auf das eigentliche Wesen des Menschen denkt man heute anders in ernsten Kreisen, auch ernsten wissenschaftlichen Kreisen, als es noch vor einigen Jahrzehnten in der Hochblüte des Materialismus gerade bei den aufgeklärtesten Menschen üblich war. Aber was als Anthroposophie in diesem Vortrage vor Sie hintritt, wird vielleicht stärker als von manchen anderen Seiten gerade von denen zurückgewiesen, die nun auf ihre Art, ich möchte sagen, mit Festhaltung des mehr materialistischen Geistes der Wissenschaft herantreten möchten an das geistig-seelische Element im Menschen.

Wir sehen, wie heute die Menschen sich zu interessieren beginnen, die eigentlichen Gründe herauszufinden, warum der Mensch in gewisse abnorme Seelenzustände kommen kann, in denen er Halluzinatorisches, Illusionäres erlebt, in denen er der Suggestion und Autosuggestion zugänglich ist. Für diese abnormen Seelenerscheinungen interessiert man sich aus dem Grunde heute ganz besonders, weil sie ja – ohne daß die in der Seele schlummernden Kräfte, von deren Entwickelung ich gesprochen habe, wirklich entfaltet werden – so, wie man ein äußeres Experiment vollbringt, der Untersuchung unterzogen werden können. Man geht einfach heran an solche Persönlichkeiten, welche in dieser Weise ein abnormes Geistesleben haben, und untersucht die Erscheinungen, wie man im Laboratorium oder im physikalischen Kabinett gewöhnt ist, Versuche zu machen. Diese Persönlichkeiten und manche, die auch nicht den entsprechenden abnormen Seelenzuständen unterliegen, haben sehr häufig den Glauben, daß man gerade durch solche abnorme Seelenzustände, durch visionäres Schauen, durch halluzinatorische Erfahrung irgendwelche Mittel in die Hand bekommen könne, tiefer in die wahre Wesenheit des Menschen einzudringen. Ja, es wird sogar geglaubt, daß man in solchen Zuständen eine Art Offenbarung aus wirklichen geistigen Welten erhalten könne. Wir werden, wenn wir heute vom anthroposophischen Standpunkte aus das menschliche Wesen untersuchen, gerade in der Lage sein, wiederum eine Art Licht zurückzuwerfen auf die Bedeutung dieser abnormen Seelenzustände. Aus der Kritik, die ich gestern gegeben habe, werden Sie von vornherein überzeugt sein können, daß auch diesen Erscheinungen gegenüber anthroposophische Geistesforschung im vollsten Sinne des Wortes kritisch ist.

Eine andere Art von Erscheinung tritt dann auf, wenn gewisse Gedanken von Persönlichkeiten zweifellos unter nicht gewöhnlichen Raumes- und Zeitbedingungen erfahren werden können. Man spricht über diese Fälle ja heute auch schon in ganz ernsten wissenschaftlichen Kreisen. Eine solche Erscheinung ist die Telepathie. Da spricht man davon, daß ohne die gewöhnliche sinnliche Vermittlung die Menschen in gewissen Seelenzuständen für Gedankliches, vielleicht sogar für Gedankliches, das in der Entfernung sich abspielt, eine gewisse Wahrnehmung entfalten zu können. Man spricht von Telekinese, das heißt von gewissen Kräften, die von den Menschen ausgehen können, und die ohne die physische Vermittlung des Menschen, gewissermaßen bloß durch Einwirkung in die Ferne, sich äußern, sich offenbaren, so daß es dann scheint, als ob der Mensch einen Willen entfalten könne ohne die Vermittlung seiner Gliedmaßen, in die Entfernung hin. Ja, man hat auch heute schon in wissenschaftlicher Beziehung Versuche angestellt mit wissenschaftlicher Methodik, welche man einreiht in das Kapitel der Teleplastik, wo an dem Menschen oder in der Nähe des Menschen materienartige Gebilde, Phantome erscheinen, denen man deutlich ansieht, daß sie meinetwillen aus feiner Materie bestehen, aus Ätherischem bestehen, daß ihnen aber plastisch, als eine plastische Gestaltungskraft das eingegliedert ist, was in dem menschlichen Gedanken wurzelt, was in den menschlichen Gedanken vorhanden ist.

Man spricht also von Telepathie, Telekinese, man spricht von Teleplastik. Anthroposophische Geisteswissenschaft muß gegenüber diesen Erscheinungen wiederum die kritische Frage aufwerfen: Rühren diese Erscheinungen wirklich her von dem, wovon gestern gesagt worden ist, daß es im Einschlafen als Gefühls-Willenswesen aus dem physischen und dem Äther- oder Bildekräfteleib des Menschen heraustritt und außerhalb verharrt vom Einschlafen bis zum Aufwachen? Hat man es in dem, was sich als Telepathie im Menschen äußert, als Telekinese, als Teleplastik, hat man es da mit einer Wirkung des ewigen Geistig-Seelischen, dessen, was wir als Gefühls- und Willenswesen kennen gelernt haben, zu tun oder hat man es vielleicht nur mit dem zu tun, was zurückgelassen wird im Bette, wenn der Mensch schläft, was also besteht aus dem physischen Leib und dem ätherischen oder Bildekräfteleib? Wenn man es nur mit dem letzteren zu tun hat, dann mögen diese Erscheinungen einem noch so wunderbar vorkommen, sie mögen noch so absonderlich sein, sie gehören dann zu dem, was mit dem Tode des Menschen verschwindet. Denn mit dem Tode des Menschen verschwindet das, was beim Einschlafen zurückbleibt. Das, was das eigentlich unsterblich ewige Wesen des Menschen ist, was im Einschlafen sich herauszieht aus dem physischen und dem Bildekräfteleib, das ist in der Regel dann, wenn diese Erscheinungen der Telepathie, der Teleplastik, der Telekinese auftreten, auch irgendwie unter hypnotischem Einfluß oder dergleichen aus dem physischen und dem Ätherleib heraus entfernt. So daß man sagen muß: Diese sogenannten wunderbaren Erscheinungen können auf nichts hindeuten, was mit dem ewigen Wesenskern des Menschen zusammenhängt. Wenn sie auch noch so wunderbar sind, sie sind gebunden an das, was im Tode sich loslöst und dem Elemente der Erde sich verbindet. Sie können dann nur hinweisen auf eine Welt, die ebenfalls dem Menschen entschwindet, wenn er durch die Pforte des Todes geht.

Diesen kritischen Einwand muß also gegenüber einzelnen, heute vielfach schon anerkannten Erscheinungen, anthroposophische Geisteswissenschaft ebenso machen, wie gegenüber denjenigen Erscheinungen, die ich Ihnen gestern erzählt habe, und es wird darauf ankommen, was Anthroposophie zu diesen Erscheinungen zu sagen hat, nachdem sie ihrerseits ihre Forschungen angestellt hat über das, was der wahrhaft ewige Wesenskern des Menschen ist.

Nun darf ich vielleicht wiederum darauf aufmerksam machen, daß ja durch jene gedanklichen, meditativen und durch jene Willensübungen, von denen ich gestern und in meinen früheren hiesigen Vorträgen gesprochen habe, ein Zustand herbeigeführt wird im Menschen, und zwar gerade im Gefühls- und Willenswesen des Menschen, der auf der einen Seite dem Schlafzustande ähnlich ist, sich aber doch wiederum von diesem radikal unterscheidet.

Ich habe gestern dargestellt, wie innerlich lebendig durchleuchtet, durchkraftet das sonst bewußtlose, gleichsam abgelähmte Gefühls- und Willenswesen des Menschen wird, wie also der Mensch Zustände dadurch behufs anthroposophischer Forschung herbeiführen kann, wodurch er ebenso mit seinem Gefühls- und Willenswesen außerhalb des physischen Leibes ist, wie er es im Schlafe ist. Aber er ist dann nicht in einer dunklen, finsteren Welt, in einer Welt, die für ihn Bewußtlosigkeit bedingt, er ist in einer Welt geistiger Umgebung. Und für ihn wird vor allen Dingen das erste Objekt, auf das er zurückblicken kann, sein eigener physischer Leib und sein eigener Bildekräfteleib, jener Bildekräfteleib, der aus Gedanken, die man aber als Kräfte wahrnimmt, die Welt zurückspiegelt zu dem Wesenskern des Menschen, der aus diesem physischen und Bildekräfteleib herausgetreten ist. Die Gedankenwelt, die man früher mit sich verbunden hatte, sie wird gewissermaßen von dem zurückgebliebenen physischen Leib zurückgespiegelt, und man erlangt ein Bild der Welt jetzt nicht dadurch, daß sich bloß in den Sinnesorganen, wie etwa im Auge, die äußere Welt spiegelt und so die physische Welt bewußt erfahren wird, sondern man erlangt ein Bild der geistigen Grundlage der Welt dadurch, daß gewissermaßen der ganze menschliche Organismus zu einer Art von einzigem, totalem Sinnesorgan wird, das aber jetzt, wie ein anderes Objekt, außerhalb des Menschen ist.

Dieses außerhalb des Menschen befindliche Wesen, das lernt der Mensch allmählich kennen, wenn er immer weiter und weiter in anthroposophischer Forschung vorrückt, innerlich immer kräftiger und kräftiger wird. Ich habe schon gesagt: Von allem, was der Mensch erleben kann als Visionär, als jemand, der halluziniert, als jemand, der überhaupt in abnormen Seelenzuständen ist, unterscheidet sich dieser Zustand, in den sich der anthroposophische Geistesforscher bringt, dadurch, daß er immer die Möglichkeit hat, sein gesundes, besonnenes Bewußtsein neben dem Schauen der höheren Welt zu behalten. Es tritt wirklich für den Menschen nun etwas ein, das man nennen kann ein Hin- und Herpendeln, ein Hin- und Herschwingen zwischen dem Schauen der geistigen Welt und dem Schauen der physischen Welt. Das heißt, der Mensch kann abwechselnd außer seinem physischen Leibe sein und in der Weise beobachten, wie ich es eben gesagt habe; er kann aber auch wiederum in ihm zu voller Bewußtheit, zum gewöhnlichen Denken, Fühlen und Wollen zurückkehren und das Erlebte beurteilen mit dem gewöhnlichen Denken, Fühlen und Wollen, mit der gewöhnlichen gesunden Besonnenheit, mit der er sonst das äußere Sinnenleben und das gewöhnliche Leben überhaupt beurteilt. So daß der Mensch völlig kritisch, mit derjenigen Kritik, die er sich nur heranerzogen hat im Leben, dem gegenüberstehen kann, was er in dieser Weise erforscht, was vor ihm als ein höheres Erlebnis der Seele auftritt.

Dieses Abwechseln zwischen den Zuständen, das ist bei abnormen Seelenzuständen nicht vorhanden. Der Visionär, der Halluzinant hat nicht die Möglichkeit, durch seinen gesunden besonnenen Willen willkürlich wiederum zurückzukehren, wann er eben es für richtig hält, zu seiner gewöhnlichen Besonnenheit, das heißt in seinen gewöhnlichen Körper. Es ist etwas Unwillkürliches, etwas Unterbewußtes, was ihn in diesen abnormen Zuständen zum Halluzinieren, zur Vision bringt, und gerade diese Kritiklosigkeit gegenüber den abnormen Zuständen ist es, auf die immer wieder und wieder hingewiesen werden muß, wenn das, was anthroposophische Geistesforschung hervorbringt, nun auch zusammengeworfen wird mit dem, was eben dem Halluzinatorischen, dem visionären Wesen angehört.

Indem man aber auf diese Weise hin- und herschwingt zwischen dem übersinnlichen Schauen und dem gewöhnlichen Bewußtseinszustande, gelangt man immer mehr und mehr dazu, mit den Kräften, die man im Gefühls- und Willenswesen sich ausgebildet hat, zurückzuschauen auf das, was als physischer Leib und als Ätherleib oder Bildekräfteleib objektiv nunmehr außer dem geistig-seelischen Wesenskern des Menschen ist. Und man lernt, indem man sich emporgerungen hat zum imaginativen Bewußtsein, nun wirklich das, was man so vor sich hat, als ein Bild einer anderen Welt kennen. Und das ist das Wichtige, daß man durch imaginatives und durch inspiriertes Erkennen, wie ich es beschrieben habe in den letzten Tagen, beurteilen lernt, was das eigentlich ist, was man da nunmehr von außen als physischen und Bildekräfteleib ansieht. Es ist so, wenn ich mich eines Vergleiches bedienen darf, wie wenn jemand ein Bild zunächst vor sich hat und durch Kenntnis der Perspektive aus diesem Bilde heraus die entsprechende Wirklichkeit, die es abbilden soll, kennenlernt. Nur daß dasjenige, was man auf diese Weise aus einem gewöhnlichen Bilde als die entsprechende Wirklichkeit kennenlernt, eben doch nur ein inneres seelisches Erlebnis ist, währenddem die Perspektive, zu der sich bei fortschreitender Geistesforschung dieser objektive physische Leib, dieser objektive Bildekräfteleib erweitert, doch ein Tatsachenerlebnis ist. Man lernt nämlich erkennen, daß in diesem physischen Leib und in diesem Bildekräfteleib dasjenige enthalten ist, und zwar im Abbilde enthalten ist, was der Mensch war, bevor er durch die Geburt oder sagen wir durch die Empfängnis in die physische

Welt heruntergestiegen ist. Es löst sich los gewissermaßen aus demjenigen, was man vor sich hat, das, was die Perspektive zurück in die geistig-seelische Welt hineingibt, die man durchgemacht hat, bevor man durch Konzeption und Geburt sich vereinigt hat mit der physischen Materie, die man durch Eltern und Voreltern, durch die physischen Vererbungsströmungen auf der Erde empfangen hat. Und aufgeschlossen wird für die Anschauung das, was die geistig-seelische Umgebung des Menschen war, bevor er in das Erdendasein heruntergestiegen ist, aufgeschlossen wird diejenige Welt, in der die Kräfte sind, die der Mensch eingegliedert hat in die physische Form, die ihm von Eltern und Voreltern übergeben worden ist.

Man lernt sich jetzt kennen im präexistenten Zustande, und das Eigentümliche, das da auftritt, das ist, daß man tatsächlich in diesem Tableau, das die präexistente Wesenheit des Menschen darstellt, die Welt im Grunde umgekehrt sieht im Verhältnis zu einer physischen Perspektive. Im Verhältnis zu einer physischen Perspektive ist es so, daß man die nächsten Gegenstände deutlich sieht, und daß eben in demselben Maße, in dem die Gegenstände weiter entfernt liegen, die Dinge ungenauer werden. Es liegt das wiederum im Wesen des perspektivischen Schauens in der Raumeswelt. In derjenigen Perspektive, die einem jetzt aufsteigt aus dem zurückgebliebenen Menschenwesen, in der ist es umgekehrt. Was nahe ist dem physischen Erdenleben, das steht nahe auch dem gegenwärtigen Erleben, und der Mensch kennt ja sein Inneres im physischen Erdenleben nicht. Es ist sein physisches Erdenleben etwas, das ihm seinen ewigen Wesenskern verdunkelt. Dieses Nächste, das wird nun nicht am frühesten geistig sichtbar, wenn man also in die präexistente Welt hineinschaut, sondern es wird zuerst das Fernere sichtbar. Und wenn man aufgestiegen ist durch die drei Stufen, die man durch Übungen als höhere Erkenntnisstufen in sich ausbilden kann in dem Sinne, wie ich es in meinem Buche «Wie erlangt man Erkenntnisse der höheren Welten?» beschrieben habe, so gelangt man tatsächlich durch Imagination, Inspiration und Intuition dazu, ein geschlossenes, geistig-seelisches Weltenbild zu erhalten, das einen zurückführt bis zu einem vorigen Erdenleben.

Wie eine physische Perspektive begrenzt ist in der Ferne, so ist durch ein zurückliegendes Erdenleben, das sich einem durch Intuition erschließt, dasjenige begrenzt, was man als das Bild der Welt bekommt, die man im präexistenten Zustand durchlebt hat. Es ist weder irgend etwas Phantastisches, noch irgend etwas logisch Erschlossenes, wenn in anthroposophischer Geisteswissenschaft gesprochen wird von den wiederholten Erdenleben, sondern es ist etwas durch Erkenntnis Errungenes, etwas, was sich dem wirklichen geistigen Schauen darstellt. Dieses geistige Schauen muß allerdings erst aus den Tiefen des seelischen Wesens hervorgeholt werden. Man erlangt dann eine positive Erkenntnis davon, daß in dem physischen Leib des Menschen und in dem ätherischen oder Bildekräfteleib des Menschen sich eingestaltet, eingebildet haben diejenigen Wesenskräfte, die im Menschen waren in der Zeit zwischen dem Tod und einer neuen Geburt.

Das erklärt mit, daß man sich hereinentwickelt hat aus einer geistigen Welt in die physische. Und in den physischen Leib, den man an sich gewissermaßen als Werkzeug, nicht bloß als Umhüllung trägt, und in den Bildekräfteleib, der die lebendigen Kräfte enthält, die den Organen, dem Stoffwechsel, dem Wachstum zugrunde liegen, in diesen physischen Leib und Ätherleib, der dann für das geistige Schauen als Objektivität vor uns erscheint, ist hineingebildet der Wesenskern der Seele, wie er sich seit dem letzten Tode bis zu dieser Geburt durch eine geistig-seelische Welt hindurch entwickelt hat. Man lernt das, was der Mensch zurückläßt, wenn er sich als Gefühls-Willenswesen herausbegibt aus seinem physischen und Ätherleib, gewissermaßen als das letzte kennen, zu dem sich der Mensch sehnend aus der geistigen Welt hingeneigt hat, nachdem er gewissermaßen in der geistigen Welt alt geworden und der geistigen Welt abgestorben ist in dem Leben zwischen dem Tode und der neuen Geburt. So wie der Mensch seinen physischen Leib welk werden findet in einem gewissen Alter, wenn er dem Alterstode entgegengeht, so findet der Mensch in der geistigen Welt dasjenige geistig-seelische Wesen, in dem er sich dann befindet, abwelkend.

Dieses Abwelken gibt sich kund in der Sehnsucht nach der physischen Welt, nach leiblich-physischer Verkörperung. Und so ist das, was im physischen Leib des Menschen lebt, was im Ätherleib lebt, gewissermaßen die letzte Phase des Lebens oben in der geistigen Welt. Wir lassen unsere Vergangenheit zurück, wenn wir im Schlafe als Gefühls-Willens-Wesen aus unserem physischen Leib heraustreten. Und was nehmen wir dann mit? Indem wir uns klar werden, daß wir unsere Vergangenheit zurücklassen, werden wir uns auch klar, daß das, was wir vom Einschlafen bis zum Aufwachen für das gewöhnliche Bewußtsein bewußtlos erleben, dasjenige im Menschen ist, was nun durch die Pforte des Todes geht, und neuerdings in eine geistig-seelische Welt sich hineinbegibt. Der Teil der menschlichen Wesenheit, der nicht im physischen Leib und im Ätherleib untertauchen konnte, der gewissermaßen übrigbleibt, der geht jede Nacht beim Einschlafen heraus und geht als Gefühls- und Willenswesen nun auch wiederum durch die Pforte des Todes. So wird die Ewigkeit dem Menschen verbürgt durch diese wirkliche Anschauung.

Und sehen wir jetzt auf das zurück, was von einer gewissen, im Äußerlichen gebliebenen Wissenschaft heute unbegreiflicherweise angestrebt wird für die Erkenntnis durch die Untersuchung von Erscheinungen wie Telepathie, Teleplastik, Telekinese, dann sieht man, daß diese Erscheinungen tatsächlich gebunden sind an das, was des Menschen Vergangenheit darstellt, was mit seinem Tode zugrunde geht, was also nicht etwas darstellen kann von der wirklichen übersinnlichen Welt, sondern nur von den Kräften, die in dieser sinnlichen Erdenwelt mit dem Menschen verbunden sind.

Stellen wir uns einmal das lebendig vor, was aus unserer präexistenten Wesenheit durch die Konzeption und Geburt heruntersteigt zur physischen Verkörperung, so werden wir es ja begreiflich finden, daß das nun in sich aufnimmt, in seine Gestaltung einbezieht diejenigen Kräfte und Materien, welche durch die Vererbungsströmung übergeben werden, aber auch jene, die aufgenommen werden im Laufe des Lebens mit den Nahrungsmitteln, mit der Atmung, mit alledem, was der Mensch von der äußeren Welt empfängt. Denn der Mensch ist in seiner vollen Innerlichkeit doch nur in dem Wesen, das aus dem präexistenten Dasein heruntergeht zur physischen Verkörperung. Er gliedert sich ein, er umhüllt sich mit physischer Materie schon im Mutterleibe, dann später durch Atmung, durch Nahrungsaufnahme und so weiter.

Was der Mensch sich da eingliedert, das kommt in ein Verhältnis zu dem eigentlichen Wesen des Menschen nur im Normalzustande, durch jene Vermittlung, welche der physische Leib und der Ätherleib mit dem Gefühls-Willenswesen des Menschen im Wachzustand haben. Da ist ein normaler Zusammenhang zwischen dem Gefühls-Willenswesen des Menschen und seiner an den Bildekräfteleib, wie wir gesehen haben, gebundenen Gedankenkraft, wie mit dem physischen Leib auch vorhanden.

Nehmen wir nun an, durch das Versetzen des Menschen in einen hypnotischen Zustand wird das Gefühls- und Willenswesen aus dem physischen und dem Ätherleib herausgeholt. Wir haben dann den Menschen, den hypnotisierten Menschen vor uns als einen bloßen Bildekräfteleib und physischen Leib mit all demjenigen, was er nun an physischen Stoffen und an physischen Kräften von der irdischen Außenwelt aufgenommen hat. Diese physischen Stoffe haben nun allerlei Wechselverhältnisse mit der Umgebung; sie tragen sie in den Menschen hinein. Was aus diesen Stoffen selber wirken kann, das tritt in die Erscheinung, wenn das Gefühls-Willenswesen aus dem physischen Leib und aus dem Ätherleib heraus ist. Wir haben es also eigentlich – das zeigt anthroposophische Forschung – nicht mit irgend etwas zu tun, was zum ewigen Wesenskern des Menschen gehört, sondern was in diesen ewigen Wesenskern, aber in der Vergangenheit, eingegliedert wird aus der äußeren Welt. Dasselbe kann eintreten, wenn der Mensch irgendwelchen krankhaften Zuständen unterliegt. Im normalen Zustande empfindet der Mensch irgendein krankes Organ durch Schmerz, durch Übelsein oder dergleichen. Das ist dann der Fall, wenn in der richtigen Weise verbunden ist das Gefühls-Willenswesen mit dem physischen Leib und dem Ätherleib. Wenn aber irgendwie der physische Leib des Menschen oder auch der ätherische Leib durch Krankheit weitgehend deformiert ist, so taucht nun durch die Erkrankung irgendeines Organs, irgendeines inneren Gliedes das Geistig-Seelische, das Gefühls-Willenswesen des Menschen tiefer hinein in die animalische, in die physische Natur, als das im normalen Bewußtsein der Fall ist, wo wie spiegelnd zurückgeworfen werden nur die

Erinnerungen. Der Mensch taucht bei gesunden Organen nur bis zu einem gewissen Grade unter in seinen physischen Leib. Sind aber die Organe irgendwie krank – oftmals nur bei einem kranken Organ –, so taucht der Mensch mit seinem geistig-seelischen Wesen nicht bloß, wenn die Erkrankung die entsprechende Form annimmt, bis zur Schmerzempfindung unter, sondern er taucht tiefer unter. Er verbindet sich mit seinem geistig-seelischen Wesen mit dem Organismus. Während der Mensch sonst nur seinen Sinnen nach und seinem Nervensystem nach mit seinem Gefühls-Willenswesen verbunden ist, wird er nun mit den niederen animalischen Organen und mit den vegetativen Organen verbunden und gelangt dadurch zu den unfreien Zuständen des Halluzinierens, des visionären Erlebens. Man sieht, daß das Halluzinieren, das visionäre Erleben ebenso wie die anderen Zustände durchaus an den physischen und an den ätherischen Leib des Menschen gebunden sind, daß sie also nur Erlebnisse darstellen können, die mit dem Tod des Menschen verschwinden, die nicht aufklären können über die übersinnliche Welt, in der sich der Mensch befindet zwischen dem Tode und einer neuen Geburt. Allerdings ist das eine richtig und durchaus gesichert durch gute Untersuchungen, daß es auch möglich ist, daß der Mensch Gedankenhaftes von einer gewissen Bedeutung im medialen, im mediumistischen Zustande wahrnimmt, so daß man manchmal erstaunt sein kann darüber, welche dem Menschen im gewöhnlichen Bewußtsein unmöglichen, genialischen Gedanken aus der Trance, also auch aus einer Art hypnotischen Zustand heraus kommen.

Spricht das aber gegen das eben Gesagte? Es spricht nicht dagegen, aus dem Grunde, weil nicht nur der physische Leib gewissermaßen in den Raum hinein ohne physische Vermittlung in der angeführten Weise wirken kann, sondern auch der Bildekräfteleib. Nun kommt es aber vor, daß sogar ganz normale Menschen, aber namentlich solche Menschen, welche gewisse geniale Anlagen haben, etwas in sich an Gedanken, an Phantasiebildern erzeugen, das nicht im Bildekräfteleib sich erschöpft, sondern das, weil es über das normale Leben des Menschen hinausgeht, auch über den Menschen hinaus, gewissermaßen über seine Haut hinaus in dem allgemeinen Weltenäther wirkt, den wir in dem nächsten Vortrag kennenlernen werden.

Man kann schon davon sprechen, daß in dem allgemeinen Weltenäther das fortschwingt, was zum Beispiel als künstlerische Gedanken über das normale Menschenleben hinaus in einem – wenn ich mich des Ausdrucks bedienen darf – übermenschlichen Erleben und Gestalten vorkommt. Es gibt solche herumschwirrenden Gedanken. Und gerade wer sich durch Meditation, durch diejenigen Willensübungen, von denen ich gestern und am vorhergehenden Tage gesprochen habe, dazu vorbereitet hat, der weiß, daß der Mensch nicht nur das in der Welt bewirkt, was er durch seine physischen Leistungen bewirkt. Er weiß, daß die Gedanken, die nicht notwendig sind zu der Aufrechterhaltung des individuellen Lebens – dazu sind Gedanken notwendig, die sich dann zu Wachstumskräften umbilden –, sich dem allgemeinen Weltenäther mitteilen. Und wenn dann der Ätherleib des Menschen in einer Art pathologischem Zustand ist, wenn er deformiert ist oder durch den Trancezustand mediumistisch wird, dann kann allerdings das, was in den normalen Zustand des Menschen nicht hereindringt, die herumschwirrende Gedankenwelt, gerade in den entgeisteten und in den entseelten Menschen, der sich als ein Medium kundgibt, hereindringen. Und wenn nun zum Beispiel ein Mensch, der gestorben ist, durch irgend etwas solche Gedanken dem allgemeinen Weltenäther mitgeteilt hat, und diese durch ein Medium zum Vorschein kommen, so kann man dann glauben, daß man wirklich die Gedanken, die gegenwärtigen Gedanken des Toten vernähme, während man im Grunde genommen nur den Nachklang der Gedanken vernimmt, die der Lebende noch vor seinem Tode ausgestrahlt hat.

Das ist es, was sich eine gesunde geisteswissenschaftliche Kritik immer vorhalten muß: ob man es zu tun hat mit Gedankennachklängen, oder ob man tatsächlich dadurch, daß wirklich übersinnliche Kräfte entwickelt werden, in die übersinnliche Welt eindringt, welcher der Mensch nach seinem Tode und vor seiner Geburt angehört. Hat man es zu tun mit Telepathie, so ist das nichts anderes als eine ätherische Vermittlung der Gedanken bei Ausschaltung der Sinne. Hat man es zu tun mit Telekinese, so werden gewisse, durch die Nahrung, durch die sonstige physische Materie in dem veränderten physischen Leib entstehende Kräfte angeregt, durch den Raum hindurch ohne physische Vermittlung zu wirken. Der

Mensch besteht ja nur zu etwa zehn Prozent aus festen Teilen, er ist zu neunzig Prozent Flüssigkeitssäule, er ist aber auch aus feineren Materien bestehend, bis zu den Äthermaterien hin. Und mit denjenigen Materien, die er in einer gewissen Weise ausstrahlt, kann er, gerade wenn er in einer gewissen Weise, wie ich es angedeutet habe, durch krankhafte Organe, durch pathologische Zustände, mit seinem Geistig-Seelischen zu tief in sein Animalisches untertaucht, seine Gedanken mitgeben den Ausstrahlungen. Dann entsteht auch die Teleplastik. Er kann dann formen, was er an feiner Materialität ausstrahlt, und dieses durch den Gedanken Geformte kann auch lichtvoll durchglänzt sein. Es entstehen plastische Formen, wie sie eben, ohne daß man dabei an Schwindel oder an Täuschungen zu denken braucht, in den immer wissenschaftlich gehaltenen Werken von *Schrenck-Notzing* und ähnlichen dargestellt sind. Aber man hat es da nie mit etwas anderem zu tun als mit Wirkungen des im Tode untergehenden Teiles der menschlichen Wesenheit. Man hat es mit nichts zu tun, was in die wirklich übersinnliche Welt hineinführt. In diese wirkliche übersinnliche Welt wird man hineingeführt, wenn man durch die ganz systematische Ausbildung der normalen Seelenfähigkeiten und unter Aufrechterhaltung des gewöhnlichen Bewußtseins in dieser Weise zu einer Beobachtung außerhalb seines Leibes mit seinem Gefühls-Willenswesen kommt, und dadurch an seiner Vergangenheit im physischen und im ätherischen Leibe dasjenige überblickt, was man herübergestrahlt hat aus einer geistigen Welt, und was gestaltend eingreift in die physische und die ätherische Materie. Und da man das weiterliegende, ich möchte sagen, zunächst genau sieht, und allmählich erst dasjenige, was näher liegt, so sieht man da hinein bis zu der Grenze, bis zu demjenigen Punkt, wo der Tod des vorangegangenen Lebens liegt. Daher kann man auch so, wie ich es in meiner «Theosophie» getan habe, das, was der Mensch nach dem Tode erlebt, beschreiben aus dieser Beobachtung des präexistenten Lebens heraus. Man beschreibt dann wirklich eine Perspektive, ich möchte sagen, in umgekehrter Richtung, wie man sie vor sich hat. Und es ist also alles das, was ich über die Zustände des Menschen nach dem Tode beschrieben habe, durchaus auf Grundlage derjenigen Schauungen beschrieben, welche in der Weise erlangt werden, wie ich es gestern und auch heute wiederum geschildert habe.

Man kann sagen: Nichts kann der Mensch von den höheren Welten erfahren, als das, was er sich zunächst herangebildet hat im ernsten Erkenntnisringen. Man muß durch Gedankenerkraftung, wie ich sie gestern charakterisiert habe, die Möglichkeit herbeiführen, im bewußten Zustande außerhalb seines Leibes zu treten, und dann auf das Leibliche hinzuschauen. Das kann man nur eben durch diese Gedankenerkraftung erlangen. Aber man muß nun unterscheiden lernen: Was man vom vorhergehenden Leben hat, das hat man durch Anschauung. Dasjenige, was man künftig sein wird, man hat es durch inneres Erlebnis. Daher kann – so spärlich diese inneren Erlebnisse sind gegenüber dem, was man als ein mächtiges übersinnliches Tableau aus dem präexistenten Leben vor sich hat – das präexistente Leben wirklich Inhalt einer ausgebildeten Wissenschaft sein. Das aber, was der Mensch über die Zukunft erfährt, wird sehr stark davon abhängen, wie er sich innerlich in seinem ewigen gefühls- und willensmäßigen Wesen außerhalb seines Leibes erkraften kann. Und auch dieses Gefühls- und Willenswesen können Sie schon in seiner Entwickelung durch das physische Erdenleben und in seinem Entgegenreifen zu einem höheren Zustande nach dem Tode beobachten. Wenn man die Beobachtung so anstellt, daß man das, was sonst bewußtlos im Einschlafen aus dem menschlichen Leibe sich herauszieht, in einem mehr jugendlichen Daseinszustande und dann in einem mehr älteren Daseinszustande beobachtet, so bietet es Unterschiede dar. Was sich als Gefühls- und Willenswesen beim jüngeren Menschen aus dem physischen Leibe schlafend herauszieht, das enthält mehr das Gedankenhafte. Es zeigt sich, daß in ihm unbewußt nachschwingt, was der Mensch als Gedankenhaftes in sich birgt. Wenn der Mensch älter wird, dann trägt er durch die Pforte des Schlafes nicht mehr so sehr das Gedankenhafte hinaus aus dem physischen Leibe, sondern dann trägt er mehr das, was in den Kräften seines Charakters, in den Kräften seiner ausgebildeten Willensimpulse liegt, durch die Schlafenspforte in die äußere Welt hinaus. Daher kann man sagen: Von einem mehr Gedankeninhalt-tragenden Wesen entwickelt man sich im Geistig-Seelischen durch das Erdenleben hindurch zu einem solchen Wesen, welches mehr im Geistig-Seelischen das Nachklingen der Charakterbeschaffenheit des Menschen zeigt. Man geht eigentlich im wesentlichen durch die Pforte des Schlafes nicht mit seinen Gedanken. Die Gedanken läßt man im Einschlafen zurück, sie erglänzen am physischen Leibe. Die Gedanken, von denen man beseelt war im Erdenleben zwischen Geburt und Tod, die läßt man auch da zurück. Man lernt sie als die äußere Gedankenkraft der Welt erkennen; man lernt sie später als eine Außenwelt kennen nach dem Tode. Man geht durch die Pforte des Schlafes vorzugsweise mit dem hindurch, was der Charakter des Menschen geworden ist, was die innerliche moralische Bildung geworden ist. Und jede Phase, die man nun wirklich richtig interpretieren will in jener Perspektive in das präexistente Leben, man muß sie sich erringen für die Erkenntnis durch die Ausbildung von normalen Seelenkräften.

Ich habe es Ihnen schon in dem verflossenen Vortrage dargestellt: Wenn der Mensch das Denken, das Gedankenleben so erkraftet durch Meditation, Konzentration dieses Gedankenlebens, daß er in Gedanken leben kann, wie sonst nur in sinnlichen Bildern, daß das innere Gedankenleben so kräftig, so lebendig, so intensiv wird, wie sonst nur das Seelenleben ist, wenn es an die Sinneseindrücke hingegeben wird, dann kommt der Mensch zum imaginativen Erkennen. Und durch dieses bis zur Bildhaftigkeit erkraftete innere Gedankenleben bekommt der Mensch vor sich jetzt nicht das Erinnerungstableau über das eben verflossene, bis zu diesem Erlebnispunkte reichende Erdenleben, sondern er überschaut, was alles an diesem physischen Erdenorganismus der Bildekräfteleib organisiert hat. Er schaut in einem mächtigen Tableau als erste übersinnliche Erfahrung auf sein eigenes, eben bis zu diesem Lebenspunkte vorgedrungenes Erdenleben bis zur Kindheit zurück.

Ich erwähnte schon in den vergangenen Vorträgen, daß dieses Tableau, das der Mensch erlebt, in etwas demjenigen gleicht, von dem heute auch schon durchaus ernste Naturforscher sprechen, weil es genügend untersucht ist, daß dies auftritt, wenn der Mensch einer Todesgefahr nahe ist, der er sehr schwer entrinnt. Wenn der Mensch zum Beispiel dem Ertrinken nahe ist, erlebt er in einem großen Tableau eben auch das, was da der ätherische, zeitliche

Bildekräfteleib ist: er wird überschaut. Dasselbe wird überschaut im übersinnlichen Erkennen, und dasselbe stellt sich dar im ersten Erlebnis nach dem Tode durch die richtige Ausdeutung der Perspektive, die ich Ihnen geschildert habe von dem präexistenten Leben. Man erkennt da: Wenn der Mensch durch die Pforte des Todes tritt, vernimmt er für eine sehr kurze Zeit, die nach Tagen nur datiert – etwa so lange, als der Mensch es vermöge seiner Organisation aushalten kann, ohne Schlaf zu bleiben durch mehrere Tage –, eine Art Tableau, das ihn sein letztes Erdenleben wie in einem Gedankengewebe, das aber bildhaft ist, überschauen läßt. Man bekommt eine solche Überschau über das Erdenleben durch eine kurze Zeit hindurch, wenn man durch die Pforte des Todes getreten ist. Ich möchte sagen: Ohne Gefühls- und Willensanteil, rein in einer Art von passiver Überschau hat man dieses Erdenleben vor sich, und auf die Weise, wie ich es geschildert habe, lernt man diesen ersten Zustand nach dem Tode kennen. Man muß ihn erst kennenlernen durch übersinnliche Erkenntnis, durch Meditation und Konzentration und so weiter. Will man aber richtig ausdeuten, was sich an dieses Tableau vom vergangenen Erdenleben in dem Leben nach dem Tode anschließt, so bedarf man noch einer anderen Art von Übung.

Der Mensch überläßt sich gewöhnlich im Erdenleben und auch in der gewöhnlichen Wissenschaft, mit seinen Gedanken, mit seinem Empfinden, auch mit seinen Gefühls- und Willensimpulsen passiv der äußeren Welt. Er schreitet mit der äußeren Welt vorwärts. Das Gestern erlebt er, und daran anschließend eben in der späteren Zeit das Heute, und in einer wieder späteren Zeit das Morgen. Und was der Mensch als die inneren Gedanken-, Gefühls- und Willensspiegelungen entwickelt im seelischen Leben, das schließt sich auch als fortlaufendes natürliches Erleben an den äußeren Zeitverlauf an. Dadurch hat man, ich möchte sagen, eine gewisse Unterstützung für das gewöhnliche Denken, das gewöhnliche Empfinden auch. Aber man kann nicht bis zu dem Grade, den man für die übersinnliche Forschung braucht, das Denken des Menschen erkraften, wenn man sich nur in dieser Weise passiv dem äußeren Zeitverlauf hingibt. Man muß noch andere Übungen machen: Man muß versuchen, wenn ich es so ausdrücken darf, rückwärts zu denken. Das heißt, man kann ja, wenn der Tag vorübergegangen ist, sich – nicht in Gedanken, auch nicht mit einer Kritik, sondern in Bildern, wie wenn man wiedersehen würde, was man im Tagesverlauf gesehen hat – wie in der Phantasie das an seiner Seele vorüberziehen lassen, aber vom Abend zum Morgen, in umgekehrter Folge. Man muß sich eine gewisse Praxis in solchen rückwärts-bildlichen Vorstellungen aneignen. Denn es ist verhältnismäßig leicht, größere Partien rückwärts vorzustellen, aber man muß dazu lange, wirklich, ich möchte sagen, atomistisch kleine Partien von rückwärts nach vorne vorstellen, wirklich umgekehrt vorstellen den Lebensverlauf des Tages. Man kann dann zu anderen Übungen vorrücken, sich vielleicht unterstützen dadurch, daß man, sagen wir, ein Drama vom fünften Akt rückwärts bis zum ersten Akt aufdröselt, daß man Melodien von rückwärts nach vorne innerlich durchempfindet, gewissermaßen geistig-seelisch hört. Und man kann dann dazu kommen, die Erinnerungen des Lebens – das ist jetzt etwas anderes als das geschilderte Tableau – so aufzufassen, daß man wirklich sein Leben vom gegenwärtigen Zeitpunkt, indem man heraufholt aus dem Gedächtnisse, was man durchgemacht hat, in umgekehrter Weise und bildhaft-imaginativ vor die Seele hinzaubert. Indem man solche Übungen macht, reißt man das Denken los von dem äußeren Zeitverlaufe. Die Gewohnheit, die man sich tief eingewurzelt hat, mit dem Denken, mit dem Empfinden, mit dem Fühlen dem äußeren Zeitverlaufe zu folgen, diese Gewohnheit muß überwunden werden. Und durch das kraftvolle Rückwärtsdenken wird man in die Lage versetzt, einer viel größeren, stärkeren Denkkraft sich zu bedienen, als man sie zu dem bloß passiven Denken braucht. Gerade durch dieses Rückwärtsdenken wird die Denkkraft wesentlich verstärkt.

Und da entdeckt man dann etwas, was ja gewiß für das gewöhnliche Bewußtsein, das gewöhnliche Erkennen sich paradox anhört. Aber geradeso, wie man mit den im Zeitlauf verfließenden Vorstellungen die sinnliche Welt schaut, so schaut man allmählich die geistige Welt, wenn man sein Denken auf diese Weise losgerissen hat von der Gebundenheit an den äußeren Zeitlauf. Und man erlangt dadurch eine weitere Fähigkeit. Die gibt einem da die Möglichkeit, das weitere Erleben zu beobachten, und aus der Perspektive heraus, die ich geschildert habe, richtig zu deuten, was sich an das Lebenstableau anschließt, welches man durch einige Tage hindurch nach dem Tode erlebt. Man schaut jetzt, wie der Mensch nach seinem Lebenstableau, nun rückwärtslaufend in seinem Erleben, das Leben noch einmal in sehr realer Bildlichkeit durchmacht. Der Mensch durchlebt gewissermaßen die Seelenwelt vor der Geisteswelt. Und zwar schneller, als er hier zwischen Geburt und Tod gelebt hat, lebt er sich zurück nach dem Tode bis zu der Geburt. Er durchläuft dieses Leben rückwärts. Die Möglichkeit, das zu durchschauen, erwirbt man sich durch die angedeuteten Übungen des Rückwärtsdenkens. Und jetzt bekommt man eine Anschauung davon, wie der Mensch in diesem rückwärtslaufenden Seelenleben nach dem Tode alles das erlebt, was er hier im Erdenleben im physischen Leibe durchgemacht hat. Nur erlebt er es jetzt seelisch, und er kann alles das schauen, durch das er seinen Fortschritt moralisch beeinträchtigt hat. Er kann gerade bei diesen rückwärtslaufenden Zeiten eine Revue halten über das, was er, jetzt von einem höheren Gesichtspunkte aus, anders wünschen muß für sein Leben. Er kann sehen, wie er sich durch moralische Defekte zurückgehalten hat in seiner Vollkommenheit. Da er aber alles das jetzt lebendig erlebt, bleibt es nicht beim Gedanken. In dem seelischen Leben, das in dieser Weise rückwärts verläuft, ich möchte sagen, im Seelenleben rückwärts sich entwickelt, bleibt der Gedanke eben nicht abstrakt, denn die abstrakten Gedanken sind zurückgelassen worden im Tode, er entwickelt sich als Gedankenkraft. Und er entwickelt sich als der Impuls, in einem nächsten Erdenleben in irgendeiner Weise wieder gutzumachen, in irgendeiner Weise die entgegengesetzten Tatsachen zu erleben von denjenigen, die gewissermaßen jetzt vor die Seele treten. Es entwickelt sich in der Seele etwas, was dann im nächsten Erdenleben auftritt als die unterbewußten Sehnsuchten, im Leben sich dem oder jenem zu nähern. Es entwickelt sich gerade bei diesem Rückwärtsleben für alles, was man im Erdenleben durchgemacht hat, die Sehnsucht, eine sich im nächsten Erdenleben anschließende andere Tatsache, die diese ausgleicht, zu erleben. Und so erlebt man in diesem Rückwärts-sich-Entwickeln die Keimanlage zu dem, was man unbewußt durch die nächste Geburt bringt, und was etwa in der folgenden Weise geschildert werden kann.

Dem alltäglichen Bewußtsein entzieht sich gewöhnlich dieses, was aber doch im Menschen lebt. Aber man beobachte, selbst nur mit dem gesunden Menschenverstande, etwas, was allerdings dann übersinnliche Forschung zur Gewißheit bringt: wie man an irgendeine wichtige, entscheidende Lebenstatsache herankommt.

Nehmen wir einmal an, in einem Erdenleben treten wir im dreißigsten, fünfunddreißigsten Jahr vor einen anderen Erdenmenschen, in dem wir – ich will eben ein durchaus entscheidendes Ereignis nennen – einen Lebensgefährten finden, mit dem wir das weitere Leben durchmessen wollen, und wir finden, daß die Seelen zusammenstimmen. Der äußere materialistisch denkende Mensch nennt das einen Zufall. Tiefere Geister – es gibt deren genügend, und man kann sie geschichtlich nachweisen – haben aber auch ein bißchen nachgedacht darüber: Wenn man jetzt von diesem Ereignisse, das so entscheidend ist, im Leben zurückschaut zu dem, was vorher und wieder vorher, und weiter vorher war, dann nimmt sich unsere Lebensführung, die zu diesem Ereignisse hintendierte, sehr planmäßig aus. Und wir finden manchmal das, was wir so im Leben erfahren als eine Tatsache, die nun eingreift in unser Leben, wie den organischen Abschluß dessen, was wie ein Plan sich ausnimmt. Wenn man einen solchen Plan zunächst hypothetisch konstruiert hat, und dann das hypothetisch Konstruierte, bis zur Geburt hin Konstruierte, durchschaut mit dem, was Entwickelung übersinnlicher Erkenntniskräfte durch Meditation, Rückwärtsdenken, Willensentwickelung, wie ich sie geschildert habe, ist, dann kommt man allerdings dazu, sich zu sagen: Das, was du dir da hypothetisch konstruiert hast, mag manchmal wirklich nur ein Phantasiebild sein, ist es aber nicht immer. Es zeigt sich vielmehr gerade für entscheidende Tatsachen im Leben manchmal von größter Bedeutung, daß der Mensch eine unterbewußte Sehnsucht seit der Geburt in sich trägt, und daß aus dieser Sehnsucht, die er sich vielleicht in entsprechenden Lebensepochen ganz verschieden auslegt, er den ersten Schritt, den zweiten Schritt macht, alle Schritte, die ihn zuletzt zu dem Ereignis hinführen, das er keimhaft in jenem Rückwärtsleben nach dem Tode sich eingebildet hat, und das uns jetzt als unbestimmte Sehnsucht durch das neue Erdenleben trägt, so daß wir uns dadurch auf unbewußte Weise unser Schicksal selber machen. Wir gelangen auf diese Weise dazu, zu erkennen, was wir im Erdenleben als Schicksal finden, oder wie es in der alten instinktiven Hellseherweisheit des Orients genannt worden ist: Karma. Dieses Schicksal, von dem unser ganzes Glück und Unglück, unsere Lust und unser Leid im Leben abhängen, wir lernen es erkennen dadurch, daß wir die aufeinanderfolgenden Erdenleben erblicken.

Da wird natürlich der Mensch dann sehr bald geneigt sein, zu sagen: Ja, was ist denn dann mit der Freiheit? Dann wird ja der Mensch schicksalsmäßig gelenkt und geleitet! Wie ist es denn da mit der menschlichen Freiheit? – Ja, zu dieser Lösung der Schicksalsfrage kommt der Mensch eigentlich nur, wenn er ernst gerungen hat mit dem Freiheitsproblem. Und ich darf an dieser Stelle, weil es gewiß eine objektive Bedeutung hat, ein Persönliches wiederum einfügen. Ich habe im Beginn der neunziger Jahre des vorigen Jahrhunderts meine «Philosophie der Freiheit» geschrieben. Diese «Philosophie der Freiheit», sie hatte sich die Aufgabe gesetzt, gerade das Erlebnis, die Tatsache der Freiheit sicherzustellen. Ich versuchte aus dem, was der Mensch in sich erlebt, das Freiheitsbewußtsein als ein absolut Sicheres zu kennzeichnen. Und so ist das, was ich später versucht habe darzustellen, als die teilweise Lösung der Schicksalsfrage, wie ich sie jetzt skizziert habe, durchaus von mir in Harmonie gedacht worden mit demjenigen, was ich dargestellt habe als die menschliche Freiheit. Wer dieses Buch, meine «Philosophie der Freiheit» studiert, wird allerdings finden, daß ich genötigt war, nicht von einer Freiheit des Willens zunächst zu sprechen, sondern von der Freiheit dessen, was im Gedanken, und zwar in dem sinnlichkeitsfreien Gedanken, im reinen Gedanken, erlebt wird, in demjenigen Gedanken aber, der in der menschlichen Seele bewußt als ein sittliches, als ein moralisches Ideal auftaucht, und der diejenige Stärke erlangt, die auf den Willen des Menschen motivierend wirken kann. Wir können von Freiheit des Menschen sprechen, wenn wir von jenen Handlungen des Menschen sprechen, die aus seinem freien Denken heraus gestaltet werden, wo der Mensch durch eine moralische Selbsterziehung dazu kommt, daß ihn die Instinkte, die Triebe, die Emotionen, sein

Temperament nicht beeinflussen zu einer Handlung, sondern allein die hingebungsvolle Liebe zu einer Handlung. In dieser hingebungsvollen Liebe zu einer Handlung kann sich entwickeln, was aus der idealen Stärke des reinen sittlichen Gedankens hervorgeht. Das ist eine wirkliche freie Handlung.

Nun kommt man gerade durch Geisteswissenschaft darauf, daß das Denken als solches, dieses Denken, welches dem sittlichen freien Handeln zugrunde liegt, im Schlafzustande zurückbleibt in dem spiegelnden physischen Leib, daß das also etwas ist, was der Mensch erlebt zwischen der Geburt und dem Tode, was das Erdenleben allein schon durch diese Eingliederung des Freiheitsimpulses wertvoll macht, wenn es sonst nicht unendlich wertvoll wäre. Wir werden darüber im nächsten Vortrage zu sprechen haben. Frei wird der Mensch in dem einen physischen Erdenleben, wo er den Gedanken als solchen entwickelt, wo der Gedanke seine plastizierende Kraft verliert, die er noch in dem Ätherleib hat, und wo er als reiner Gedanke in dem im Leben befindlichen Bewußtsein entwikkelt ist. Ich war daher genötigt, etwas sehr Gewagtes in dieser «Philosophie der Freiheit» dazumal im Beginn der neunziger Jahre darzustellen. Ich hatte die moralischen Impulse als sittliche Ideale darzustellen und mußte sagen: die kommen dem Menschen nicht aus der physischen Welt, die kommen dem Menschen nicht aus der Natur, die kommen dem Menschen durch eine Intuition. Und ich sprach dazumal von «moralischer Phantasie». Und warum das? Ich sagte dazumal in meiner «Philosophie der Freiheit»: Aus der Geisteswelt heraus strömen in den Menschen, aber zunächst nur als Bilder, diese sittlichen Motive ein. Er empfängt sie als Intuition aus der geistigen Welt.

Aber man gelangt auf diese Weise, ich möchte sagen, zu dem anderen Pol dessen, was man hier in der physischen Welt erlebt. Sieht man mit gesundem Menschenverstand und mit wissenschaftlicher Schulung in die natürliche Daseinswelt hinaus, dann entdeckt man überall Notwendigkeit. Sieht man hinein in die Welt der moralischen Impulse, dann entdeckt man die Freiheit, aber die Freiheit zunächst im bloßen Gedanken, im reinen Denken, in denkerischer Intuition. Und man weiß zunächst nicht, wie sich Kräfte hineinbegeben in den Willen, denn man sieht diese sittlichen Intuitionen unbewußt. Man hat auf der einen Seite die Natur, der man angehört, indem man handelt, und man hat auf der anderen Seite sein sittliches Erleben, und es entschwindet einem für diese sittlichen Intuitionen, wenn man nichts anderes hat zunächst als die Naturwissenschaft, die Möglichkeit, diesen sittlichen Intuitionen Realität zuzuschreiben, weltschöpferische Kräfte zuzuschreiben. Man erlebt gewissermaßen die Natur in ihrer ganzen derben Dichtigkeit, in ihrer Notwendigkeit. Man erlebt die Freiheit, aber man erlebt sie in den fein gewobenen, bis zur Bildhaftigkeit herabgetriebenen Gedankenimpulsen, von denen man weiß, weil sie eben der Natur nicht angehören können, weil sie sich in freier Tätigkeit erleben, und das habe ich in meiner «Philosophie der Freiheit» angedeutet, daß sie aus der geistigen Welt kommen.

Aber es muß sich nun etwas einschieben zwischen diese Intuitionen, die durchaus bildhaft, unreal sind, die nur durch das sittliche Leben real werden, und dem, was man als gegenständliches Erkennen für die Naturordnung hat. Und da schieben sich ein die Imagination und die Inspiration, die auf die Weise entstehen, wie ich das geschildert habe. Und dann wird die Intuition auch etwas anderes. Dann verdichtet sich gewissermaßen das, was einem zuerst nur im reinen Denken entgegengetreten ist, zu einer geistigen Realität. Man lernt in dieser nach der Imagination und Inspiration neu errungenen Intuition jetzt nicht sein gegenwärtiges Ich erkennen, sondern dasjenige Ich, das durch wiederholte Erdenleben hindurchgeht, und das unser Schicksal durch diese wiederholten Erdenleben in der Weise hindurchträgt, wie ich es dargestellt habe. Wir sind unfrei, indem wir die wiederholten Erdenleben durchleben und ein Schicksal dadurch gestaltet haben. Aber wir können stets in dieses Schicksalsgewebe die freien Handlungen einverweben in den einzelnen Erdenleben. Gerade dadurch, daß wir in bildhaften Intuitionen die sittlichen Impulse erleben – nicht als Realitäten, sondern als etwas, zu dem wir uns frei bekennen können –, können wir die Freiheit im einzelnen Erdenleben in das Schicksalsgewebe einverweben. Und so werden wir dadurch, daß wir durch das Schicksal von Erdenleben zu Erdenleben getragen werden, nicht unfreier, als wir etwa werden, wenn wir uns durch ein Schiff von Europa nach Amerika tragen lassen. Da sind wir durch den

Entschluß, den wir hier in Europa fassen, allerdings in unserer Zukunft bestimmt. Aber wir sind jederzeit in gewissen Grenzen freie Wesen, und solange wir drüben in Amerika sind, können wir uns frei bewegen. So tragen wir das Schicksal von Erdenleben zu Erdenleben. Aber in die Tatsachenwelt, die wir so in wiederholten Erdenleben erfahren, kann hineingestellt werden, was aus der Freiheit im einzelnen Erdenleben quillt.

Und so sieht man gerade, daß derjenige, der mit dem Freiheitsproblem ringt, der das Problem der Freiheit gelöst sieht durch das Anschauen der zunächst nur in moralischer Phantasie erfaßbaren, aber aus der geistigen Welt in die physische Welt des Menschen hereinstrebenden sittlichen Ideen, daß, wer in dieser Weise sich ein Verständnis für die Freiheit erwirbt, gerade dadurch sich vorbereitet hat zum Verständnis für das Schicksalsgemäße, das wie eine Art von Notwendigkeit in das menschliche Leben eingreift.

Wenn man zu dieser Intuition vorgedrungen ist, wenn man verstanden hat, Schicksal und Freiheit ineinander zu verweben, und dadurch noch weiter jene Kräfte verstärkt hat, die man sich durch Meditation, Konzentration, Rückwärtsdenken und so weiter erworben hat, dann kann man das, was sich in der Perspektive darbietet, auch anschauen, beziehungsweise weiter deuten. Was sich nun anschließt an dieses Rückwärtsleben, es ist ein Leben in einem rein geistigen Gebiete, in dem man nun entgegenlebt dem folgenden Erdenleben. Und in diesem geistigen Gebiete erlebt man, ich möchte sagen, in umgekehrter Weise wie hier im Erdenleben. Hier im Erdenleben erlebt man so, daß dasjenige, was in uns ist, zunächst nur innerlich in Bildern geschaut werden kann. Man erlebt im gewöhnlichen Bewußtsein nicht das Innere des Menschen, man erlebt aber im Wachbewußtsein die Außenwelt. Gewissermaßen für seinen eigenen Mittelpunkt sieht man im Raumumkreis, in der Raumsphäre, die Außenwelt. Der Mensch ist in sich, die Außenwelt außer ihm. In der Zeit zwischen dem Tode und einer neuen Geburt wird die Anschauung gerade umgekehrt: Der Mensch geht auf in demjenigen, was hier seine Außenwelt war. Er empfindet das, was hier seine Außenwelt war, wie eine Innenwelt. Und das, was ihm hier verschlossen ist, das Innere der Menschennatur, das empfindet er jetzt als die Außenwelt. Der Mensch mit seinem Innern wird für das Leben zwischen dem Tod und neuer Geburt die Welt und die Welt wird Ich. Und indem der Mensch dasjenige erlebt, was nun höher ist als das, was wir hier in der Welt um uns herum haben – denn der Mensch ist die Krone der Schöpfung, er trägt in seinem Innern ein höheres Gebiet als die Umwelt ist –, hat er also eine wertvollere Welt zwischen dem Tod und einer neuen Geburt in sich. Und was er so erlebt als seine Welt, was aber eigentlich die geheimnisvolle Welt des Menscheninnern ist, das erlebt er schöpferisch. Er erlebt in der geistigen Welt schöpferisch die Kräfte in Gemeinschaft von höheren geistigen Wesenheiten, von denen wir umgeben sind als geistig-seelischer Mensch, so wie wir hier als physischer Mensch umgeben sind von den drei Reichen der Natur, von Tieren, Pflanzen und Mineralien. Man erlebt in Gemeinschaft mit diesen geistigen Wesen die Kräfte, aus denen man nach und nach nicht nur sein Schicksal zimmert, den Keim seines Schicksals, sondern aus denen man in der geistig-seelischen Welt das Vorbild bildet, aber das reale Vorbild, das geist-seelische Wesen, das dann nach einer bestimmten Zeit die Sehnsucht bekommt, das, was es zunächst als Vorbild, aber lebendig, in gedankenkraftmäßiger Weise lebendig ausgebildet hat, wieder zu verkörpern. Weil es zusammenhängen muß nun mit einem physischen Leib, erst in einem physischen Leib wiederum seine Vollendung erhalten kann, bekommt dieses geistig-seelische Wesen den Drang, die Sehnsucht, sich hier auf Erden wiederum zu verkörpern. Aus dem Geiste heraus kommt das, was als unsere vorgeburtliche, oder vor der Konzeption liegende Existenz sich mit dem fleischlichen Leib verbindet. Man wird auch erst eine richtige Vorstellung von der Art und Weise bekommen, wie der Mensch als physisches Wesen hier in die Erde hereingebildet wird – das Genauere darüber werden wir auch noch übermorgen zu besprechen haben –, wenn man einsehen wird, wie dasjenige, was sich im Leibe der Mutter bildet, nur etwas ist, was aus einer höheren Welt aufnimmt das eigentliche Wesen des Menschen.

Die Naturwissenschaft hat einen gewissen Traum, der darinnen besteht, daß man einstmals die Zellen, und wohl auch die vollkommensten Zellen, die Fortpflanzungszellen, die Keimzellen des menschlichen Embryos erforschen können wird in bezug auf ihre komplizierte chemische Verbindung. Mit allerdings ganz anderen Mitteln und aus ganz anderen Gesichtspunkten heraus geht an dasselbe Problem anthroposophische Geisteswissenschaft. Und sie kommt dazu, gewissermaßen die Richtung anzudeuten, in welcher das gesucht werden muß, was sich im Leibe der Mutter als Keimzelle des menschlichen Embryos ausbildet. Da hat man es nicht zu tun mit einer komplizierteren chemischen Verbindung, sondern da hat man es in Wahrheit zu tun mit dem Chaotisch-Werden der Materie. Nicht eine hochkomplizierte, chemische Verbindung oder eine Gestaltung des Molekularwesens ist es, sondern ein Chaos-Werden, ein chaotisches Durcheinanderwirbeln dessen, was im Kristall, was im chemischen Molekül in einer Gesetzmäßigkeit zueinander gestaltet ist. Es wird Materie in der Keimzelle nicht zu einer weiteren Gesetzmäßigkeit ausgebaut, sondern ins Chaos heruntergedrängt, und aus der entsprechenden Materie, aus der chaotisch werdenden Materie bildet sich dasjenige, was nun aufnehmen kann das sich Heruntersenkende: den aus geistigen Welten kommenden übersinnlichen Menschen. Und nur dann wird man begreifen, was sich als physischer Mensch ausbildet, wenn man physische Forschung heranbringt bis zu dem Punkt, wo man schauen kann, wie der physische Menschenkeim gerade dadurch, daß er die Materie wiederum ins Chaos zurückgeführt hat, fähig wird, den geistig-seelischen Keim, der aus der Präexistenz herunterkommt, nun aufzunehmen. Nur so begreift man, wie sich verbindet durch Konzeption und bis zur Geburt hin das, was aus den geistig-seelischen Welten heruntersteigt, mit dem, was sich entmaterialisiert hat im Keime beim beginnenden Embryowachstum. Jeder, der wirklich sinnvoll die Gestaltung des Embryos betrachtet, der kann schon aus dieser physischen Gestaltung des Embryos herauslesen, was ich Ihnen heute dargestellt habe, während die Embryonalentwickelung immer rätselhaft bleibt, wenn man sie nicht in dieser Weise zu betrachten vermag.

Es muß allerdings, will man das Wesen des Menschen wirklich erkennen, durch übersinnliche Forschung das erhalten werden, was zum Menschen auch gehört. Ich habe zum Beispiel bei früheren Gelegenheiten darauf hingewiesen, wie man in der Wissenschaft der niederen Reiche überall diejenigen Dinge für töricht ansehen würde, die man bei der Erforschung des Menschen als Weisheit ansieht. Man nehme an, sagte ich, daß jemand eine Magnetnadel vor sich hat: Sie weist mit dem einen Ende nach Norden, mit dem anderen nach Süden. Keinem Menschen würde es einfallen zu sagen: Nur in der Magnetnadel, in dem Raum, den die Materie dieser Magnetnadel einschließt, liegen die Kräfte, daß sie da hinweist. – Man sieht die Erde selber als einen großen Magneten an, der auf die einzelne Magnetnadel wirkt, und der diese Richtung bedingt. Man gliedert die einzelne Magnetnadel ein in den ganzen Erdenorganismus. Man geht also aus dem einzelnen Wesen heraus, um das große, umfassende Ganze zu erkennen, auch in seiner Wechselwirkung mit dem einzelnen Wesen zu erkennen. Nur beim Menschen möchte man, indem man mit dem Mikroskop die Entwickelung der Keimzelle verfolgt, allein aus dem, was in der menschlichen Haut eingeschlossen ist, das erkennen, was den Menschen hervorbringt. Niemals wird man – ebensowenig wie die Richtung der Magnetnadel aus ihr selbst zu erklären ist – erfahren können, was im Menschen sich entwickelt, wenn man nicht den Menschen in das Verhältnis zur ganzen Welt bringt, und nicht nur zur Raumeswelt, sondern auch zur Zeitenwelt, wenn man nicht zurückgeht zu dem, was sich einem im übersinnlichen Schauen als das präexistente Wesen des Menschen in der geschilderten Weise enthüllt. Das lernt man so erkennen als dasjenige, was man nun wiederum, wenn der Mensch seinen physischen Leib hier ablegt, in seinem Ätherleib sich auflösen sieht im Weltenäther, und was nun wiederum durch die Pforte des Todes geht, um neuerdings einen solchen Kreislauf anzutreten, aber zur weiteren Ausgleichung der Lebenstatsachen und zu höherer Vervollkommnung.

So stellt sich der Mensch zunächst, wenn man sein Wesen an sich betrachtet, in die Weltentwickelung hinein. Und was dem Menschen nun zukommt, indem er sein geistig-seelisches Wesen herunterträgt, das gehört der Weltentwickelung an, das muß in die Weltentwickelung, die wir übermorgen betrachten wollen, eingegliedert werden. Der Mensch wird erst erklärlich werden, wenn das, was heute ausgeführt worden ist, zu gleicher Zeit eingegliedert wird dem Werden und Wesen und Weben, das heißt der ganzen Entwickelung der Welt. Denn der Mensch kann die Welt nur erkennen, indem er sich erkennt. Und dasjenige, was Welt ist, es spiegelt sich im Erdenleben, der Mensch durchlebt es nach dem Tode und vor der Geburt. Aus ihm entnimmt er die Kräfte, die er selber bei der Geburt oder Empfängnis eingliedert in seinen physischen Leib. Welt und Mensch gehören nicht nur äußerlich, gehören innerlich zusammen. Der Mensch trägt in sich die Welt, die Welt als Totalität bildet des Menschen Wesen. Daher wird die Frage, die hier aufgeworfen worden ist, für heute teilweise beantwortet sein. Sie wird ihre volle Beantwortung, soweit sie heute schon der Wissenschaft möglich ist, im nächsten Vortrag erfahren können.

Zum Schlusse möchte ich nur ein paar Worte sagen. Ich möchte, daß wirklich durchschaut werde, wie das, was der Geistesforscher vorbringt, zwar auf der Entwickelung gewisser sonst der Seele unbewußt bleibender Kräfte beruht, daß aber der Geistesforscher vom anthroposophischen Gesichtspunkte aus so vorgeht, daß er in die gewöhnlichen Gedanken, die man sonst in der Wissenschaft hat, das kleidet, was er aus seinem Schauen heraus vorzutragen hat. Überallhin nimmt er seine Gedanken mit. Denn jener Pendelschlag, jenes Schwingen zwischen übersinnlicher und sinnlicher Welt muß ihn fortwährend bei seinem Forschen begleiten. Er muß stets als sein eigener Kritiker neben seinem höheren Wesen, das die übersinnlichen Schauungen hat, stehen. Daher kann derjenige, der nicht solche Übungen gemacht hat, wenn er sich nur wirklich unbefangen dem gesunden Menschenverstande hingibt, gedanklich alles nachprüfen, was der Geistesforscher vorbringt. Und es ist eigentlich nicht richtig, daß das, was der Geistesforscher vorbringt, nur geprüft werden könnte wiederum vom Geistesforscher. Man hat sich nur in der heutigen Zeit zu sehr an das an die äußere Materialität, an die äußere Naturfolge gebundene Denken gewöhnt, und man findet dann, daß der Geistesforscher nicht Beweise habe von diesem Denken. Wer aber die ganze Sachlage durchschaut, der durchschaut, welches Verhältnis zwischen dem gewöhnlichen gesunden Menschenverstande und dem methodisch gebildeten Verstande der Wissenschaft, der äußeren Wissenschaft ist. Und wer dann kritisch vorgeht und in seinen Gedanken, aber nur unbefangen genug, alles dasjenige prüft, was der Geistesforscher vorbringt, wird es, auch ohne daß er selbst Schauungen hat, nachprüfen können. Der Geistesforscher bringt alles in der Art vor, daß es auf diese Weise nachgeprüft werden kann. Und wer da sagt, der Geistesforscher erzähle bloß aus seinem Schauen, er gäbe aber nicht die Beweise, der gleicht einem Menschen, der gewöhnt ist, daß alles das, was er auf der Erde findet, auf einem festen Boden stehe, und der dann fragt, wenn man ihm ein Sonnensystem auseinandersetzt: Ja, worauf ruht denn das? – Daß es in sich selber ruht, daß es sich durch seine eigenen Kräfte frei trägt, das gewahrt er vielleicht nicht. Einem solchen Menschen, der frägt: auf welchem Boden steht denn ein Sonnensystem? – gleicht derjenige, der in gewöhnlicher Weise Beweise verlangt, und solche Beweise meint, die man nur für die äußere Sinnenwelt verlangen kann, wo man ohne Beweis findet, was man eben mit den Sinnen wahrgenommen hat, was durch die Sinne aufweisbar ist.

Dazu ist aber das Denken des Menschen nicht allein da. Das Denken kann sich auch aufschwingen, nicht bloß das bewiesen zu finden durch den gesunden Menschenverstand, was durch die Sinneserfahrung gestützt ist, sondern dasjenige, was sich gewissermaßen wie ein geistiges Planetensystem innerlich selber trägt. Prüfen Sie in dieser Weise, indem Sie auf anthroposophische Geistesforschung das anwenden, was ein solches sich selbst tragendes, sich selbst beweisendes Denken gibt, dann werden Sie das, was der Geistesforscher vorbringt, innerlich so gesichert finden, auch ohne die sogenannten äußeren Stützen, wie das Planetensystem sich frei im Weltenraume trägt, und nur dasjenige, was irdisch ist und schwer ist, gestützt werden muß. Das aber muß bedacht werden, daß das Denken auch wirklich frei werden muß, zu dem werden muß, was sich innerlich selber tragen kann, wenn man durch den gesunden Menschenverstand bewiesen finden will das, was zu sagen ist von der Geistesforschung aus über das Wesen des Menschen und über das Wesen der Weltentwickelung. Daß von diesem Punkte aus alles bewiesen werden kann, werde ich nun, nach der Auseinandersetzung über das Wesen des Menschen, mir erlauben, übermorgen hier zu entwickeln im nächsten Vortrage über das Wesen der Weltentwickelung.

Die Welt-Entwickelung im Lichte der Anthroposophie

Kristiania (Oslo), 1. Dezember 1921

Es dürfte aus den Betrachtungen, die ich mir erlaubte, vor Ihnen hier anzustellen, hervorgegangen sein, daß es sich vor allen Dingen zum Behufe wirklicher übersinnlicher Erkenntnisse darum handelt, gewissermaßen zu trennen durch Übungen, wie ich sie charakterisiert habe, die beiden Seiten der menschlichen Natur, die man gewöhnlich ungenau bezeichnet als menschliches Inneres und menschliches Äußeres. Es darf vielleicht darauf hingewiesen werden, daß ja der Mensch im gewöhnlichen Bewußtsein, wenn er von Äußerem und Innerem spricht, eine genaue Trennung nicht vornimmt. Und die Art und Weise, wie zu charakterisieren war jenes Heraustreten des gefühls- und willensmäßigen Wesens des Menschen im Schlafzustande, und wie weiter zu charakterisieren war das Bewußtwerden im übersinnlichen Erkennen außerhalb des menschlichen Leibes, das wird zeigen, daß gerade in diesem übersinnlichen Erkennen eine genaue Trennung desjenigen zu erlangen ist, was man eigentlich im gewöhnlichen Bewußtsein nur ahnend als das Äußere und das Innere des Menschen bezeichnet. Ich möchte sagen, durch diese Trennung wird das Innere des Menschen zum Äußeren, und was der Mensch sonst als sein Äußeres anspricht, das wird zum Inneren.

Was geschieht denn da eigentlich? Das willens- und gefühlsmäßige Wesen des Menschen tritt im Schlafzustande aus dem heraus, was genannt worden ist der physische Leib des Menschen und der Bildekräfteleib oder Ätherleib des Menschen, und dieses gefühlswillensmäßige Wesen des Menschen sieht zurück wie auf ein Objekt auf den physischen Leib und den Ätherleib. Wir haben gezeigt, daß bei diesem Zurückschauen uns das gesamte Gewebe des Denkens ja nun auch außerhalb des menschlichen Inneren erscheint. Was uns im gewöhnlichen Bewußtsein als unsere Gedankenwelt erfüllt, in der sich die Außenwelt spiegelt, das geht ja nicht im Einschlafen mit dem eigentlichen Inneren des Menschen, das bleibt zurück als die eigentlichen Kräfte des Ätherleibes beim physischen Leib. Und wir haben auf diese Weise es begreiflich finden können – weil der Mensch ja den gewöhnlichen Wachzustand, wie man leicht durch Selbstbeobachtung sich überzeugen kann, durch seine Gedankenwelt hat –, daß im wachen Zustande der Mensch sich gerade dessen nicht bewußt sein kann, was nun als für das gewöhnliche Bewußtsein eben Unbewußtes im Schlafe heraustritt.

Es ist ein dumpfes, dämmerhaftes Sein in jenem Menschenwesen, das mit dem Einschlafen aus dem physischen Leib und Ätherleib herausgeht, und man lernt dieses menschliche Innere erst kennen, wenn es durch die übersinnliche Erkenntnis, ich möchte sagen, durchleuchtet und durchwärmt wird, wenn man sich in diesem Inneren ebenso bewußt wird, wie man sich sonst im physischen Leib bewußt ist. Man lernt aber auch erkennen, warum man im gewöhnlichen Schlaf unbewußt dahinlebt. Die Bewußtheit tritt eben auf, wenn man beim Aufwachen untertaucht in den physischen und in den ätherischen Leib. Und durch das Untertauchen in den physischen Leib bedient man sich seiner Sinne, die einen mit der Außenwelt in Verbindung bringen. Die Folge davon ist, daß die sinnliche Welt erwacht und man dadurch in dieser sinnlichen Welt bewußt wird.

Ebenso taucht man unter in seinen Äther- oder Lebensleib, das heißt in seine Gedankenwelt, und man wird sich bewußt in Gedanken. Das gewöhnliche Bewußtsein beruht also darauf, daß man sich der Werkzeuge seines physischen Leibes bedient, und daß man sich, ich möchte sagen, des Bildekräftegewebes des ätherischen Leibes bedient. Im gewöhnlichen Leben ist dieses wirkliche Innere des Menschen, das aus Gefühl und Wille gewoben ist, nicht imstande, zu einem Bewußtsein zu kommen, weil es keine Organe hat. Indem man diejenigen denkerischen und Willensübungen macht, von denen ich gesprochen habe, stattet man das Seelische selber mit Organen aus. Dieses Seelische, das zuerst unbestimmt im gewöhnlichen Bewußtsein ist, das wird plastisch gestaltet, so wie sonst unser physischer Leib und unser Ätherleib zu den Sinnen, zu den Denkorganen plastisch gestaltet wird. Es wird also das eigentliche seelisch-geistige Wesen des Menschen plastisch gestaltet. Und in demselben Maße, in dem es plastisch gestaltet wird, indem es gewissermaßen geistig-seelische Sinnesorgane – wenn ich mich des paradoxen Ausdruckes bedienen darf – bekommt, taucht die geistig-seelische Welt um dieses menschliche Innere auf. Was also sonst im dumpfen, dämmerhaften Zustande ist und deshalb erst eine Welt, nämlich die Sinneswelt, wahrnehmen kann, wenn es sich der physischen und der ätherischen Organe bedient, das gewinnt Plastik, kommt in Beziehung zu der Welt, von der wir sonst auch immer umgeben sind, ohne daß wir es wissen, und in der wir ja lebten, bevor wir durch die Geburt oder Empfängnis auf die vorgestern hier beschriebene Art in das physische Wesen eingezogen sind, in der wir auch wiederum leben – denn wir erkennen sie dann als zu uns gehörig und nicht begrenzt durch Geburt und Tod –, wenn wir durch die Pforte des Todes treten. Indem man die seelisch-geistige Welt betritt, macht man aber eine bestimmte Erfahrung: Es ist so, daß man nicht in derselben abstrakt theoretischen Weise in diese Geisteswelt einziehen kann, mit der man leben kann in der sinnlichen und in der Verstandes- oder Gedankenwelt. In der sinnlichen und in der Verstandeswelt, da bedienen wir uns der Gedanken, Ideen, welche uns eigentlich als solche, ich möchte sagen, kalt lassen. Jeder Mensch, der nur ein wenig Selbstbeobachtung hat, weiß ja, daß, wenn er sich in das Gebiet des reinen Gedankens erhebt, wenn er sich der äußeren Sinneswelt hingibt, ohne besondere Interessen, ohne ein besonderes Zusammengewachsensein mit irgend etwas, ihn eigentlich sowohl die äußere Sinneswelt als auch die Ideenwelt kalt läßt. Man muß nur im einzelnen an besonderen Beispielen aus dem Leben kennen lernen, wie dies der Fall ist. Man muß einmal vergleichen, mit wie anderen inneren Erlebnissen zum Beispiel der Mensch gewöhnlich seine Heimat betrachtet, als irgendeine ihm gleichgültige fremde Gegend. Man wird dann sehen, wie der Mensch durch besondere Verhältnisse sein Gefühl und seinen Willen – die eben immer erst beim Aufwachen untertauchen in die physische Welt und von dorther die Verbindung mit der Sinneswelt und der Verstandeswelt bekommen – heranziehen muß, um ein lebendiges Interesse an der Umwelt zu haben. Daß wir an gewissen Menschen, die uns in der physischen Welt entgegentreten, unser Gefühl entzünden in Liebe, vielleicht auch unseren Haß entzünden, daß wir geneigt sind, aus Mitgefühl für sie irgendwelche Taten zu tun: das alles fordert erst, daß wir unsere Empfindungen, unsere Gefühle, alles, was unser Inneres ist, heranerziehen zu dem, was uns da in der äußeren physischen Welt entgegentritt. Und wie sehr weiß ja der Mensch, wie sein inneres Leben erkaltet, wenn er sich in die Gebiete erhebt, die man gewöhnlich die Gebiete des blassen, trockenen Gedankens, des theoretischen Studiums nennt.

Es muß erst das, was vom Einschlafen bis zum Aufwachen im dumpfen, dämmerhaften Zustand verweilt, sich gewissermaßen durch das innerliche Miterleben während des Tagwachens zusammenbinden mit dem Gedanken und mit den Sinneserlebnissen, damit die ganze Mannigfaltigkeit der Interessen für die äußere Welt entstehe. Und so erkennen wir ja, wie erst im Leben selbst Gefühl und Wille engagiert werden an der Sinneswelt und an der Gedankenwelt. Im vollsten Sinne des Wortes aber erfahren wir das erst, wenn wir nun durch übersinnliche Erkenntnisse, frei vom physischen Leib und frei vom ätherischen Leib, uns außerhalb derselben erleben in dem gefühls- und willensmäßigen Wesen des Menschen. Und da zeigt sich, daß man anfangen muß, ganz anders zu reden über die Welt, als man im gewöhnlichen Leben, im gewöhnlichen Bewußtsein redet. Man muß anfangen, das, was man sonst in der Wissenschaft gewöhnt ist, mit trockenen Ideen, mit Naturgesetzen, die uns theoretisch wohl interessieren, aber innerlich doch teilnahmslos lassen, darzustellen, zu durchdringen mit gewissen Wortnuancen, die in anderer Weise charakterisieren, als man die äußere Welt im gewöhnlichen Leben zu charakterisieren versucht ist. Durch diese übersinnliche Erkenntnis wird das innere Erleben wesentlich intensiver. Man lebt mehr als sonst die äußere Welt mit. Man ist gar nicht imstande, im Erkennen teilnahmslos und kalt sich den inneren Ideen hinzugeben. Freilich ist man dadurch ausgesetzt dem Vorwurf, daß eine gewisse innere Wärme, daß das Gefühl erwacht, und daß man dadurch, daß der subjektive Sinn erwacht, die Objektivität fälschen würde. Allein diesen Vorwurf erheben nur diejenigen, die die Verhältnisse nicht kennen.

Was man in der übersinnlichen Erkenntnis schaut, das macht, daß man anders spricht von den übersinnlichen Erkenntnisobjekten. Anders werden diese nicht, weniger objektiv werden diese nicht, denn sie sind eben objektiv. Und wenn ich ein kunstvoll gemaltes Bild ansehe, so wird das dadurch nicht anders, daß ich voll Feuer und Enthusiasmus vor ihm stehe. Aber ich müßte ein kalter Nüchternling sein, wenn ich mit Kunstverständnis etwa vor einer Raffaelschen Madonna oder vor einem Leonardo-Bild kalt und nüchtern stehen würde. Ebenso ist es, wenn in der übersinnlichen Erkenntnis die geistigen Welten auftauchen. Was sie enthalten, das wird nicht anders dadurch, daß man mit stärkerem inneren Anteil mit diesen Welten verbunden sein muß, als man gewöhnlich in der äußeren Welt mit seinen Objekten verbunden ist. Daher wird manches eben anders gesprochen sein, was aus der Erkenntnis dieser höheren Welten heraus gesprochen ist, als man im gewöhnlichen Leben zu hören gewöhnt ist. Aber weniger objektiv wird dadurch diese Welt nicht. Man könnte im Gegenteil sagen: Das Subjektive, das da jetzt herausdringt aus dem physischen und aus dem ätherischen Leib, das wird selbst in seinem ganzen Erleben objektiver, selbstloser. Und so ist dasjenige, was man zuerst erlebt, indem man aus dem physischen Leib heraustritt und sich in seinem eigentlichen Inneren nun bewußt erlebt – während man sich sonst immer unbewußt erlebt –, ein Gefühl absoluter Einsamkeit. Man hat niemals sonst im gewöhnlichen Bewußtsein dieses Erlebnis, daß man – was es auch sonst in der Welt von ihm geben mag, indem man nur in diesem Inneren verweilt – einsam ist, daß man ganz und gar auf sich angewiesen ist mit alledem, was nunmehr seelischer und geistiger Inhalt sein soll.

Das, was nur im Abglanz – und da manchmal schon schmerzlich genug für manche Menschen – in der physischen Welt als das Gefühl der Einsamkeit auftritt, das steigert sich in unermeßlicher Art, wenn man in dieser Weise eintritt in die übersinnliche Welt. Aber dann schaut man ja zurück zu dem, was sich als die geistige Umgebung im Spiegel des physischen und des ätherischen Leibes zeigt, die man zurückgelassen hat. Da wird man eben gewahr das völlige Einsamkeitsgefühl, durch das man einzig und allein sein Ich aufrechterhalten kann in dieser Welt. Man würde sonst in dieser Welt des Geistes zerfließen, wenn man nicht gerade so, wie man hier sein Ich-Gefühl durch seinen Leib, durch sein Leibesempfinden hat, in der geistigen Welt dieses Ich-Gefühl nicht durch die Einsamkeit erleben würde. Dieser Einsamkeit dankt man die Aufrechterhaltung des Ich in der geistigen Welt. Dann lernt man erkennen diese geistige Welt als dasjenige, was einen umgibt. Aber man weiß, daß man sie nur kennen lernen kann – wie man in der sinnlichen Welt durch die Augen sieht – durch das innere seelisch-geistige Auge.

So ist es ja auch, wenn der Mensch – wie ich in weiterer Ausführung dasjenige, was ich gestern gesagt habe, hier darstellen will – durch des Todes Pforte seinen physischen Leib und seinen Ätherleib verläßt. Es ist wahr, daß dann der physische Leib den Elementen der Erde übergeben wird, daß der ätherische Leib, wie ich es dargestellt habe, zerfließt im allgemeinen Weltenäther. Dasjenige aber, was der Mensch erkennen gelernt hat als seine physische Welt, das heißt, fühlend, wollend erkennen gelernt hat, worinnen er sich erlebt hat in dem gewöhnlichen Bewußtsein zwischen der Geburt und dem Tode, das bleibt dem Menschen. Der stofferfüllte physische Leib, der ätherdurchdrungene Bildekräfteleib, die werden mit dem Tode abgelegt, aber dasjenige, was der Mensch darinnen erfahren hat, das bleibt wie ein weiteres Spiegelndes vorhanden. Man sieht von der geistigen Welt zurück durch den Tod, durch den man hindurchgegangen ist, in das letzte Erdenleben. Und gerade dadurch, daß man nach dem Tode wie einen festen Widerstand, an dem sich alles spiegelt, dieses letzte Erdenleben vor sich hat, dadurch spiegelt sich auch jetzt beim ganzen Durchgang durch die geistig-seelische Welt zwischen dem Tode und neuer Geburt alles dasjenige, was einen umgibt. Und man sieht nun aus dem, was man auf diese Weise erlebt, alles in einem intensiveren Leben auftauchen, als man es hier in der physischen Welt kennengelernt hat. Und als geistig-seelische Wesenheit sieht man zunächst alles dasjenige, zu dem man durch sein Schicksal, durch sein Karma eine gewisse Verbindung eingegangen ist, in dieser Welt. Die Menschen, die man liebgewonnen hat, sie tauchen als Seelen auf. Was man mit ihnen erlebt hat, tritt einem vor das übersinnliche Schauen.

Wer geistige, übersinnliche Erkenntnisse erwirbt, erwirbt sich das Bildschauen davon eben schon hier in der physischen Welt durch alles das, was ich geschildert habe. Derjenige, der in der gewöhnlichen Weise durch des Todes Pforte geht, hat diese Anschauung auch, obwohl etwas verändert gegenüber dem hiesigen

Schauen. Aus dem, was sich als das Abgelegte, Hüllenhafte des physischen Leibes und des ätherischen Leibes zeigt, taucht alles das auf, mit dem wir im Erdenleben schicksalsmäßig oder sonst verbunden waren, gewiß in einer anderen Weise, solange diejenigen, die wir zurückgelassen haben, noch hier auf der Erde sind, ist die Verbindung mit ihnen eine schwierigere. Aber dann, wenn sie nachgekommen sind, im freien geistig-seelischen Leben, taucht auf das Zusammensein mit alledem, was man als Menschenwesen um sich herum mit sich in Verbindung gebracht hat. Daß – wenn ich es jetzt ausdrücken will mit den Worten des gewöhnlich sehenden Bewußtseins – die Menschen, insofern sie sich als zusammengehörig erwiesen haben hier in dieser physischen Welt, sich in der geistig-seelischen Welt, nachdem sie durch des Todes Pforte gegangen sind, wiederfinden, das ist für das übersinnliche Erkennen kein Glaube, der in dunkler Ahnung angenommen wird, sondern das ist eine ebensolche Gewißheit, wie die Ergebnisse der Physik oder der Chemie Gewißheiten sind. Und das ist schon dasjenige, was anthroposophische Geisteswissenschaft zu dem hinzuzufügen vermag, was der Mensch heute in seiner Zivilisation hat. Der Mensch hat heute sich angewöhnt, in einer bestimmten Weise Gewißheit zu erlangen dadurch, daß immer mehr und mehr das wissenschaftliche Bewußtsein populär wird. Er strebt danach, nicht mehr in Form von alten Ahnungen, wie es die Glaubensbekenntnisse traditionell überliefert haben, etwas zu erfahren über die übersinnlichen Welten; er hat sich nunmehr gewöhnt und erzogen zu derjenigen Gewißheit, die die äußere Welt bieten kann. Anthroposophische Geisteswissenschaft will den Weg eröffnen zu dem, was jenseits von Geburt und Tod liegt und dafür dieselbe Art von Gewißheit bieten. Das kann sie tatsächlich. Allein diejenigen, die den Weg, den ich geschildert habe, in die geistigen Welten hinein machen, die können das Wissen fortsetzen, das wir in Physik und Chemie gewonnen haben, bis hinaus in die Welten, die wir betreten, wenn wir durch des Todes Pforte gehen.

Allerdings, nicht alles erscheint uns in dieser Weise, wenn wir in der übersinnlichen Erkenntnis zurückblicken von außerhalb des Leibes nach diesem Leibe zurück. Und etwas tritt da ganz besonders rätselhaft auf. Das, was da rätselhaft auftritt, kann am besten zeigen, daß anthroposophische Geisteswissenschaft nicht etwa die Dinge, die sie in ihre Erkenntnis hereinnimmt, in nüchternen, trokkenen Rationalismus übersetzt. Sie bringt den Menschen zum Schauen, oder indem sie ihre Erkenntnisse mitteilt, spricht sie von etwas, was geschaut werden kann. Aber die volle Ehrfurcht vor dem, was die Welt an Geheimnissen enthält, was die Welt eben an Ehrfurchtwertem enthält, die geht einem nicht verloren, indem man schauend vor das hingeführt wird, was sonst höchstens dem unbestimmten Ahnen aufgeht. Und das Rätselvolle, das ich meine, das einem da erscheint, ist, daß man jetzt kennen lernt, welches das Verhältnis des Menschen zur Erde ist, namentlich welches das Verhältnis des Menschen zur physischen mineralischen Erde ist.

Ich habe ja gerade von den verschiedensten Gesichtspunkten aus dargestellt, wie, an den physischen Leib gebunden, unser Gedankengewebe zurückbleibt, und man kann außer dem, was ich jetzt geschildert habe, was sich spiegelt und was uns in erkenntnismäßiger Weise zum ewigen Wesenskern des Menschen führt, auch dasjenige erkennen, was die Natur des Spiegels selber ist, den man da vor sich hat. Ich möchte sagen: So wie man in der physischen Welt einen Spiegel vor sich hat und im Spiegel die Welt, die vor einem ist, mit einem selbst erscheint, so erscheint einem die geistige Welt im übersinnlichen Erkennen durch diesen Spiegel. Aber gerade so, wie man den Spiegel mit seinem Belag nun auch betasten kann, wie man ihn untersuchen kann in seiner Wesenheit, so kann man auch diesen Spiegel des Übersinnlichen, nämlich unseren physischen und unseren Ätherleib untersuchen, wenn man mit seinem eigentlichen geistig-seelischen Wesen außerhalb desselben gedrungen ist.

Und da zeigt sich, daß ja der Mensch während seines Erdenlebens fortwährend aus der Außenwelt zu seinem Wachstum, zu seinem ganzen Leben, die Stoffe dieser Außenwelt aufnimmt. Wir nehmen allerdings Stoffe aus dem tierischen, aus dem pflanzlichen Reiche auf, aber in allen diesen Stoffen, die wir aus dem tierischen, aus dem pflanzlichen Reiche aufnehmen, sind ja durchaus auch die mineralischen Substanzen enthalten. In den Pflanzen sind die mineralischen Substanzen enthalten, denn die Pflanze baut sich aus den Mineralsubstanzen auf. Indem wir zum Beispiel Pflanzennahrung zu uns nehmen, bauen wir dann unseren eigenen Leib aus mineralischen Substanzen auf. Und hier zeigt sich, indem wir nun zurückblicken auf unseren physischen Leib von außerhalb, welches eigentlich die Bedeutung ist dieser mineralischen Stoffe, die wir aufnehmen. Denn was man durch das gewöhnliche Bewußtsein gar nicht einmal leicht ahnen kann, das zeigt sich jetzt der Anschauung: wie das Denken waltet. Wir haben ja das Denken zurückgelassen. Die Gedanken glimmen, möchte ich sagen, weiter, leuchten weiter im physischen Leibe, den wir anhaben. Also wir können die Wirkung der Gedanken im physischen Leibe nun von außerhalb wie ein Objektives sehen. Und wir sehen, daß die Wirkung der Gedanken auf den physischen Leib des Menschen die ist, daß die physischen Substanzen aufgelöst werden, eigentlich in einem gewissen Sinne in nichts zerfallen. Ich weiß, daß ich scheinbar jetzt gegen das Gesetz von der Erhaltung der Kraft spreche, allein die Zeit reicht nicht aus, um dasjenige, was damit in voller Harmonie steht, auch hier jetzt erörtern zu können, was zeigt, daß meine Angaben in voller Harmonie mit diesem Gesetz stehen. Ich muß mich in Anbetracht der Natur der Sache etwas populär ausdrükken. Es kann aber verständlich sein, daß eigentlich das, was in dem Menschen als rein Mineralisches eingegliedert wird, was er als rein Mineralisches in sich trägt, daß das in ihm sein muß, weil es aufgelöst werden muß durch die Gedanken. Die Gedanken könnten nicht da sein, – denn das ist ihre Lebensbedingung –, wenn sie nicht mineralische, irdische Substanzen – wie man in früheren ahnungsvollen Geisteswissenschaften auch sagt – auflösen würden. Dieses Auflösen, gewissermaßen dieses Fällen physischer Substanzen, das ist das, was die physische Vermittlung des Denkens ist.

Man lernt jetzt erkennen, indem man mit seinem gefühls- und willensmäßigen Menschen, also mit dem eigenen menschlichen Inneren in seinem physischen und in seinem ätherischen Leibe ist, und durchdrungen ist von dem Denken, daß dieses Denken dann abläuft dadurch, daß fortwährend mineralische, physische Substanz vernichtet wird. Man lernt jetzt erkennen, wie eigentlich unser gewöhnliches Bewußtsein verläuft. Es verläuft nicht in der Weise, daß die Wachstumskräfte, die sich im sonstigen Organismus mit Hilfe der Nahrungsaufnahme entwickeln, in uns walten. In demselben Sinne, in dem die Wachstumskräfte rege werden in uns, wird ja gerade das Denken abgedämpft. Im Aufwachen muß das Denken, ich möchte sagen, freie Betätigung darin erlangen, die physische Materie aufzulösen, auszuscheiden aus dem physischen Leib. Und das Nervensystem des Menschen ist für anthroposophische Geisteswissenschaft gerade dasjenige Organ, welches durch den ganzen Körper hindurch die Abscheidung des Mineralisch-Physischen vermittelt. Und in dieser Abscheidung des Mineralisch-Physischen entwickelt sich auch gerade eben dasjenige Denken, das wir sonst gewöhnlich durch die Welt tragen.

Sie sehen also, daß man durch anthroposophische Geisteswissenschaft nicht allein das Ewige kennenlernt, sondern daß man auch die Art und Weise kennenlernt, wie dieses Ewige des Menschen in dem physischen Leibe wirkt, wie also zum Beispiel das Denken nur dadurch da sein kann, daß der Mensch immer weiter und weiter das Mineralische, das heißt das Tote, in sich entwickelt. Und so können wir sagen: Wenn wir in dieser Weise den Menschen kennen lernen, dann lernen wir den Tod auch noch auf eine andere Weise kennen, als ich es schon geschildert habe. Der Tod tritt uns sonst als der Abschluß des Lebens, als ein Moment des Lebens, als ein einmaliges Erlebnis entgegen. Wenn man in dieser Weise den physischen und den ätherischen Leib des Menschen, ich möchte sagen, durchleuchtet, dann lernt man den langsam verlaufenden Tod, das heißt das Abscheiden von mineralisch-physischer Substanz – und das Sterben ist ja nichts anderes, als daß man die mineralisch-physische Substanz auf einmal abscheidet –, man lernt das fortwährend dauernde Abscheiden eines Leichnamhaften in uns kennen. Man lernt erkennen, daß man eigentlich von der Geburt an partiell immer stirbt, und nur dann, wenn wir mit dem ganzen Leib dasselbe machen, was wir sonst nur durch das Nervensystem in einem kleinen Teil des Leibes machen durch das ganze Leben hindurch, dann sterben wir.

Man lernt also den Moment des Todes anschauen, indem man ihn im Kleinen durchschaut in der Arbeit des Denkens im menschlichen Organismus. Und der Mensch kann die ganze Zeit, die er durchmacht nach dem Tode, deshalb auf seinen physischen Leib zurückblicken, weil folgendes da ist. Denken Sie doch nur, wenn im gewöhnlichen Leben irgendein Gedanke in Ihnen aufhellt, aufleuchtet, dann ist immer das zugrunde liegend im physischen Leibe, daß ja, wie in einer Salzlösung, wenn sie gefällt wird, die physische Materie sich abscheidet, in Ihnen physische Materie sich abscheidet. Das Aufleuchten des Gedankens verdanken Sie gewissermaßen dieser Trübe, dieser Abscheidung von physischer, von mineralischer Substanz. Indem Sie den physischen Leib verlassen, summiert sich für den ganzen Leib in einer verhältnismäßig kurzen Zeit dasjenige, was Sie in fortwährendem Gedankenleben haben. Sie haben also das vor sich, daß Sie im Tode wie auf einmal aufleuchten sehen, was durch Ihr ganzes Erdenleben von der Geburt bis zum Tode langsam geglommen, geleuchtet hat.

Und durch diesen mächtigen Eindruck, in dem das Gedankenleben wie ein mächtiger Blitz die Seele überstrahlt, bekommt der Mensch die Erinnerung an sein physisches Erdenleben. Der physische Leib kann nur ganz abfallen; der Ätherleib kann sich ganz auflösen im allgemeinen Weltenäther. Dadurch, daß man diesen mächtigen, einmaligen Gedankeneindruck bekommen hat – für Mathematiker möchte ich sagen: dieses Gedankenintegral, gegenüber den Gedankendifferentialen, von der Geburt bis zum Tode –, dadurch hat man nun, wenn man auch das Physische, das Ätherische abgeworfen hat, in der ganzen Zeit nach dem Tode dieses physische Erdenleben jederzeit wie ein Spiegelndes vor sich, durch das sich alles das zeigt, was man jetzt erlebt, wenn nach und nach heraufkommen die menschlichen Wesen, mit denen man schicksalsmäßig in Liebe oder in Haß verbunden ist, wenn auftauchen jene geistigen Wesen, die in der Geisteswelt vorhanden sind und die nicht auf die Erde heruntersteigen, in deren Gemeinschaft man jetzt auch eintritt. Der Geistesforscher darf das ruhig sagen, denn er weiß, daß er nicht aus irgendwelchen Wahngebilden heraus redet, sondern er weiß, daß sich diese Dinge dem übersinnlichen Schauen als ebensolche Realitäten ergeben, wenn dieses übersinnliche Schauen eben eintritt durch das Organ des physischen und Ätherleibes, die jetzt draußen sind, er weiß, daß diese Dinge geschaut werden, wie sonst geschaut werden durch die physischen Augen die physischen Farben, durch die physischen Ohren die physischen Töne.

So also gliedert sich Menschheitsentwickelung der Weltentwickelung ein. Wenn man die Weltentwickelung betrachtet, sagen wir zum Beispiel das mineralische Erdenleben, dann begreift man, warum die mineralischen Erdengesetze da sind. Sie sind da, damit sie auch in uns sein können, und das Denken ist daher an die Erde gebunden. Aber indem man sieht, wie die Geschöpfe, die ihr Denken mit der Erde verbunden haben, aus dem heraustreten, was das Denken hervorruft, lernt man auch erkennen, wie der Mensch sich in seiner eigentlichen Wesenheit über das bloß Irdische erhebt. Das ist es, was Weltentwickelung an die Menschheitsentwickelung anknüpft, sie mit ihr verbindet. Man lernt den Menschen erkennen, und man lernt dadurch auch die Welt erkennen. Lernt man den physischen Leib des Menschen erkennen, wie er durch das Denken mineralisiert wird, so lernt man von dem physischen Leib des Menschen aus auch die tote, mineralisierte Erde kennen. Dadurch ist die Grundlage geschaffen für die Erkenntnis der Weltentwickelung auch ihrer geistigen Seite nach.

Wenn man in dieser Weise das menschliche Innere kennenlernt, dann ist es mit der Weltentwickelung so, wie es mit den gewöhnlichen irdischen Erlebnissen ist, die man seit seiner Geburt durchgemacht hat. Wenn Sie jetzt aus Ihren möglichen Gedächtnisschätzen heraus irgend etwas holen, was Sie als ein Erlebnis vor zehn Jahren durchgemacht haben, so tritt ein Vergangenes, das Sie erlebt haben, im Bilde vor Ihrer Seele auf. Sie wissen genau aus den Lebenszusammenhängen, daß das im Bilde auftritt. Aber das Bild schafft Ihnen eine Erkenntnis dessen, was objektiv vor zehn Jahren da war. Wodurch? Weil Vorgänge im Organismus zurückgeblieben sind, die Ihnen jetzt das Bild heraufrufen. In Ihrem Organismus sind Vorgänge zurückgeblieben, die rufen in Ihnen das Bild hervor, und dadurch können Sie aus dem Bilde dasjenige vor sich wiederum – wie ich es hier einmal genannt habe – konstruieren, was Sie vor zehn Jahren erlebt haben. Aber durch die übersinnliche Erkenntnis kommt man ja tiefer in das menschliche Innere hinein. Man lernt zum Beispiel erkennen, wie während des Denkens der physische Leib sich mineralisiert, ebenso wie man ein Erlebnis, das man gehabt hat seit der Geburt, erkennen lernt durch das, was man in sich selber trägt, durch die Spuren, die es in einem zurückgelassen hat.

Ebenso erkennt man die Entwickelung der Erde aus der Entwickelung des Menschen. Aus dem, was das Mineralische im Menschen tut, lernt man die Aufgabe des Mineralreichs in der Erdenentwickelung kennen. Und lernt man in derselben Weise erkennen, wie ich es Ihnen jetzt dargestellt habe – ich kann es nur erwähnen, die einzelne Darstellung würde zu weit führen –, wie das Pflanzenreich mit dem Menschen verbunden ist, wie das Tierreich mit dem Menschen verbunden ist – denn auch das kann man kennenlernen –, dann kann man vom Menschen aus die Weltentwickelung kennenlernen. Und innerhalb dieser Weltentwickelung ergibt sich dann etwas, was nun wiederum so wichtig ist für den, der sich für die heutige Zivilisation interessiert, wie das wichtig ist, was ich für die eigentliche Erkenntnis des menschlichen Wesens, des ewigen Wesenskernes des Menschen erwähnt habe.

Wir haben ja erlebt in der neueren Zivilisation, daß es gelungen ist, wenigstens bis zu einem gewissen Grade – wenn die betreffenden Theorien, oder wie manche meinen, Hypothesen auch noch manches Unklare, Ergänzungsbedürftige, Modifikationsbedürftige enthalten –, den Menschen in seinem Verhältnis zur Weltentwickelung so zu betrachten, daß wir ihn anschließen an die Entwikkelung der Tiere. Wir verfolgen das, was sich von den einfachsten organischen Wesen herauf entwickelt bis zu den höheren Tieren, dann weiter, und wir gelangen dann dazu, den Menschen an die Spitze der tierischen Entwickelung zu stellen. Der eine tut es so, der andere so, der eine in einer mehr idealistischen, der andere mehr in einer materialistischen Ausdeutung der darwinistischen Evolutionslehre, aber methodisch wird heute kaum jemand leugnen, daß wir – was übrigens seit längerer Zeit gepflogen worden ist –, wenn wir seiner physischen Natur nach den Menschen nach naturwissenschaftlicher Methode kennenlernen wollen, ihn anreihen müssen an die Tierreihe. Wir müssen untersuchen, wie sein Haupt, sein Kopf umgestaltet ist gegenüber den Köpfen der verschiedenen Tierarten, wir müssen seine Gliedmaßen untersuchen und so weiter. Wir bekommen dadurch dasjenige, was man vergleichende Anatomie, vergleichende Morphologie, vergleichende Physiologie nennt, und wir bekommen dann auch Vorstellungen über die Art und Weise, wie sich im Verlauf der Weltentwickelung der Mensch seiner physischen Gestalt nach aus den niederen Wesen heraus gebildet hat. Aber wir bleiben dabei immer im Gebiete des Physischen. Man nimmt heute dem anthroposophischen Geistesforscher übel, daß er von der geistigen Welt in der Weise spricht, wie ich es mir erlaubt habe, in diesem Vortrage zu tun. Man sieht das von vielen Seiten als eine Phantasterei an; wenn auch manche glauben, daß es eine gutgemeinte Phantasterei ist, sie sehen es als eine Phantasterei an.

Wer sich nur ein wenig bekanntmacht mit dem, was ich geschildert habe, wer es nur überhaupt vornimmt, der wird sehen, daß die Vorbereitungen dazu ebenso ernst sind, wie zum Beispiel die Vorbereitungen zum Betreiben der Mathematik, daß daher gar keine Rede davon sein kann, daß man hineinsegelt in irgendein phantastisches Gebiet. Wie aber einem auf der einen Seite übel genommen wird, daß man von der geistigen Welt als einer realen, anschaubaren Welt spricht, so wird einem auf der anderen Seite übel genommen, daß man in bezug auf die physische Entwickelung des Menschen sich eigentlich im vollen Sinne des Wortes zu denjenigen bekennt, die in darwinistischer Weise, in ganz disziplinierter Naturwissenschaft die Tierreihe bis herauf zum Menschen verfolgen. Es darf eben durchaus nicht in das, was physisch betrachtet wird, hineinspekuliert werden und allerlei im Physischen schon gesucht werden, wie es heute schon wieder der Neovitalismus tut. Der spekuliert tief hinein; der alte Vitalismus hat es auch getan. Indem man die physische Welt betrachtet, muß man beim Physischen stehen bleiben.

Deshalb betrachtet es der anthroposophische Geistesforscher, der es auf der einen Seite wagt, in gewisser Weise über die Verhältnisse nach dem Tode und vor der Geburt zu sprechen, wie ich es hier getan habe, nicht als Vorwurf, beziehungsweise er erträgt den Vorwurf leicht, wenn man ihm dann sagt, daß, wenn er die physische Welt beschreibt, er dieses ganz im Sinne eines heutigen Naturforschers tue. Er träumt nichts hinein in dasjenige, was die physische Welt ist. Man mag ihn dann, wenn er die physische Welt beschreibt, selber meinetwillen einen Materialisten nennen, er nimmt diesen Vorwurf hin, weil er in strengster Weise sondern will die geistige Welt, die nur durch geistige Methode betrachtet werden kann, und die physisch-sinnliche Welt, die mit den ordentlichen, disziplinierten Methoden der heutigen Naturwissenschaft betrachtet werden will. Wenn man daher dem anthroposophischen Geistesforscher sehr häufig diejenigen Anhänger zum Vorwurfe macht, die nicht gerade aus einer sehr tiefen Naturwissenschaft heraus manchmal diese Naturwissenschaft abkanzeln, und die in einem gewissen hochmütigen Empfinden ihrer geisteswissenschaftlichen Erkenntnisse glauben, dann auch in negativer Weise über das mitsprechen zu können, was Wissenschaftlichkeit ist, dann muß der ernste Geistesforscher wirklich das selber als etwas ganz Schmerzliches empfinden, daß leider manche, die sich auch Anhänger nennen, in dieser laienhaften, dilettantischen Weise verfahren. Es liegt aber nicht in der Natur anthroposophischer Geistesforschung. In der Natur anthroposophischer Geistesforschung liegt es eben, so streng wissenschaftlich in der äußeren Sinneswelt zu verfahren, wie man verfährt in der geistigen Welt selbst und umgekehrt.

Dann aber allerdings, wenn diese Voraussetzung gemacht wird, dann steht zwar der anthroposophische Geistesforscher in bezug auf die Anschauung der Weltentwickelung äußerlich ganz auf dem Boden strengster naturwissenschaftlicher Betrachtungweise, aber er richtet zu gleicher Zeit den Blick auf die geistig-seelische Welt. Und so wie er weiß, daß – indem der Mensch als Einzelwesen embryonal in dieser physischen Welt entsteht – dies nicht bloß ein physischer Vorgang ist, sondern daß sich ein Geistig-Seelisches vereinigt mit dem menschlichen Embryo, mit dem Menschenkeim, so weiß er auch, daß in der gesamten Weltentwickelung, obzwar sie sich für den physischen Leib als Sinnesteppich ausbreitet, obwohl sie sich in ihren Naturgesetzen für das Gedankengewebe, das heißt für den ätherischen Leib, eben in der Kausalität zeigt, in den Naturgesetzen zeigt, daß diese physische Welt überall in ihrer Entwickelung durchsetzt und geleitet ist von geistigen Kräften, die ihre Führung haben durch geistige Wesenheiten, die ja auf diese Weise erkannt werden, wie ich das geschildert habe. So weiß also der anthroposophische Forscher, daß er gerade dann, wenn er im Sinne echtester Wissenschaft die äußere physische Welt betrachtet, an die richtige Grenze gelangt, wo er dann anfangen darf mit seiner Geistesforschung.

Wenn man nun ganz gewissenhaft verfolgt hat, wie etwa *Darwin* selbst oder andere Darwinianer oder *Haeckel* die Tierreihe verfolgen bis herauf zum Menschen, und wenn man auf das wissenschaftlich Berechtigte dieser Weltentwickelung des Menschen eingegangen ist, dann kann man, gerade wenn man sich in richtiger Weise naturwissenschaftlich an die Grenze gestellt hat, an dieser Grenze geisteswissenschaftlich die Sache weiterführen. Und da kommt man darauf, indem man sich durchdringt für die übersinnliche Erkenntnis mit einem Anschauen der Form, daß man jetzt erst lernen kann die ganze Bedeutung der Formen, wie sie uns entgegentreten im Menschenreich auf der einen Seite, im Tierreich auf der anderen Seite. Man kommt darauf, die ganze Bedeutung der Formen kennenzulernen. Jetzt sieht man, ausgerüstet mit dem, was eine übersinnliche Forschung gibt, wie das Tier – wenigstens für die meisten Tiere ist das der Fall, und die Ausnahmen werden schon erklärlich – mit seinen vier Gliedmaßen auf der Erde steht, wie das Rückgrat horizontal, parallel der Erdoberfläche gelagert ist, wie sich an diesem Rückgrat in einer ganz anderen Lage, als der Mensch seinen Kopf trägt, dieser Kopf beim Tier ausbildet. Man lernt die ganze Gestalt des Tieres, ich möchte sagen, innerlich als Kräftewirkung und auch im Verhältnis zum ganzen Kosmos kennen. Und man lernt damit die Art und Weise vergleichen, wie umgestaltet, metamorphosiert in seiner Gestalt der Mensch erscheint, der nun nur auf den zwei Gliedmaßen steht, der, ich möchte sagen, im rechten Winkel gegen das tierische Rückgrat, sein menschliches Rückgrat senkrecht auf die Erdoberfläche aufstellt, und der sein Haupt gemäß dieser Lage zum Rückgrat nun ausbildet. Man lernt, indem man sich hineinversetzt in die innere Kunst des Naturschaffens, indem man in die kosmische Kunst eindringt, die menschliche Gestalt unterscheiden von der Tiergestalt. Und man dringt in die Weltentwickelung ein, indem man aufsteigt von dem, was sonst abstrakte, konstruktive Gedanken sind, zu den Gedanken, die innerlich leben, die sich künstlerisch im Geiste gestalten.

Das ist das Wichtige, daß anthroposophische Geistesforschung in dem Momente, wo sie die Weltentwickelung kennenlernen will, sich umgestaltet von dem abstrakten Erkennen, das sonst mit Recht in der Wissenschaft als das trockene, nüchterne, systematisierende Erkennen, als das kombinierende Erkennen geschildert wird, in ein konkreteres. Nicht für die höhere geistige Welt, in welche die Begriffe so eindringen müssen, wie ich es dargestellt habe, aber für die sinnliche Welt gestaltet sich nun dieses übersinnliche Erkennen noch um in eine Art künstlerischen Erfassens zunächst der Gestaltungen in der Weltentwickelung.

Indem man so hinweisen muß, wie sich Wissenschaft in Kunst umgestaltet, wendet einem natürlich wiederum derjenige, der gewohnt ist, nur mit heutigen Begriffen zu denken, ein: Ja, Wissenschaft darf doch keine Kunst werden! – Nun, das kann man ja als menschliche Forderung immer sagen. Man kann sagen: Ich befehle der Weltenlogik, daß sie keine Kunst werden darf, denn wir lernen das Wirkliche nur erkennen, wenn die Gedanken an Gedanken anknüpfen und dann so an das Wirkliche herangehen. – Ja, wenn die Welt so wäre, wie der Mensch es sich einbildet, dann könnte man ablehnen, zur Kunst, zum künstlerischen Erfassen der Gestalten aufzusteigen. Wenn die Welt aber so ist, daß sie sich nur durch künstlerisches Ergreifen fassen läßt, dann muß man eben zum künstlerischen Ergreifen kommen. Und so ist es. Deshalb kamen diejenigen, die es nun mit der Erkenntnis ernst nahmen, indem sie das Organische in der Weltentwickelung erfassen wollten, in der Tat zu einer inneren Gestaltung des abstrakten, als wissenschaftlich anerkannten Denkens, zum künstlerischen Erfassen der Welt. Und in dem Moment, wo man mit künstlerisch intuitivem Blick nun fortsetzt die gewöhnliche darwinistische Entwickelungslehre, da sieht man, daß der Mensch, als Ganzes erfaßt, nicht einfach so hingestellt werden darf, als wenn es einmal in der Welt zunächst niedere Tiere gegeben hätte, dann sich daraus etwas höhere, dann noch höhere Tiere entwickelt hätten und so fort, und dann wäre der Mensch entstanden.

Eigentlich widerspricht die Embryologie, wenn man sie unbefangen studiert, einem solchen Vorstellen. Aber obwohl die neueren Forscher das biogenetische Grundgesetz aufgestellt haben, und gerade die Embryologie vergleichen mit der Phylogenie, so deuten sie, weil sie nicht zu diesem künstlerischen Begreifen der

Weltgestaltung aufsteigen, das, was auch in der menschlichen Embryologie schon äußerlich einem entgegentritt, nicht im richtigen Sinne. Wenn man beim menschlichen Embryo sieht, wie sich, ich möchte sagen, aus zunächst verkümmert auftretenden Organen die Gliedmaßen ansetzen, wie eigentlich alles zuerst Kopf ist, so hat man schon die ersten Elemente zu dem, was dann das von mir gemeinte künstlerische Ergreifen der menschlichen Gestalt vollends zeigt. Man kann nicht den ganzen Menschen anreihen an die Tierreihe. Man kann nicht sagen: Der Mensch, wie er heute vor uns steht, ist ein Abkömmling der ganzen Tierreihe. Nein, das ist er nicht. Gerade derjenige, der mit echtem wissenschaftlichem Gewissen sich ganz vollständig hineinlebt in den wissenschaftlichen Darwinismus, wie er heute die Weltentwickelung darstellt, der wird darauf kommen, daß er im höheren Erkennen gar nicht einfach den ganzen Menschen an das Ende, an die Spitze der Tierreihe hinstellen kann, sondern da muß er das menschliche Haupt als solches, den menschlichen Kopf studieren. Denn dieser menschliche Kopf allein ist der Abkömmling der ganzen Tierreihe. So sonderbar, so paradox das klingt, dasjenige, was man gewöhnlich als das Vollkommenste beim Menschen ansieht, das ist umgestaltet aus der Tierreihe.

Gehen Sie mit diesem Gedanken an ein wirkliches Studium des menschlichen Kopfes. Studieren Sie von da aus, aber mit einem gewissen morphologisch-künstlerischen Sinn, wie die Unterkieferknochen umgewandelte Gliedmaßen sind, die Oberkieferknochen umgewandelte Gliedmaßen sind, wie alles im Haupte umgewandelte, erhöhte, gesteigerte Tiergestalt ist, dann werden Sie im Haupte des Menschen, im Kopfe des Menschen erkennen, daß auf höherer Stufe das erscheint, was in den Tieren in der verschiedensten Weise ausgebildet ist. Dann werden Sie auch erkennen, warum das so ist.

Wenn Sie das Tier ansehen, dann sehen Sie, wie sein Kopf an der einen Seite des Rückgrates hängt, und wie er beim echten Tiere ganz der Schwerkraft unterworfen ist. Sehen Sie sich dagegen in der Stellung des Menschen in dem Kosmos das menschliche Haupt an. Das menschliche Haupt ist auf der vertikal gerichteten Rückgratlinie aufgestellt. Das menschliche Haupt ruht so auf dem übrigen Menschen, daß dieser übrige Mensch gewissermaßen das

Haupt davor schützt, bloß der Schwerkraft zu unterliegen. Das menschliche Haupt ist wirklich etwas, das am menschlichen übrigen Organismus als etwas verhältnismäßig Selbständiges angebracht ist. Und man kommt schon dazu, zu begreifen, daß das menschliche Haupt, indem es getragen wird von dem übrigen Organismus, eigentlich dahinfährt, wie derjenige, der eine Kutsche benützt, in der Kutsche dahinfährt. Der übrige Organismus ist es, der das menschliche Haupt durch die Welt trägt. Das menschliche Haupt hat seine umgewandelten Gliedmaßen, die gewissermaßen zusammengeschrumpft sind. Es ist aufgesetzt dem übrigen Organismus. Dieser übrige Organismus verhält sich zum menschlichen Kopfe, wie sich beim Tiere die ganze Erde mit ihrer Schwerkraft zum Tiere verhält. Der Mensch ist seinem eigenen übrigen Organismus so zugegliedert hinsichtlich seines Kopfes, wie das ganze Tier der Erde zugegliedert ist. Man beginnt jetzt aus der Weltentwickelung den Menschen zu verstehen. Und schreitet man fort in einer solchen Erkenntnis der menschlichen Gestalt mit erkenntnismäßigem künstlerischem Sinn, dann kommt man dazu, zu begreifen, wie der menschliche Kopf die Fortsetzung der Tierreihe ist, wie aber der übrige Organismus gewissermaßen erst ein später, ein aus der Erde hinzuerworbenes Glied ist, erst angesetzt ist an den menschlichen Kopf. Und so kommt man dazu, jetzt erst die Menschheitsentwickelung zu begreifen.

Wenn wir in frühere, ältere Zeiten zurückgehen, dann dürfen wir in den Menschen in diesen uralten Zeiten nichts anderes suchen als dasjenige, was zugrunde gelegen hat seiner heutigen Kopfbildung. Wir dürfen nicht in diesen alten Zeiten seine Gliedmaßen, seine Brustbildung suchen; die haben sich erst später angesetzt. Aber wenn wir in der Weise, wie ich es geschildert habe vom Menschen aus, so wie wir durch das Gedächtnis ein früheres Erlebnis anschauen, so die Weltentwickelung anschauen, finden wir, daß der Mensch seine Weltentwickelung schon gefunden hat, als zum Beispiel unsere höheren Tiere noch gar nicht da waren. Damals waren allerdings andere Tierformen vorhanden, aus denen sich der menschliche Kopf gebildet hat, aber dasjenige, was die heutigen höheren Tiere sind, das war noch gar nicht da. So daß man sagen kann – nehmen wir jetzt eine spätere Erdenperiode –: Der Mensch hat, indem er sich fortgebildet hat, seinen Kopf herausgebildet aus früheren Tierwesen, indem er beseelt worden ist von seinem Geistigen. Daher konnte er den Kopf steigern gegenüber dem, was er früher war. Dann hat er angesetzt seine Gliedmaßen aus den gesetzmäßigen Kräften der Erde. Die Tiere, die nun nachgekommen sind, konnten sich nur so weit bilden, als der Mensch mit Ausschluß des Kopfes gebildet ist. Sie haben ihre Entwickelung später angefangen, sind daher nicht bis zu der menschlichen Kopfbildung gekommen. Sie bleiben mit der Erde verbunden; der Mensch sondert sich ab von der Erde. Das zeigt, wie es Sinn hat, wenn man sagt: Der Mensch ist so in die Weltentwickelung eingegliedert, daß er zwar mit der Tierreihe verwandt ist, daß er aber durch seine geistige Bildung aus ihr herausgehoben worden ist, daß die Tiere, die erst nachgekommen sind mit ihrer Entwickelung, eben nur so viel noch entwickeln konnten, als der Mensch dann an seinen Gliedmaßen und seinem Rumpf sich entwickelt hat. Der Kopf blieb verkümmert, weil eine längere Entwickelungsreihe, wie sie der Mensch gehabt hat, hätte vorangehen müssen, um so weit zu kommen, daß die Kopfbildung entsteht.

So wandelt sich um durch künstlerisches Anschauen der Weltentwickelungsgestaltungen die ganz gewissenhaft aufgenommene darwinistische Theorie, soweit sie heute naturwissenschaftlich berechtigt ist. Und der Mensch wird dadurch erkannt als in der Weltentwickelung so enthalten, daß er eine längere Entwickelungsvorzeit hinter sich hat als die Tiere, daß die Tiere dasjenige, was er dem Kopf nur ansetzt, als ihre Hauptgestalt entwickeln. Und in dieser Weise kommt der Mensch dazu, daß, während die Tiere an die Schwerkraft gebunden sind, ihr unterworfen sind, er einen Teil seines Wesens heraushebt aus der Schwerkraft. Alles dasjenige, was unser Kopf mit den Sinnesorganen ist, das ist der Schwerkraft enthoben, das wendet sich daher nicht zu der schweren Materie, zu der ponderablen Materie, das wendet sich nach dem Äther, der eingegliedert ist der Sinneswelt. Das tun vorzugsweise die Sinne. Wenn wir näher darauf eingehen könnten, würde sich das schon zeigen. In dieser Weise ist zum Beispiel auch das menschliche Gehörorgan abhängig von einer ätherischen Struktur, nicht nur von der Luftstruktur.

Durch alles das gliedert sich der Mensch nicht nur der schwermateriellen Welt ein, sondern er gliedert sich auch der ätherischen Außenwelt ein. Er nimmt durch die Ätherwelt zum Beispiel dasjenige wahr, was ihm das Licht in der Farbenwelt hervorzaubert, und so weiter. Er erhebt sich aus der schweren Materie zum freien Äther herauf schon durch seine äußere Gestalt, und wir sehen daher in einer anderen Weise in die Weltentwickelung hinein, als das möglich ist, wenn wir nicht durch Naturwissenschaft heraufsteigen zur Geisteswissenschaft.

Aber wir sehen auch, was an dem Menschen das Geistig-Seelische tut, sehen, wie wir heraufsteigen müssen bis zum Künstlerischen, wenn wir den Menschen zu begreifen suchen. Aber wir müssen auch noch weiter heraufsteigen; wir müssen zum Beispiel sagen können: Für seine geistig-seelische, gefühlsmäßige, willensmäßige Wesenheit muß man von Einsamkeit und vom Zusammenleben mit anderen sprechen wie von theoretischen Begriffen, wie ich es heute geschildert habe. Man muß heraufsteigen zur moralischen Welt, und kommt zuletzt zur religiösen Welt. Diese Welten gliedern sich zusammen als ein Ganzes.

Wenn wir im Sinn der heutigen Zivilisation nach den Gewohnheiten der naturwissenschaftlichen Denkweise den Menschen betrachten, dann finden wir die starre wissenschaftliche Naturnotwendigkeit, welcher der Mensch auch eingegliedert ist. Wir finden aber auf der anderen Seite, wie der Mensch sich seiner Würde nur bewußt werden kann, wenn er sagen kann: Ich bin wahrhaft nur Mensch, wenn ich in mir die moralisch-religiösen Impulse fühle. – Aber wenn man ehrlich sich auf naturwissenschaftlichen Boden stellt, dann bleiben einem für Erdenanfang und Erdenende lediglich Hypothesen, die uns am Anfange sprechen von dem Kant-Laplaceschen Weltennebel, am Ende vom Wärmetod.

Wenn man nun gegenüber dem, was als naturwissenschaftliche Anforderung an uns gestellt wird, nur im Sinne der heutigen Zivilisation dasjenige betrachtet, was sich uns als moralisch-religiöse Welt intuitiv enthüllt – ich habe das getan in meiner «Philosophie der Freiheit» –, wenn man das anschaut, so muß man sagen: Eigentlich täuscht man sich einen Nebel vor. Kann man denn noch glauben, daß, wenn die Erde durch den Wärmetod geht, etwas anderes da sein würde im naturwissenschaftlichen Sinne, als der Tod auch aller Ideale?

Da tritt Geisteswissenschaft, Anthroposophie ein und zeigt, wie das Geistig-Seelische eine Realität ist, wie es am Physischen arbeitet, wie es in der menschlichen Gestalt in die Weltentwickelung hinein den Menschen gestellt hat, und daß man zurückschauen muß auf ganz andere animalische Wesen, als die heutigen Tiere es sind, daß man die Methode der heutigen Naturwissenschaft zwar beibehalten kann, aber andere Resultate bekommt. Dadurch gliedert Anthroposophie das Moralische, das Religiöse in die Wissenschaft ein. Dadurch wird Anthroposophie moralisch-religiöse Erkenntnis. Wir blicken nun nicht bloß mehr hin auf den Kant-Laplaceschen Urnebel, wir blicken zugleich hin auf ein ursprünglich Geistiges, aus dem heraus dasjenige, was geistig-seelisch in der Anthroposophie aufgezeigt wird, ebenso sich entwickelt hat, wie sich das Physische aus eben dem physischen Erdenursprung entwickelt hat. Und wir blicken hin zum Erdenende, können zeigen, weil die Entropiegesetze vollberechtigt sind, daß die Erde mit einer Art von Wärmetod enden wird. Aber wir blicken ebenso darauf hin, wie wir hinblicken vom anthroposophischen Gesichtspunkte auf das Ende des einzelnen Menschen. Der Leichnam wird den Elementen übergeben, der Mensch geht in eine geistige Welt ein. So blicken wir auf das Erdenende. Die wissenschaftlichen Resultate beirren uns nicht weiter, denn wir wissen: Alles dasjenige, was an Geistig-Seelischem die Menschen entwickelt haben, es wird, wenn die Erde einmal nicht mehr sein wird, das alles ebenso durch die Todespforte der Erde hinaus zu neuen Weltentwickelungen gehen, wie der Mensch, wenn er durch seinen einzelnen Tod geht, zu neuen Weltentwickelungen geht.

Und indem man die Erde also überblickt, da erst sieht man in die Mitte ihrer Entwickelung das Ereignis von Golgatha gestellt. Da sieht man, wie dieses Ereignis von Golgatha hineingestellt ist in die Mitte der Erdentwickelung, weil vorher nur Kräfte in dieser Erdentwickelung waren, die längst den Menschen zu einer Art Ablähmung seiner Kräfte hätten führen müssen. Man lernt wirklich erkennen – das kann ich hier nur zum Schlusse erwähnen –, daß so wie in der pflanzlichen, wie in der tierischen Befruchtung etwas Besonderes eintritt in dem befruchteten Organismus, so durch außerirdische geistige Welten im Mysterium von Golgatha etwas hereingetragen ist in die Erdentwickelung, das nun weiterlebt, die Seelen begleitet, bis sie am Erdenende zu anderen Verwandlungsformen unseres Erdendaseins hinauswandeln. Ich müßte tagelang zu Ihnen sprechen, wenn ich Ihnen den Weg zeigen wollte, der in strenger wissenschaftlicher Gewissenhaftigkeit führt von dem, was ich Ihnen heute dargestellt habe über die Menschheitsentwickelung und Weltentwickelung, zu dem, was dann das Mysterium von Golgatha, was das Auftreten der Christus-Wesenheit im irdischen Zusammenhang ist.

Aber manches Wort wird dann aus den Evangelien gerade durch die geisteswissenschaftliche Vertiefung in einer ganz anderen Weise heraufleuchten, als das bisher möglich war für das abendländische Bewußtsein. Denken wir uns einmal nur: Wenn wir uns ganz auf naturwissenschaftlichen Boden stellen, müssen wir hinschauen auf das physische Erdenende. Und derjenige, der dann weiter diesen naturwissenschaftlichen Boden verfolgt, der wird auch verfolgen können, wie das, was schließlich die Erde mit der Sternenwelt umgibt, wie auch das verfällt. Er wird hinschauen auf eine Zukunft, wo diese Erde unten nicht mehr sein wird, wo diese Sterne oben nicht mehr sein werden. Aber die Gewißheit kommt aus dieser Geisteswissenschaft, daß das, was jeden Abend herausgeht aus dem physischen und dem Ätherleib, und des Morgens wieder hineinkehrt, daß dieses Ewige weiterlebt, geradeso wie es weiterlebt, wenn sein einzelner Leib abfällt. Wenn von allen Menschenseelengeistern die ganze Erde abfällt, dieses Ewige lebt weiter zu neuen planetarischen, zu neuen Weltentwickelungsphasen.

Und jetzt klingt uns in einer ganz wunderbaren Weise aus dem Evangelium entgegen das Christus-Wort: Himmel und Erde werden vergehen, aber meine Worte werden nicht vergehen. – Und es schließt sich an das Pauluswort: Nicht ich, sondern der Christus in mir. – Und wenn das von dem Christen, von demjenigen, der innerlich das Christentum also versteht, wirklich empfunden wird, wenn der Christ sich sagt: Nicht ich, sondern der Christus in mir – und wenn er versteht das Wort des Christus: Himmel und Erde werden vergehen, aber meine Worte, das heißt dasjenige, was in meinem Ewigen liegt, wird nicht vergehen –, dann leuchtet in merkwürdiger Weise aus diesem Evangelium etwas heraus wie ein allerdings Ehrfurcht hervorzauberndes Wort, das jedoch, wenn man ehrlich ist, nicht so ohne weiteres verstanden werden kann.

Tritt man mit Geisteswissenschaft, wie sie im anthroposophischen Sinne gemeint ist, heran an diese und viele andere solche Worte, die aus dem Geistesdunkel der Weltentwickelung, der Erden- und Menschheitsentwickelung uns entgegentreten, strahlt ein Licht auf sie. Es ist schon so, als wenn ein Licht strahlte auf ein solches Wort, wie das: Himmel und Erde werden vergehen, aber meine Worte werden nicht vergehen – wenn wir es hertönen hören aus derjenigen Gegend, in der sich abgespielt hat das Mysterium von Golgatha, durch das die ganze Erdenentwickelung ihren Sinn erst eigentlich bekommen hat.

Und so sehen wir, wie durch Geisteswissenschaft, wie sie als Anthroposophie gemeint ist, erstrebt wird allerdings ein gewissenhaftes Beharren bei den strengen Sinnesmethoden, aber auch ein Fortführen dieser strengen Wissenschaftsmethode bis zu denjenigen Gebieten, in denen uns entgegenstrahlt unser eigenes ewiges Wesen, in denen uns aber auch entgegenstrahlt das geistige Wesen der Weltentwickelung, in denen uns das Licht erscheint, in welchem die Weltentwickelung selber mit ihren geistigen Kräften und geistigen Wesenheiten in ihrer Geistgöttlichkeit erscheint.

Lassen Sie mich das zum Schlusse dieser Betrachtungen – daß Sie ihnen Ihr Interesse zugewendet haben, dafür bin ich sehr dankbar – aussprechen, daß geisteswissenschaftliche Anthroposophie voll verstehen kann, wie sich die neuere Menschheit, gerade die wissenschaftlich gewissenhafte neuere Menschheit, daran gewöhnt hat, das für wahr und sicher zu halten, was aus der kausalen, aus der naturwissenschaftlichen Erkenntnis, aus der äußeren Sinnesbeobachtung und aus der verstandesmäßigen Kombination der Sinnesbeobachtungen und des Experimentes erfolgt. Gewißheit hat man daran gelernt. Und indem man zunächst diese Gewißheit an dem gelernt hat, hat man sich hineingelebt in eine gewisse Empfindung überhaupt dem gegenüber, was «gewiß» sein kann. Bisher hat man noch nicht versucht, in derselben Weise zu verfolgen, was übersinnlich ist, wie man verfolgt hat das, was sinnlich ist. Man hat daher diese Gewißheit noch nicht hineingetragen in die übersinnlichen Welten. Man glaubt heute noch, man müsse bei einem bloßen Glauben stehenbleiben den übersinnlichen Welten gegenüber, bei einem ehrfurchtsvollen Ahnen, weil sonst das Geheimnis verlorengehe, weil sonst das Übersinnliche rationalisiert würde. Geisteswissenschaft versucht nicht, das Geheimnis zu rationalisieren, die ehrfürchtige Scheu zu vertreiben, die der Mensch vor den Geheimnissen hat. Sie führt durch Schauen den Menschen vor diese Geheimnisse hin. Sie läßt es Geheimnis sein, aber sie stellt es so in das Gebiet der Weltentwickelung, wie sonst die sinnlichen Dinge im Gebiete der Weltentwickelung stehen.

Und wahr muß es sein, daß der Mensch auch Gewißheit braucht für das, was über das bloße Natürliche hinaus liegt. In dem Maße, in dem der Mensch empfinden wird, daß er durch Geisteswissenschaft, wie sie im anthroposophischen Sinne gemeint ist, nicht ein vages, ein dilettantisches, ein verschwommenes Herumreden über die Welten hört, sondern etwas, was durchzogen ist von demselben Geiste, wie er sich in der neueren Wissenschaft äußert, in demselben Maße wird auch die Menschheit fühlen und empfinden, daß die Gewißheit, die wir uns angeeignet haben, die wir gewohnt worden sind aus der sinnlichen Welt zu erhalten, auch hinübergetragen werden kann in die geistigen Welten. Und man wird fühlen: Hätten wir zwar Gewißheit, aber nur für die sinnliche Welt, was hülfe uns diese Gewißheit, wenn die sinnliche Welt vergeht? – Der Mensch braucht ein Ewiges, denn er will selber in einem Ewigen wurzeln. Er kann nicht hingeben die Gewißheit dafür, daß sie nur für das Vergängliche gelten soll. Er muß auch das Unvergängliche der wirklichen Gewißheit, der Erkenntnisgewißheit erobern.

In allerbescheidenstem Maße – das weiß derjenige, der heute mit anthroposophischer Geisteswissenschaft sich befaßt – will das heute diese anthroposophische Geisteswissenschaft. Sie will, daß der Mensch nicht verliere über der natürlichen Gewißheit ein Wissen von dem Unvergänglichen, über der Gewißheit von dem Vergänglichen die Gewißheit über das Unvergängliche. Gewißheit über das Unvergängliche, damit Gewißheit über die Rätsel der Geburt und des Todes, über das Rätsel der Unsterblichkeit, über die

Rätsel der geistigen Weltentwickelungen will Anthroposophie in unsere Zivilisation hereinbringen. Und damit glaubt sie mitarbeiten zu können an dieser Zivilisation. Denn in demselben Maße, in dem der Mensch hier das mutige Anerkennen faßt, daß Gewißheit auch für das Unvergängliche, nicht nur für das Vergängliche erobert werden muß, in demselben Maße wird man sich gewöhnen, Anthroposophie nicht mehr als phantastisch und als das müßige Spiel einzelner hinzustellen, sondern als etwas, was so wie die anderen Wissenschaften sich unserer gesamten Geistkultur, und damit unserer Zivilisation überhaupt, eingliedern muß.

Die Notwendigkeit einer Kulturerneuerung

Kristiania (Oslo), 2. Dezember 1921

Für den heutigen Abend wurde gewünscht, daß ich sprechen solle über das Thema «Die Notwendigkeit einer Kulturerneuerung». Nun habe ich mir erlaubt, im Laufe der vergangenen Tage über anthroposophische Geisteswissenschaft zu sprechen. Das ist ein Gebiet, aus dem heraus im allgemeinen der einzelne sprechen darf, wenn er glaubt, das eine oder das andere aus besonderen Forschungsergebnissen oder Impulsen seinen Mitmenschen mitteilen zu dürfen. Denn es handelt sich ja dabei um den Ausdruck eines individuellen Impulses, wenn man auch durchaus der Meinung sein muß, daß man es da mit etwas zu tun habe, das alle Mitmenschen von irgendeinem Gesichtspunkte aus angehen könne. Dem heutigen Thema gegenüber fühle ich aber durchaus anders. Wenn von der Notwendigkeit einer Kulturerneuerung in unserer Zeit gesprochen werden soll, dann rechtfertigt sich ein solches Thema nur, wenn man wirklich wahrnehmen kann, daß ein solches Thema einer allgemeinen Meinung entspricht, und ein Glaube oder Wille vorhanden ist zu dem, was man Kulturerneuerung nennen könnte. Es muß also der einzelne sich mehr oder weniger zum Interpreten einer allgemein herrschenden Ansicht machen. Denn willkürliche einzelne Meinungen wären einer solchen Frage gegenüber etwas, was nur Unbescheidenheit und Überhebung hervorbringen könnte. Daher entsteht vor allen Dingen die Frage: Entspricht dieses Thema einer heute allgemein herrschenden Empfindung, einer Summe von Gefühlen, die in weiteren Kreisen vorhanden sind? Man darf allerdings glauben, wenn man mit unbefangenem Blicke durchgeht, was in den Herzen, in den sonstigen Seelenstimmungen und Seelenverfassungen unserer gegenwärtigen Mitwelt vorhanden ist, daß dieses Thema von der Notwendigkeit einer Kulturerneuerung in vieler Beziehung gerechtfertigt ist. Sehen wir denn nicht, wie von vielen unserer Zeitgenossen auf den mannigfaltigsten Gebieten des Lebens empfunden wird, es müsse etwas hereintreten in unser Geistesleben und in die anderen Zweige unseres menschlichen Zusammenlebens, das in irgendeiner Form einem Suchen entsprechen soll, welches deutlich vorhanden ist?

Suchende Seelen, wir finden sie heute auf manchen Gebieten des künstlerischen Lebens. Suchende Seelen – wer sollte es nicht bemerkt haben? – finden sich vor allen Dingen in der heutigen Jugend. Gerade in der heutigen Jugend finden wir, wie etwas erwartet wird, was diese Jugend nicht finden kann in dem, was ihr aus dem allgemeinen Zeitgeiste entgegentritt. Suchende Seelen finden wir vor allen Dingen auf dem Gebiete des ethisch-religiösen Lebens. Unzählige ausgesprochene und noch mehr unausgesprochene, bloß empfundene Fragen ruhen in ethisch-religiöser Beziehung heute in den menschlichen Herzen. Und wenn wir das soziale Leben betrachten, so erscheint uns ja der Weltengang selber, alles das, möchte man sagen, was in diesen Gebieten des Lebens geschieht, wie eine große Frage: Woher soll eine Art Kulturerneuerung dieses sozialen Lebens kommen?

Noch immer aber darf der einzelne, wenn er auch diese mannigfaltigsten Fragestellungen sieht, wohl nicht weiter gehen in seiner Beantwortung, als dazu, daß er meinen kann, einen kleinen Beitrag zur Beantwortung des allgemeinen Bedürfnisses auf diesem Gebiete zu geben. Und vielleicht rechtfertigen es doch gerade die Ausführungen, die ich in den verschiedenen Vorträgen der letzten Tage aus anthroposophischer Geistesforschung heraus gegeben habe, einiges mit Bezug auf unser heutiges Thema vorzubringen, weil doch – wenn diese anthroposophische Geisteswissenschaft auch weiß, daß sie höchstens etwas ganz Keimhaftes geben kann und nur Anregungen zu bieten in der Lage ist für manches, was man heute sucht – diese anthroposophische Forschung gerade solche Keime geben will. Es ist versucht worden, in Dornach in der Schweiz die Freie Hochschule für Geisteswissenschaft, das Goetheanum, aufzurichten. Und da darf man sagen, daß wenigstens der Versuch gemacht worden ist, die einzelnen wissenschaftlichen Gebiete zu befruchten dadurch, daß in Medizin, in Naturwissenschaft, in die Soziologie, in die Geschichte, in die verschiedensten anderen Gebiete des menschlichen Forschens, zu dem, was die außerordentlichen, bedeutsamen Methoden der neuesten Zeit haben geben können, das hinzugetragen wurde, was man durch unmittelbare Forschung in der geistigen Welt selbst gewinnen kann. Und es wird gerade auf diesem Gebiete versucht, in pädagogisch-didaktischer Weise auch Praktisches durch die «Waldorfschule» in Stuttgart zu geben. Es sind sogar Versuche gemacht worden, in ökonomischer Beziehung manches zu leisten. Da muß allerdings gesagt werden: Unsere gegenwärtigen Verhältnisse sind so schwierig, daß erst die Probe wird gemacht werden müssen, ob diese ökonomischen Gründungen das in bezug auf eine wirkliche Kulturerneuerung, ich will nicht sagen, leisten können, aber anregen können, was eine größere Anzahl von Menschen heute sucht.

Von diesem Suchen also lassen Sie mich zunächst sprechen. Ich kann hier natürlich nicht vom Standpunkt Ihres Volkstums aus, innerhalb dessen ich mich ja nur als Gast zu meiner tiefsten Befriedigung betrachten darf, ich kann nur vom internationalen Standpunkt aus sprechen. Wie soll aber derjenige, der Herz und Sinn und Gemüt und offene Seele hat für das, was der für die Zukunft wichtigere Teil der Menschheit heute als seine Sehnsucht vor sich hat, wie soll der, der das mit unbefangenem Sinn beobachtet, nicht zunächst seinen Blick wenden auf das Suchen der Jugend! Überall finden wir, daß gerade unsere Jugend die Sehnsucht hat, aus einem, ich möchte sagen, zunächst völlig Unbestimmten heraus, irgend etwas Neues zu empfangen. Und die ganz ernste, bedeutsame Frage muß auftauchen: Warum ist es denn so bei unserer Jugend, daß sie in dem, was wir ihr haben geben können als Alte, nicht mehr die volle Befriedigung finden kann? Und ich glaube gerade, daß dieses Suchen der Jugend zusammenhängt mit den intimsten, tiefsten Seelenimpulsen, die in der Gegenwart dieses allgemeine menschliche Suchen hervorrufen. Ich glaube, daß man auf diesem Teile allerdings tief hineinschürfen muß in die menschlichen Gemüter, wenn man das, was allerdings an der Oberfläche zu bemerken ist, das Rufen nach einer Kulturerneuerung, seinem eigentlichen Untergrunde nach beurteilen will. Man wird schon hineinschauen müssen in die vielen Tiefen des menschlichen Seelenlebens, und man wird vor allen Dingen nicht bloß fragen dürfen nach den Kultureigentümlichkeiten der unmittelbaren Gegenwart, sondern man wird den Blick über einen etwas längeren Zeitraum richten müssen.

Wer dies mit offenem Sinn tut, der wird finden, daß sich die besondere Seelenverfassung der Menschheit der Gegenwart in intentionaler Beziehung vorbereitet hat durch die letzten drei, vier, fünf Jahrhunderte, und er findet, daß diese letzten drei, vier, fünf Jahrhunderte im Grunde in bezug auf die menschliche Seelenverfassung ein völlig Neues aufweisen gegenüber dem, was – bei einem wirklich unbefangenen historischen Blick sieht man es – etwa als die Geistesverfassung des Abendlandes im zehnten, elften, zwölften Jahrhundert aus früher Vorzeit noch vorhanden war. Man findet überall, wenn man in diese früheren Zeiten des abendländischen Geisteslebens zurückgeht, daß die menschliche seelisch-geistige Anschauung und die physische Anschauung, die sinnliche Anschauung nicht in dem strengen Sinne getrennt waren, wie das später der Fall geworden ist, und wie das in unserer unmittelbaren Gegenwart der Fall ist. Der Mensch der früheren Jahrhunderte, er hat, indem er seine Sinne hinausgerichtet hat in die physische Umwelt, überall in den sinnlich wahrnehmbaren Dingen auch irgend etwas Geistiges vermutet. Er hat die Welt zwar nicht mehr in dem Grade geistig vorgestellt, wie vielleicht der alte Ägypter oder der alte Grieche selbst noch, die in der Gestirnwelt die äußere Verkörperung von geistig-seelischen Wesenheiten sahen, aber er hatte noch eine Ahnung davon, daß Geistiges alles das durchdringt, was er in seiner physischen Umwelt hat. Und wiederum, wenn dieser Mensch der älteren Jahrhunderte auf sich selbst hingesehen hat, dann hat er das Physisch-Leibliche nicht streng getrennt von dem Seelischen, von dem Denken, von dem Fühlen, von dem Wollen. Ich möchte sagen, der Mensch hat sich, indem er seiner Seele sich bewußt war, auch bewußt gefühlt seiner Leibesglieder, seiner Leibesorgane, und er hat auch in diesen Leibesorganen in seinem eigenen Organismus etwas Seelisch-Physisches gesehen. Seelisch-Physisches hat er draußen empfunden in der Welt, Seelisch-Physisches in seinem eigenen Inneren. Und so konnte er eine gewisse Verwandtschaft fühlen, ein gewisses Vertrautsein mit seiner Weltumgebung. Er konnte sich sagen: Dasjenige, was in mir lebt, es lebt in einer gewissen Beziehung auch in der Welt, in die mich irgendwelche göttlich-geistigen Mächte, die die Welt lenken und leiten, hineingestellt haben. – Der Mensch fühlte sich verwandt und vertraut mit der Welt. Er fühlte sich gewissermaßen als ein Glied in dem großen geistig-seelisch-physischen Weltenorganismus.

Das ist eine Empfindung, die wir heute nur noch wenig verstehen, weil eben in den letzten Jahrhunderten die Zeiten durchaus andere geworden sind. Und dieses Anderswerden äußert sich nicht bloß bei den Theoretikern, bei den Wissenschaftern, dieses Andersgewordensein äußert sich in jeder einzelnen Menschenbrust, in jeder einzelnen Menschenseele. Es äußert sich nicht bloß darin, wie wir wissenschaftlich heute die Welt betrachten, es äußert sich auch darin, wie wir in künstlerischem Schaffen und künstlerischem Genießen den Geist der physischen Materie einverleiben. Es äußert sich darin, wie wir im sozialen Zusammenleben dem einzelnen Mitmenschen begegnen, wie wir ihn verstehen, was wir von ihm fordern. Es äußert sich endlich auch darin, wie wir über unsere eigenen sittlich-religiösen Impulse empfinden, wie wir das Göttliche in der eigenen Brust, in der eigenen Seele erleben, wie wir zu dem stehen, was der Erde im allertiefsten Sinn den Geist des Erdenseins enträtselt hat: wie wir stehen zu dem tieferen inneren Sinn des Christentums.

So kann man sagen: Was da in weitesten Kreisen gesucht wird, es wird wohl in irgendeiner Weise verwandt sein mit diesem Andersgewordensein. Und wie ist dieses Andersgewordensein? – Nun, es ist ja in den letzten Jahrhunderten das Zeitalter heraufgezogen, das man so sehr häufig nennt das Zeitalter des Intellektualismus. Es war nicht der Intellektualismus, es war nicht der abstrakte Verstandesgebrauch, der einst in früheren Jahrhunderten den Menschen so vertraut und verwandt gemacht hat mit seiner Weltumgebung, wie ich es eben andeutungsweise zu charakterisieren versuchte. Der neuere Mensch erst hat innerhalb der Entwickelung des Menschentums so recht gelernt, sein volles Vertrauen beim Betrachten der Welt, selbst beim Empfinden der Welt, dem Intellekt, dem Verstande zuzuwenden.

Nun ergeben sich aber für das menschliche Leben zwei Bedingungen, die zusammengehören: Innerlich der Intellektualismus, das Vertrauen auf die Autorität der Vernunft, des Verstandes, und äußerlich der Glaube an die Naturerscheinungen, der Sinn für die

Beobachtung der Naturerscheinungen. Innerlich erstand dem neueren Menschen die Neigung, alles unter die Macht der vernünftigen, der verstandesmäßigen, der intellektualistischen Betrachtung zu stellen. Und da ergab sich von selbst, daß diese innerliche Fähigkeit vor allen Dingen nur anwendbar ist auf die Naturerscheinungen, auf alles, was durch die Sinne beobachtet und eben in Begriffen analysiert oder kombiniert werden kann. Diese zwei Dinge, möchte ich sagen, die einwandfreie Betrachtung des Natürlichen und die Ausbildung des Intellektuellen, das waren die beiden großen, bedeutsamen Erziehungsmittel der letzten Jahrhunderte, die Erziehungsmittel, die ihre größte Macht auf die Kulturmenschheit ausgeübt haben im neunzehnten Jahrhundert, und die auch ihre Früchte hereingetragen haben in das zwanzigste Jahrhundert.

Nun ist es eine Eigentümlichkeit, daß wenn man sich dem Verstandesgebrauche hingibt, man in einer gewissen Beziehung einsam wird im innerlichen Erleben. Der Verstandesgebrauch hat etwas – es kündigt sich deutlich an in seinem Bildcharakter –, was in einer gewissen Weise dem unmittelbaren Empfinden fremd wird, was eine kalte, nüchterne Nuance des Lebens annimmt, und was sich wiederum eigentlich nur im rechten Sinne entwickeln kann an der äußeren Natur, an alledem, was den Menschen umgibt. Und man mag wohl durch eine solche Beziehung, durch ein solches Verhältnis des Menschen zur Welt, tief befriedigende Erklärungen für das Natürliche finden, aber man hat nicht in einer solchen Weise wie früher die Möglichkeit, gewissermaßen sich selbst zu finden in der äußeren Natur. Was dem Menschen früherer Jahrhunderte als Geistig-Seelisches aus der farbigen, aus der tönenden, aus der warmen und kalten Welt, aus den Jahreszeiten entgegengeleuchtet hat, das fühlte er, das erlebte er als etwas mit dem Verwandtes, was in seinem eigenen Inneren lebte. Dasjenige, was wir durch den Intellekt erfahren, das ganze äußerlich-natürliche Dasein, möchte ich sagen, alles was wir so durch die intellektualistische Forschung in Physik, in Chemie, in Biologie selbst finden, können wir nicht unmittelbar hereintragen mit unserer Empfindung in unser eigenes Menschentum. Gewiß, wir können streben, die innere menschliche organische Struktur biologisch zu erforschen, wir können so weit gehen, selbst den Chemismus des menschlichen Organismus erforschen zu wollen. Aber wir werden niemals finden können, daß das, was wir so aus der Erforschung der äußeren Natur hineintragen in das Verstehen unseres eigenen Menschentums, unsere Empfindung ergreift, daß das sich zuletzt zusammenfaßt in einer religiösen, in einer ethischen Empfindung gegenüber der Welt, daß das sich zuletzt zusammenfaßt etwa in der Empfindung: Ich bin ein Glied dieser Welt, geistig-seelisch ist sie, geistig-seelisch bin ich.

Diese Empfindung, sie leuchtet nicht hervor aus dem, was wir in so großartiger Weise in den letzten Jahrhunderten haben lernen können durch die Anregung der Naturwissenschaft. Und so ist es gekommen, daß gerade das, was dem Menschen die größten, bedeutsamsten Früchte gebracht hat, was das ganze moderne Dasein umgestaltet hat, daß das den Menschen sich selbst entfremdet hat. Daß der Mensch dasteht in der Welt und bewundernd aufblicken kann zu seinem mathematischen Urteile über die Raumeswelt, über die Sterne und ihre Bewegungen, daß er mit einer gewissen wissenschaftlichen Ehrfurcht dasjenige ergründen kann, was da lebt in Pflanze, Tier und so weiter, es hat, trotz aller noch ungelösten Probleme, etwas Befriedigendes, wie der Mensch auf der einen Seite die Natur auf diese Weise enträtseln kann durch die Anwendung eben dieser natürlichen Wissenschaft, durch die Anwendung seines Intellektes, seiner Vernunft, seines Verstandesgebrauches. Aber wozu der Mensch auf diesem Wege nicht kommen konnte, das ist die Erkenntnis seiner selbst. Diejenige Wissenschaft, die wir von den Sternen haben, diejenige Wissenschaft, die wir als Physik und als Chemie haben, diejenige Wissenschaft, die wir als Biologie haben, in der neueren Zeit selbst die Wissenschaft der Geschichte, sie sagen dem Menschen nichts für seine tiefste Sehnsucht in bezug auf sein eigenes Menschsein. Und dadurch kam immer mehr und mehr ein Suchen herauf.

Und dieses Suchen ist kein anderes als das Suchen des modernen Menschen nach dem Menschen selbst. Wenn man sich noch so sehr Mühe gibt, zusammenzufassen, was Suchen auf den verschiedensten Gebieten ist, so findet man überall: Die Menschen suchen eigentlich das Rätsel ihres eigenen Selbstes, das Rätsel des Menschen zu erforschen. Das ist nicht bloß etwas, was wiederum den

Theoretiker interessiert, das ist etwas, was tief eingreift in alle menschlichen Seelenverfassungen. Gewiß, es ist für jeden, der sich für solche Dinge interessiert, im höchsten Grade Sehnsucht gebärend, wenn er durch die Forschung über die Natur gerade hingewiesen wird darauf, auch zu ergründen, was außerhalb der Weiten des Naturdaseins verhüllt ist: der Mensch mit seinem Wesen, das ja doch weit über das hinausgeht, was in den äußeren Reichen der Natur erfahren werden kann. Aber ich möchte sagen: Da beginnt eigentlich erst die große Rätselfrage.

Das andere ist darin gelegen, daß wir auch unsere Empfindungen, daß wir auch unsere ganze Erziehung haben beeinflussen lassen von dem, was in dieser Art in den neueren Jahrhunderten heraufgezogen ist. Und das äußere Leben ist durchaus ein Abglanz davon. Mehr als man denkt, spiegelt sich im äußeren Leben das, was sich in der eben geschilderten Weise im Geistesleben in der neueren Menschheitsentwickelung ergeben hat.

Wir fragen nicht nur theoretisch vergeblich nach dem Menschenwesen, o nein, wir gehen heute Mensch an Mensch aneinander vorbei und haben unter dem Einfluß unserer neuzeitlichen Erziehung nicht die Fähigkeit erlangt, unsere Mitmenschen innerlich zu verstehen, die Fähigkeit, mit einer Art hellseherischem Mitgefühl, wie es in vielen älteren Kulturen vorhanden war, in das hineinzuschauen, was in der menschlichen Seele lebt. Wir stellen viele Forderungen des Lebens auf, aber wir gehen in der Regel Mensch an Mensch aneinander vorbei. Wir haben nicht nur theoretisches Menschenverständnis verloren durch die angegebenen Gründe, wir haben auch empfindendes Menschenverständnis für jede Stunde des Tages, in der wir unter unseren Mitmenschen leben, verloren. Und vielleicht kann uns nichts mehr, als gerade das Auftauchen der sozialen Frage in der heutigen Form, darauf aufmerksam machen, wie wir dieses Verständnis für unsere Mitmenschen verloren haben. Warum ertönt denn eigentlich so stark der Ruf nach sozialen Reformen, nach sozialer Erneuerung? Er ertönt aus dem Grunde, weil wir eigentlich recht unsoziale Menschen geworden sind. Im Grunde fordert der Mensch gerade dasjenige immer am meisten, was ihm am meisten fehlt, und in dem lauten Rufe nach Sozialismus kündet sich eigentlich für die Ohren, die unbefangen hören können, an, daß wir solche unsoziale Menschen geworden sind, daß wir einander nicht verstehen, daß wir keinen sozialen Organismus zu bilden vermögen, und daß wir daher von unserem Verstande, der so hohe Ausbildung erfahren hat, von dem Intellektualismus erhoffen, er werde uns doch zu einem solchen sozialen Organismus wiederum zurückführen.

Gerade die soziale Frage selbst ist es, die uns zeigt, wie fremd wir einander eigentlich als Menschen geworden sind. Die religiöse Frage, sie tritt uns gerade aus dem Grunde in der Gegenwart ja schon in der ganzen neueren Zeit entgegen, weil der Mensch eben verloren hat das unmittelbare innere Erlebnis, mit dem göttlichen Wesenskern der Welt unmittelbar zusammenzuhängen, zu erleben, wie das, was in seinem eigenen Inneren spricht, ein Ausdruck des Göttlich-Geistigen ist. Wiederum entsteht aus einem Mangel heraus der Ruf nach einer religiösen Erneuerung.

Wenn wir von solchen Ausgangspunkten aus nun tiefer in das Leben, in unser heutiges suchendes Leben hineinschauen, dann finden wir ja doch, daß die intellektuelle Kultur, das intellektuelle Anschauen, das selbst das menschliche Gefühl allmählich hat erblassen lassen, im Grunde genommen etwas ist, was gebunden ist an ein bestimmtes Lebensalter des Menschen. Wir dürfen uns keiner Täuschung hingeben, keiner Illusion hingeben: Der einzelne individuelle Mensch erwacht für den Intellekt im Grunde genommen erst mit der Geschlechtsreife, mit dem Jünglingsalter. Er erwacht für den Intellektualismus in derjenigen Zeit seines Lebens, in der er heraustreten soll, um im Leben zu arbeiten. Aber der Intellektualismus ist nichts von dem, was uns eigen sein kann, was unsere Seele bewegen kann, wenn wir Kind sind oder wenn wir unmittelbar nach dem kindlichen Alter im Schulalter stehen. In diesem jugendlichen Menschenalter muß die Seelenverfassung eine andere sein, als sie später sein kann. Und das Intellektualistische, das im Leben der heutigen Menschheit brauchbar ist, es kann sich nicht ausleben, es darf sich gar nicht ausleben im jugendlichen Alter, denn es müßte erkältend, ertötend, lähmend auf die Kräfte des Jugendalters wirken. Und so ist es eigentlich gekommen – man muß eben in intimere Einzelheiten des Lebens hineinschauen, wenn man die suchende Gegenwart verstehen will –, daß wir hineinwachsen in eine Kultur, die uns, so paradox es klingt, in unserem reifen Lebensalter um die schönsten Erinnerungen unserer Kindheit bringt.

Wenn wir erinnerungsmäßig darauf zurückschauen, was wir als Kind haben erleben können, so können wir das, was da oftmals im Unbewußten unten sitzt, was nur in dunklen Ahnungen, Erinnerungen, manchmal nur in Färbungen von Gedanken und Erinnerungen heraufkommen kann, nicht mit der nötigen Intensität, mit der nötigen Wärme heraufholen. Wir kommen dazu, uns selber nicht mehr ganz zu verstehen. Wir sehen auf das Leben unserer Kindheit wie auf ein Rätsel zurück. Wir verstehen nicht mehr, aus unserem ganzen, aus unserem vollen Menschen heraus zu reden und in die Sprache, die wir als Erwachsener führen, diejenige Nuance hineinzulegen, die durchklingen läßt durch diese Sprache des Erwachsenen, was das Kind in seiner lebendigen Weisheit erlebt, wenn es seine unschuldigen Augen in die Umwelt richtet, wenn es seinen Willen in den ersten Jahren des Daseins entfaltet.

Der studiert nicht wirklich Geschichte, der durch die Geschichte nicht wissen lernt, wie bei einer älteren Menschheit überall mitgesprochen hat die Kindheitsentwickelung, wenn die Sprache des reifen Menschen erklungen ist. Wir verbringen die Kindheit unbewußt, aber wir verbringen sie so, daß in diesem unbewußten Seelenleben noch intensiv vorhanden ist, was wir uns durch die Geburt, durch die Verbindung mit der physischen Leiblichkeit aus dem geistig-seelischen Leben, aus dem präexistenten Leben mitbringen.

Wer ein Kind zu beobachten vermag, wer Seele und Sinn hat zu dieser Beobachtung, dem enthüllt sich das größte Geheimnis, wenn er sieht, wie in dem Kinde von Woche zu Woche herauskommt, was der Mensch aus einem geistig-seelischen Dasein in diese irdisch-physische Welt sich mitbringt. Dasjenige, was da unbewußt das Ewige den menschlichen Gliedern, der ganzen menschlichen Organisation einkörpert und einpulsiert, das verursacht ein innerliches Durchdrungensein mit dem Seelisch-Geistigen, dieses wird aber später wie von einem erkältenden Stoff getroffen, wenn das, was eigentlich nur für die Erdenangelegenheiten vorhanden ist, wenn der Intellekt sich darüberlegt.

Derjenige, der heute genug Selbstbeobachtung hat für diese intimen Dinge, der weiß, wie ein leiser Nebel über das gebreitet wird, was hereindringen will aus unserer Kindheit in unser reifes Bewußtsein, er weiß, wie wir gar nicht in unsere altgewordenen Worte das hineinbringen, was so lebendig im Kinde lebt, und, weil es geistig-seelisch hereinwirkt, im Grunde genommen viel geistigseelischer im Kinde lebt, als es später leben kann im Intellektualismus.

Ein geistvoller Schriftsteller des achtzehnten und neunzehnten Jahrhunderts hat gesagt: Der Mensch lernt in den drei ersten Lebensjahren mehr als in den drei akademischen. – Ich will gewiß den Akademikern nicht im entferntesten zu nahe treten, denn ich weiß sie zu schätzen, allein, das glaube ich auch, daß wir in bezug auf unser ganzes, auf unser volles Menschentum in den ersten drei Lebensjahren, wo wir selbst noch aus unserer unbewußten Weisheit unseren Organismus gestalten, mehr lernen, als wir später jemals lernen können. Allein wir sind in unserer gegenwärtigen Kultur sehr darauf aus, diese drei wichtigsten Lehrjahre eigentlich zu vergessen, wenigstens sie nicht in der entsprechenden Weise lebendig zu machen in dem, was dann später als Ausdruck unserer reifen Kultur sich äußern will. Das aber hat eine tiefe Wirkung auf unser ganzes Kulturleben. Wenn wir nicht in der Lage sind, unsere reife Sprache, unsere Gedanken des reifen Lebens zu nuancieren, zu beleben, zu durchgeistigen mit dem, was aus unserer eigenen Kindheit heraufquillt, weil der Intellekt uns zwar Bilder, geistige Bilderwelten gibt, aber nicht das Geistesleben selbst aufnimmt, wenn wir dazu nicht in der Lage sind, dann können wir auch nicht in der lebendigen, in der intensiven Weise zur Jugend sprechen. Dann sprechen wir aus einer verlorenen Jugend zu einer lebendigen Jugend, die um uns herum ist. Und das ist es, was man als Empfindung der heutigen Jugend, als dasjenige Gefühl findet, das die Jugend in ihrem Suchen ausdrücken will und das etwa so charakterisiert werden kann: Ihr Alten sprecht eine für uns unverständliche Sprache. Was ihr Alten aussprecht, das findet kein Echo, keinen Widerklang in unseren Herzen, in unseren Seelen. – Deshalb ist ein solcher Ruf nach Kulturerneuerung gerade aus dem Suchen unserer Jugend heute zu bemerken, und wir müssen uns durchaus darüber klar sein, daß wir durch ein Zurückgehen zum Erfassen des Geistigen auch wiederum lernen müssen, in der richtigen Weise zur Jugend, sogar schon zur Kindheit zu sprechen.

Derjenige, der sein Inneres durchdringt mit dem, was anthroposophische Geistesforschung nicht durch abstrakte Begriffe, sondern im lebendigen Seelenwesen ergreifen will, der ergreift eben das, was nicht altert, er ergreift etwas, was auch im reifen Leben einem die Kräfte der Kindheit nicht raubt, und er fühlt in einer gewissen Weise das noch Geistigere der Kindheit, der Jugend, in sein reiferes Leben hereinragen. Er findet dann auch die Worte, um zur Jugend zu sprechen, die Taten, um mit der Jugend zu sein. Und das hat ja auch, durch das Bemerken des Suchens der Jugend, dazu geführt, daß eben versucht worden ist, in der Stuttgarter Waldorfschule vor allen Dingen durch eine solche Lehrerschaft eine Schulreform anzustreben, welche die Möglichkeit findet, aus der geistigen Verjüngung der späteren Menschenjahre wiederum zu Kindern zu sprechen wie zu echten Freunden. Denn wer eben etwas von wirklicher Geistigkeit im Leben sich angeeignet hat, für den ist jedes Kind eine Offenbarung, und er weiß, daß das Kind, das jüngere und reifere Kind, ihm jedenfalls mehr noch gibt – wenn er einen offenen Sinn dafür hat –, als er dem Kinde geben kann. So paradox das klingt, so ist es doch diejenige Nuance, die uns gerade auf diesem Gebiete zu einer Art Kulturerneuerung führen kann.

Und wenn wir gewissermaßen von diesem Lichte aus uns beleuchten lassen, was uns sonst im Leben entgegentritt, dann müssen wir sagen: Wenn wir so ganz deutlich sehen, daß der Mensch den Menschen sucht und suchen muß, nämlich der durch den Intellektualismus vereinseitigte Mensch den ganzen, vollen Menschen, dann tritt uns das auch auf manchem anderen Gebiete heute ganz stark entgegen.

Wir sehen, wenn wir zurückblicken gerade in diejenige Zeit, in der die großen, die nicht genug zu schätzenden Errungenschaften der neueren Kultur heraufgekommen sind, wie diese Kultur nur errungen werden konnte dadurch, daß der Mensch etwas hingab von seinem Vollmenschentum. Der Mensch sah hinaus in den Weltenraum. Er konnte sich die Instrumente verfertigen, durch welche sich ihm die Sterne in ihrem Wesen und in ihren Bewegungen enthüllten. Allein seit Jahrhunderten ist dasjenige, was da den Menschen entgegentritt, im Grunde genommen so geworden, daß es ihm ein mathematisch-physikalisches Weltbild gegeben hat. Man hat heute kein Empfinden mehr dafür, wie einstmals der Mensch hinausgeschaut hat und in dem Wandel der Sterne ebenso die Offenbarung des Geistigen in dem Kosmos gesehen hat, wie er heute die Offenbarung des Geistigen, des Seelischen in der menschlichen Physiognomie sieht. Trockenes, altes, obwohl nicht genug zu schätzendes Mathematisch-Mechanisches erscheint uns im Kosmos. Wir blicken hinauf und sehen im Grunde genommen einen großen Weltenmechanismus. Immer mehr und mehr ist das Ideal entstanden, diesen großen Weltenmechanismus überall in unserer Weltenbetrachtung zu sehen. Und was ist heute daraus geworden?

Vielleicht wird es manchen Zeitgenossen noch paradox erscheinen, allein ich glaube, daß es sich der unbefangenen Beobachtung überall aufdrängt: Heute antwortet aus dem sozialen Menschenleben heraus das, was uns überall umgibt, was unsere Gegenwartskultur ist, auf die Anschauung vom Weltenmechanismus. Denn heute ist unser soziales, auch unser ethisches, unser juristisches Leben, ja in einem gewissen Grade, wie ich gleich nachher zeigen werde, sogar unser religiöses Leben mechanistisch geworden.

Wir sehen, wie in Millionen und Millionen von Menschen die Anschauung lebt, innerhalb des geschichtlichen Werdens der Menschheit seien nicht geistige Kräfte vorhanden, sondern allein wirtschaftliche Kräfte, und was in Kunst, in Religion, in Sitte, in Wissenschaft, in Recht und so weiter lebt, das sei gewissermaßen ein Nebel, der aufsteige aus dem, was sich in der einzigen geschichtlichen Realität, im Wirtschaftsleben, abspielt. Wirtschaftsformen seien das Reale, und indem die Wirtschaftsformen auf den Menschen wirken – so sagen manche heute, und man muß nur ein Herz haben, um das Tragische dieses Sagens zu empfinden –, entsteht das, was der Mensch ausbildet als Recht, Sitte, als Religion, als Kunst und so weiter, und das ist Ideologie. Wir sind auf diese Weise in ein Fahrwasser hineingekommen, das uns allerdings Großes gebracht hat im abendländischen Geistesleben, das aber heute bei dem entgegengesetzten Pol angelangt ist von dem, was einmal in alten, besseren Zeiten – heute ist ja auch die morgenländische

Kultur durchaus in die Dekadenz gekommen – in der morgenländischen Kultur vorhanden war. Dort eine Einseitigkeit, jetzt aber bei uns auch eine Einseitigkeit.

Erinnern wir uns doch, daß es einstmals im Erdenleben, vor allen Dingen drüben im Orient, eine Menschheit gegeben hat, welche die äußere Sinneswelt als Maja, als die große Illusion, als die bloße Scheinwelt bezeichnet hat, und das, was der Mensch in seinem Innern erregt, was er denkt, was er empfindet, was er fühlt, was in seinen Willensimpulsen lebt, als die einzige wirkliche Realität ansah. Es gab einstmals diese andere Einseitigkeit, daß, wenn der Mensch in sein Inneres schaute, er in seiner Gedanken-, Gefühls- und Empfindungswelt die Wahrheit, das wahre Sein sah, und äußerlich die Maja, die große Illusion. Wir sind heute bei dem entgegengesetzten einseitigen Betrachten angelangt. Wir sehen vom Standpunkte der Gegenwartskultur aus überall in unserer Umgebung die materielle Sinnenwelt und nennen sie das wirkliche Sein. Und Millionen von Menschen sehen nur in dem sinnlichen Vorsichgehen der Wirtschaftsprozesse das wirkliche Sein und nennen das, was im Innern des Menschen lebt, wie auch dasjenige, was der Mensch als Kulturentwickelung aus diesem seinem Inneren hervorgehen läßt, Ideologie. Es ist im Grunde genommen dasselbe, was einstmals der Morgenländer als Maja, als Illusion bezeichnet hat, was heute Millionen und Millionen von Menschen als Ideologie bezeichnen, ein anderes Wort nur, allerdings auch im entgegengesetzten Sinne angewendet. Ideologie hätte der Morgenländer sagen können für die Außenwelt, Realität für sein Inneres. Wir sind innerhalb unserer Kultur dazu gekommen, daß unzählige Menschen dieses in entgegengesetzter Einseitigkeit sagen.

Und so sehen wir gerade in unserem sozialen Leben das sich ausprägen, wovon wir sagen können: Der Wissenschaft hat es große, bedeutsame Triumphe gebracht, dem denkerischen menschlichen Leben, dem ethischen, dem sozialen Leben hat es Schwierigkeiten gebracht. Aber das, was da vor uns steht, diese Mechanisierung des Lebens, sie lebt nicht nur in den Ideen von Millionen, sie ist ja auch in der Realität vorhanden. Unser äußeres Leben hat sich mechanisiert, und wir stehen heute mit unserer Kultur in dem Zeitalter, das die menschliche Antwort gibt im sozialen, im ethischen, im religiösen Leben. Was in dem großen Zeitalter des Galilei, des Kopernikus, des Giordano Bruno zuerst als Anschauung der Welt begründet worden ist an Großem, erfordert allerdings, daß es in anderer Weise durchsetzt wird mit Menschentum, als es bisher hat durchsetzt werden können. Denn der Mechanismus unseres menschlichen Lebens ist gewissermaßen die Kulturantwort auf den Mechanismus unseres denkerischen, unseres intellektualistischen und wissenschaftlichen Lebens.

Und wir sehen das in allen Einzelheiten. Wir studieren heute Naturwissenschaft. Wir studieren die Reihe der Tiere von den untergeordnetsten, einfachsten, unvollkommensten bis herauf zum Menschen. Wir stellen dann, aus einer sehr anerkennenswerten Wissenschaft heraus, den Menschen an das Ende der Organismenreihe. Was wissen wir dadurch von ihm? Wir lernen dadurch erkennen, daß er das höchste Tier ist. Gewiß, es ist das in einem gewissen Sinne bedeutsam, aber wir lernen ihn ja nur in seiner Beziehung zu den anderen Wesen kennen, wir lernen ihn nicht kennen so, wie er als Mensch sich selbst erlebt. Wir lernen ja kennen, was der Mensch in bezug auf die anderen Wesen entwickelt, nicht aber, was er in bezug auf sich selbst ist. Der Mensch verliert sich, indem er in der neueren Weise die äußere Welt in großartiger Art betrachtet. Daher das Suchen nach dem Menschen, weil der Mensch sich gerade durch die größten Errungenschaften der neueren Zeit in einer gewissen Weise verliert. Und sehen wir dann auf das menschliche Zusammenleben im sozialen Organismus, so finden wir ja, wie in diesem sozialen Organismus die Menschen zusammen leben müssen durch das, was sie sich gegenseitig leisten. In bezug auf diese Notwendigkeit hat es die neuere Zeit ja sehr weit gebracht. Arbeitsteilung auf den verschiedensten Gebieten im ganzen sozialen Leben ist eingetreten. In bezug auf das äußerliche, mechanisierte Leben müssen wir schon so arbeiten, daß es gilt: Alle für einen, einer für alle! – Wir haben lernen müssen, in bezug auf das äußere Leben das Füreinander-Arbeiten.

Allein auch da zeigt sich uns wiederum, wie für diejenigen, die nicht alte Traditionen bewahren, sondern hineingewachsen sind gerade in die modernste Form des Lebens, dieses menschliche Arbeiten sich ganz losgelöst hat vom Menschen, wie eigentlich unsere

Erkenntnis uns nur die Natur des äußeren Menschen gibt. So ist unsere Auffassung, unsere Empfindung von der menschlichen Arbeit, durch die wir unseren Mitmenschen helfen, durch die wir mit unseren Mitmenschen zusammenwirken müssen, eine äußerliche geworden. Wir schauen nicht darauf hin, wie sich aus dem seelisch-sinnlich-geistigen Dasein des Menschen seine Leistung herausentwickelt, wie sich die Arbeit loslöst aus dem Menschen, dem wir gefühlsmäßig nahestehen, der ein Wesen ist, wie wir selber, wir blicken nicht fühlend hin, wie er die Arbeit für uns leistet. Nein, wir sehen heute im sozialen Leben das Produkt an, wir sehen, wie viel Menschenarbeit hineingeflossen ist und beurteilen die Menschenarbeit danach, inwieweit wir sie im Produkte finden. Das ist so eingewurzelt, daß eben in einer Steigerung dieses großen Irrtums der neueren Zeit *Karl Marx* überhaupt alles, was als menschliche Leistung in Waren, in Gütern zirkuliert und für den menschlichen Nutzen und Verbrauch geschaffen werden muß, eine kristallisierte, eine geronnene Arbeit nennt. Arbeit beurteilen wir in Absonderung von dem Menschen, wie wir uns vorzugsweise angeeignet haben die Fähigkeit, die Natur in Absonderung vom Menschen zu beobachten. Wir sind wirklich angesteckt worden in unserer Beurteilung der Menschenleistung von dem, was wir über den Menschen als Naturwesen wissen und betrachten gelernt haben. Wir dringen nur bis zum Natürlichen des Menschen, gewissermaßen nur dahin, daß der Mensch das oberste Tier ist, wir dringen nicht bis zum tiefsten Innern des Menschen.

Aber auch wenn wir den Menschen in seiner Arbeit sehen, sehen wir nicht, wie diese Arbeit aus ihm hervorquillt, sondern wir warten, bis das Produkt, das Erzeugnis da ist, und suchen nur die Arbeit in dem, was sich abgesondert hat vom Menschen. Und da steht dann der Mensch als ein soziales Wesen mitten unter uns, wissend, daß er sein Menschenwesen, ja, oftmals seine Menschenwürde hineinlegen muß in die Arbeit, und er sieht, daß gewürdigt wird nicht diese Menschenwürde, nicht die Art, wie aus dem Menschen diese Arbeit hervorquillt, sondern daß gewürdigt wird diese Arbeit nur, indem sie hineingeronnen ist in die äußere Leistung, die dann auf den Markt kommt, wo die Arbeit als etwas, das in der Ware untergegangen ist, gewissermaßen käuflich geworden ist. So sehen wir, wie der Mensch auch in dieser Beziehung sich verloren hat, wie der Mensch gewissermaßen ein Stück von seinem Wesen, seine Arbeit, an den Mechanismus der heutigen Kultur verliert.

Das sehen wir vor allen Dingen im rechtlichen Teile des sozialen Organismus. Wenn wir darauf sehen, wie das Geistesleben unter uns waltet, so finden wir, daß der Geist nur vorhanden ist in abstrakten Gedanken, daß wir nur zu diesen abstrakten Gedanken Vertrauen haben, daß wir abgekommen sind davon, daß der Geist unmittelbar in uns lebt, daß der Geist einzieht, indem wir uns mit ihm befassen, daß unsere Seele nicht nur gedankenerfüllt ist, sondern daß unsere Seele wirklich geistdurchdrungen wird, wenn wir uns einer geistigen Betätigung hingeben. Diesen Zusammenhang mit dem Geiste hat die Menschheit verloren, indem ihre Naturanschauung groß geworden ist. – Das in bezug auf das Geistesleben.

In bezug auf unseren Rechts- und sozialen, auf unseren Staatszusammenhang, sehen wir es an dem Beispiel der Arbeit, wie sich losgerissen hat von der menschlichen Wesenheit das, was mit dieser menschlichen Wesenheit verbunden ist. Indem wir die Menschenseele im Verkehr als Mensch dem Menschen gegenüber sehen, sehen wir nicht, wie das Gefühl aufleuchtet und sich erwärmt, wenn der Mensch die Arbeit des anderen erblickt. Es quillt nicht die Wärme hervor für den arbeitenden Menschen. Wir sehen nicht am Menschen die sich entwickelnde Arbeit, nein, wir sehen das, worin das Mitgefühl sich nicht mehr erwärmen und entzünden kann, wir sehen die Arbeit, nachdem sie den Menschen verlassen hat und in das Produkt hereingeronnen ist. So verlieren wir auch auf diesem Gebiete, auf dem Gebiete des rechtlichen Zusammenlebens den Menschen.

Und sehen wir uns auf dem Gebiete des wirtschaftlichen Lebens um. Auf dem Gebiete des wirtschaftlichen Lebens muß ja der Mensch sich mit dem versorgen, was er für seinen Konsum braucht. Was der Mensch für seinen Konsum braucht, ist ja nichts anderes als dasjenige, wofür er seine Fähigkeiten ausbildet. Der Mensch wird um so besser wirtschaften für den anderen Menschen, für sich selber, für die ganze menschliche Gesellschaft schaffen können, je mehr er seine Fähigkeiten entwickeln kann. Auf die Entwickelung der Fähigkeiten kommt es im wirtschaftlichen Leben an. Derjenige, der ein Arbeitnehmer ist, wird zu dem, der ein Arbeitsleiter ist, wenn es vorzugsweise auf die Leute ankommt, so hinschauen, daß er seinen eigenen Vorteil findet bei dem tüchtigen, bei dem fähigen Arbeitsleiter. Das kann schon durchaus erreicht werden, denn es sieht sehr bald derjenige, der sich in seiner Arbeit physisch und geistig leiten lassen muß, daß er besser gedeiht bei dem Befähigteren als bei dem Unbefähigten. Ist aber unser heutiges wirtschaftliches Streben darauf gerichtet, vor allen Dingen hinzuschauen auf die wirtschaftende Menschheit und dann überall zu fragen: Wo sind die größeren Fähigkeiten? – Hinzuschauen auf dieses Lebendige im Menschen, auf dieses reine Menschliche, und den Menschen hineinzustellen nach seinen Fähigkeiten in das wirtschaftliche Leben, damit er das Beste für seine Mitmenschen leisten kann, das würde eine Anschauung, eine Kultur erringen können, welche den Menschen im Menschen finden kann. Aber das ist ja gerade das Eigentümliche, daß unsere Kultur eben den Menschen im Menschen nicht finden kann, daß wir allmählich – das bietet sich dem unbefangenen Blicke dar – die Möglichkeit verloren haben, den Menschen nach seinen Fähigkeiten richtig zu beurteilen.

Gewiß, dasjenige Wesen, wodurch die menschlichen Fähigkeiten sich zeigen sollen, das Prüfungswesen, ist ja groß geworden in unserer neueren Kultur. Aber es handelt sich vor allen Dingen auch nicht darum, wirklich zu ergründen, in welcher Weise der Mensch am besten eingreifen kann in das Leben, denn das mechanisch gewordene Leben fordert zunächst etwas anderes. Es wird ja heute vielfach der Ruf laut, den besten Menschen je nach den Bedürfnissen an den richtigen Platz zu stellen. Allein vorerst bleibt das ein frommer Wunsch, und wir sehen, daß sich das wirtschaftliche Leben vor allen Dingen – gerade so wie die anderen Gebiete, wie das geistige Leben und das rechtliche Leben – vom Menschen absondert. Wir sehen vor allen Dingen nicht auf den Menschen, auf sein lebendiges Sichhineinstellen in das Wirtschaftsleben, sondern darauf sehen wir, wie er am besten etwas mit sich verbinden kann, was nicht das eigentlich Menschliche ist. Wir sehen auch das Wirtschaftsleben sich loslösen vom Menschen. So ist es kein Wunder, daß der Ruf nach einer Erneuerung unserer Gegenwartskultur eigentlich auf allen Gebieten des Lebens dem Suchen nach dem Menschen entspringt.

Und zum Schluß ist es auch in der Kunst nicht anders. Wenn wir zurückblicken auf das Griechentum, so erscheinen uns heute die griechischen Tragödiendichter so, als ob sie auch in der Weise ihre Dramen verfaßt hätten, wie das heute noch geschieht. Die griechische Lebensauffassung ist aber durchaus nicht wie die heutige gewesen. Der Grieche sprach von der Katharsis, von der Reinigung, von der Läuterung, die durch ein Drama stattfinden soll. Und was verstand er unter dieser Katharsis, unter dieser Läuterung? Er verstand das, daß der Mensch, der an dem Darstellen eines solchen Trauerspieles oder eines anderen Stückes teilnahm, etwas in seiner Seele erlebt, wodurch er fingierte Leidenschaften durchmacht. Dieses Durchmachen aber wirkt läuternd, reinigend und damit gesundend bis in den physischen Organismus hinein, vor allen Dingen aber auf die Seele. Und das Wichtigste im griechischen Drama war etwas, was ebenso ein höherer geistiger, wie, ich möchte sagen, ein medizinischer Impuls war. Eine Art Heilungsprozeß wurde von dem Griechen gesehen in demjenigen, was er gerade in seiner hohen Kunstvollendung seinen Mitmenschen geben wollte. Wir können selbstverständlich nicht wiederum Griechen werden. Es sollte dies zur Verdeutlichung dienen dafür, daß wir in der Tat in eine Mechanisierung des Lebens hineingekommen sind, welche in einer gewissen Weise den Menschen verleugnet und dafür, daß die tiefe Sehnsucht erklärlich ist, die als ein Suchen nach dem Menschen selbst durch die heutige Welt geht.

Nichts anderes, als diesem Suchen zu dienen, erstrebt aus anthroposophischer Geisteswissenschaft heraus das, was man die «Dreigliederung des sozialen Organismus» nennt. Sie wird vielfach mißverstanden. Sie sucht aber nichts anderes als die Wege, welche dazu führen können, daß im Geistesleben wiederum gefunden werden könne nicht bloß der abstrakte Geist, das Nachdenken höchstens über den Geist, nicht bloß eine blasse Gedankenwelt, sondern der lebendige Geist; daß im rechtlich-staatlichen Zusammenleben wiederum gefunden werden könne nicht bloß das, was zum Beispiel als Arbeit in das Produkt hineingerinnt, sondern die menschliche Würdigung der Arbeit, jene menschliche Würdigung der Arbeit, die im menschlichen Zusammenleben sich ergibt, wenn der Mensch als Mensch, in reiner Menschlichkeit dem anderen gegenübersteht. Und auf dem wirtschaftlichen Gebiete sucht diese Dreigliederung des sozialen Organismus nach solchen Assoziationen, wo sich die Menschen zusammentun als Konsumenten, als Produzenten, und zwar so, daß sie aus ihren verschiedensten menschlich erkannten Interessen auch das Wirtschaftsleben assoziativ führen können.

Wir beurteilen den wirtschaftlichen Bedarf lediglich nach dem Mechanismus des Marktes. Die Assoziationen sollen ein Zusammenhang sein von lebendigen Menschen, die den Bedarf erkennen, ein Organismus, der aus menschlichem Zusammenleben und aus der Erkenntnis der Bedürfnisse dieses Zusammenlebens die Bedingungen des Produzierens regeln kann. Und so sucht die Dreigliederung des sozialen Organismus diese drei Glieder – das Geistesleben, das Rechtsleben und das Wirtschaftsleben – in eine solche Beziehung, in solche Verhältnisse im sozialen Organismus zu bringen, daß überall wiederum das Menschliche gefunden werden könne im freien Geistesleben, das nicht den wirtschaftlichen Interessen dient oder aus ihnen hervorgehen soll, das gar nicht den staatlichen Interessen dient oder aus ihnen hervorgehen soll, sondern das frei auf sich gestellt sein soll und dazu dienen soll, die menschlichen Fähigkeiten in der besten Weise zu entwickeln. Dieses freie Geistesleben sucht dem Menschen den Menschen zu zeigen: Mensch dem Menschen. So daß der Mensch dadurch gefunden werden könnte im freien Geistesleben, daß er den Geist wiederum erlebt, dadurch die Fähigkeiten harmonisch ausbildet, und aus einem solchen relativ selbständigen Geistesleben in das Staatsleben, in das Wirtschaftsleben befruchtend hineinschicken kann eben den Menschen mit den am besten ausgebildeten Fähigkeiten. Wenn das Wirtschaftsleben, wenn das Staatsleben diktiert, welche Fähigkeiten ausgebildet werden sollen, dann können sie selbst nicht gedeihen. Wenn sie das Geistesleben völlig frei lassen, so daß es aus seinen eigenen Untergründen der Welt das gibt, was jede einzelne Individualität aus geistig-göttlichen Welten in das Dasein hereinbringt, dann werden im weitesten Sinne die anderen Gebiete des Lebens befruchtet werden können. Das Staatsleben soll das ausbilden, was die Menschen, indem sie als Gleicher dem Gleichen einander gegenübertreten, als Rechtsgefühle, als moralische Verfassung entwickeln können. Das Wirtschaftsleben soll durch entsprechende Assoziationen den Menschen finden nach seinen Bedürfnissen und nach seinen Fähigkeiten im Wirtschaftsleben. Nicht ein mechanistisches Trennen der drei Gebiete versucht die Dreigliederung des sozialen Organismus, sondern sie versucht, durch eine relative Selbständigkeit dieser drei Glieder das zu erreichen, daß der Mensch wiederum durch die drei Gebiete des Lebens eine Vollmenschlichkeit finden könne, die er im Grunde genommen verloren hat und nach der er sucht.

In einem solchen Sinne kann man wohl von der Notwendigkeit einer Kulturerneuerung sprechen, die sich aber ganz besonders ergibt, wenn man noch tiefer hineinschaut in das menschliche Innere, in jene Stelle dieses menschlichen Inneren, wo der Mensch, wenn er Vollmensch sein will, wenn er seine Menschenwürde und seinen Weltwert als Mensch ganz empfinden will, sich an das Göttlich-Geistige anschließen muß, wo er seine ewige Wesenheit fühlen und erleben muß, wenn wir also hinschauen auf das religiöse Zusammenleben der Menschen. Ich will natürlich nur sagen, daß das den Überzeugungen anthroposophischer Geisteswissenschaft entspricht, will niemandem gerade mit Bezug auf das heutige Thema diese spezielle Lösung aufdrängen. Aber es wird in dieser anthroposophischen Geisteswissenschaft versucht, vor allen Dingen wieder zu erkennen, wie das Christentum sich hineingestellt hat in die menschliche Erdenentwickelung. Hingedeutet wird mit dem, was auf anthroposophische Weise in der geistigen Welt ergründet werden kann, auf das Mysterium von Golgatha. Die geschichtliche Entwickelung wird mit Bezug auf dieses Mysterium von Golgatha verfolgt.

Da zeigt sich für eine geistige Betrachtung der Geschichte des Menschen, daß ja allerdings die Menschheit in Urzeiten eine Art Uroffenbarung, eine Art Urweisheit – aber instinktiv – gehabt hat, daß diese Weisheit allmählich immer mehr und mehr hingeschwunden ist, blasser geworden ist, und daß dieses Blasserwerden sich hätte immer mehr und mehr steigern müssen. Und wir wären heute schon, wenn nichts anderes gekommen wäre, in einer Weise in einem blassen, unweisen Geistesleben drinnen, das nichts zu tun haben könnte mit der Wärme unseres Seelenlebens, wenn nicht das Erdenleben in einem gewissen Zeitpunkte befruchtet worden wäre von dem Außerirdischen. Geisteswissenschaft im anthroposophischen Sinne kann da wiederum hinweisen auf den Menschen Jesus, der im Beginne unserer Zeitrechnung über den Boden Palästinas gewandelt ist. Wir sehen, wie immer mehr und mehr das heutige äußere Christentum diesen Menschen Jesus als einen bloßen Menschen betrachtet, während ältere Zeiten in diesem Menschen Jesus ein Wesen gesehen haben, das aus geistigen, außerirdischen Welten sich mit diesem Menschen Jesus verbunden hat und dadurch zum Christus Jesus wurde. Geisteswissenschaft sucht wiederum, indem sie durch geistige Betrachtung das Außerirdische erforschen will, nicht nur auf den Menschen Jesus hinzuweisen, sondern wiederum auf den Christus, der wie ein außerirdisches Prinzip aus Himmelshöhen sich gesenkt hat in das Erdenmenschenleben durch das Mysterium von Golgatha. Und die Menschheitsentwickelung der Erde ist eine andere geworden seit dem Mysterium von Golgatha, als sie vorher war. Eine Befruchtung durch die Himmelswelten ist eingetreten.

Indem der heutige Mensch aus seiner heutigen Kultur immer mehr und mehr nur auf den Menschen Jesus hinschaut, verliert er im Grunde genommen das, was an richtiger religiöser Hinneigung ihn allein befriedigen kann, wenn er zu dem Christus Jesus schaut. Er verliert, indem er nur den Menschen Jesus betrachtet, im Grunde genommen auch das, was an diesem Menschen Jesus ihm besonders wert sein könnte. Denn der Mensch hat ja den Menschen verloren. Er weiß auch den Menschen nicht in rechter Weise religiös in dem Jesus von Nazareth zu suchen. Indem aber anthroposophische Geisteswissenschaft das geistig-religiöse Leben vertieft, damit auch den Quell religiöser Frömmigkeit wiederum eröffnet, das heißt, das Göttliche des Menschen im Menschen aufsuchen läßt, findet diese anthroposophische Geisteswissenschaft auch wieder in dem Menschen Jesus den überirdischen Christus und dringt im wahrhaftigen Sinne zu dem Christus Jesus vor. Es ist nicht eine Herabwürdigung des Mysteriums von Golgatha, wenn sie sagt: Das, was vorher außerirdisch war, es ist auf die Erde herabgestiegen. – Und was erlebt man mit einer solchen Bestrebung im Zeitalter der heutigen Kultur?

Nun, gerade diesem Hinneigen anthroposophischer Geisteswissenschaft zu einer außerirdischen Betrachtung hat man erwidert: diese Anthroposophie sei kein Christentum, könne kein Christentum sein, weil sie ja an die Stelle des rein Menschlichen in dem Christus Jesus ein überirdisches Wesen setzt, ein kosmisches Wesen. Man empfindet das sogar als eine Beleidigung, daß aus kosmischen Himmelsweiten der Christus in den Jesus hereingezogen sein soll. Warum ist das denn so? Das ist aus dem Grunde so, weil bis in die Religion, bis in das religiöse Empfinden der Mensch, indem er die Himmelsweiten schaut, nur den mathematisch-mechanischen Kosmos sieht, nur gewissermaßen die große Maschinerie sieht. Und so vermeint selbst der Religiöse, selbst derjenige, der das Religiöse heute lehren will, daß, wenn man den Christus vor dem Mysterium von Golgatha in Weltenweiten sucht, man die Religion mechanisieren würde. Geisteswissenschaft mechanisiert nicht die Religion, entchristet nicht das Christentum, sondern durchchristet gerade das äußere Leben, indem sie zeigt: Da im Kosmos ist nicht bloß Mechanismus, da ist nicht bloß das, was durch Mathematik und Naturwissenschaft erfahren werden kann, da ist Geistigkeit. – Während der heutige Theologe oftmals glaubt, aus dem kalten Weltenraume, von der Sonne herab ließe Anthroposophie den Christus zu dem Jesus kommen, ist die Wahrheit diese, daß Anthroposophie gerade das Geistige im Außerirdischen auch sehen will, und die Erde beglückt sein lassen will damit, daß auf sie von den Himmeln so gewirkt wurde, daß dieses Wesen, das der Erde einen Sinn gegeben hat durch das Mysterium von Golgatha, sich aus Himmelshöhen mit der irdischen Menschheitsentwickelung vereinigt hat.

So versucht in der Tat Geisteswissenschaft als Anthroposophie das religiöse Leben wiederum zu befruchten, das religiöse Leben wirklich zu durchwärmen, den Menschen zum Urquell des Göttlichen zurückzuführen. Und sie versucht das dadurch, daß sie hinhorcht auf das, was in dem Ruf nach einer Erneuerung unserer Kultur liegt.

Wir haben heute eine großartige Wissenschaft, wir stehen bewundernd vor dieser großartigen Wissenschaft der neueren Zeit, die so Gewaltiges in bezug auf unsere Gegenwartskultur geleistet hat. Aber wir sehen, wie neben dieser Wissenschaft der Ruf nach religiöser Erneuerung auftritt, nach neuerlicher religiöser Vertiefung. Wir sollen also auf der einen Seite eigentlich eine Wissenschaft haben, die mit Religion nichts zu tun haben will, und wir sollen neben der Wissenschaft eine religiöse Erneuerung haben. Das ist der Traum vieler. Es wird ein vergeblicher Traum sein. Denn niemals kann der Religionsinhalt aus etwas anderem hervordringen als aus dem, was irgendeine Zeit zu wissen glaubt. Und wenn wir in die Zeiten zurückschauen, wo Religionen voll gelebt haben, so war immer in der Religion doch dasjenige da, was dem betreffenden Zeitalter zugleich als Wissensinhalt gedient hat, nur eben auf besondere Art, als Verehrung, mit dem Hauch der Frömmigkeit, mit dem Hauch der Hingebung, und gewöhnlich – außerordentlich bedeutend ist dies – mit der Verehrung vor allen Dingen für den besonderen Religionsstifter. Daher wird auch unser Zeitalter, wird unsere Kultur nicht froh werden mit einem religiösen Inhalte, der nicht in Harmonie steht mit dem, was unsere Zeit wissen kann.

Daher sucht anthroposophische Geisteswissenschaft nicht Religion neben der Wissenschaft, sondern sie sucht die Wissenschaft selbst so weit zu erheben, daß diese Wissenschaft wieder religiös werden kann. Sie sucht nicht eine religionslose Wissenschaft und daneben eine unwissenschaftliche Religion, sie sucht eine Wissenschaft, die aus sich heraus, durch ihren eigenen Quell, das religiöse Leben treiben kann, weil sie eine Wissenschaft sucht, die nicht einseitig auf dem Intellekt ruht, sondern die beruht auf dem vollen Menschen, auf allem, was im Menschen lebt. Und eine solche Wissenschaft, sie wirkt nicht zerstörend auf das religiöse Leben, sie wirkt vor allen Dingen nicht zerstörend auf das christliche Leben, sondern sie wird so auf dasselbe leuchten, daß man in dem, was sich in die Erdenentwickelung hereinstellt als das Mysterium von Golgatha, die ewige, übersinnliche Bedeutung sehen kann, welche die Menschheit mit diesem Ereignis begnadet hat. Und es wird gefühlsmäßig, und moralisch im Willen, aus der Betrachtung des Mysteriums von Golgatha der religiöse Enthusiasmus und auch die innere religiöse Beglückung hervorgehen, die nicht zerstört, sondern in der rechten Weise beleuchtet werden kann durch das, was geschaut, was gewußt werden kann über den Eintritt des Christus Jesus in die irdische Menschheitsentwickelung.

So sucht diese Geisteswissenschaft dem Suchen nach dem Menschen entgegenzukommen. Wie gesagt, das sollte nur gewissermaßen dazu dienen, um ein Kleines beizutragen zu der heute ersehnten, erhofften Kulturerneuerung. Das sollte nur zur Erläuterung dessen dienen, wie man sich vorstellen kann, daß eine Bedeutung, eine tiefe innerliche menschliche Bedeutung haben diejenigen Sehnsuchten, die sich ausdrücken können in einer solchen Frage, wie der nach der Erneuerung unserer Kultur.

Und auch das wollten diese Betrachtungen zeigen, wie im Grunde genommen dieser Ruf nach einer Kulturerneuerung zugleich der Ruf nach einer Erkenntnis, nach einem erneuerten Fühlen des wahrhaften Menschlichen ist, wie es richtig ist, daß die Frage nach dem Wesen dieses Suchens nach Kulturerneuerung eigentlich da ist, daß wir nach einer vollen Empfindung vom Menschen suchen, nach einem vollen Erleben des Menschen. Und man darf schon glauben, daß man vielleicht doch zu einer Interpretation des heutigen, vielfach unbestimmten Rufes nach Erneuerung der Kultur kommen wird, wenn man sich sagt, in einer wirklich bedeutsamen Weise steht heute die Erneuerung der Frage vor dem suchenden Menschen, die schon aus dem alten Griechenland zu uns herübertönt: Mensch, erkenne dich selbst.

Gewiß, die Jahrhunderte und Jahrtausende haben ihr edelstes Streben an diese Frage gesetzt. Heute ist es aber in erhöhtem Maße die größte Schicksalsfrage. Und wie auch der einzelne – das glaube ich ein wenig angedeutet zu haben – antworten mag auf die Frage: Wie soll die Kultur erneuert werden? – irgendwie wird die Antwort in der Richtung liegen müssen: Wie finden wir aus einem vollmenschlichen Bestreben heraus wiederum den Menschen selbst, damit der Mensch an dem Menschen, der sich wiederum ganz der Welt und seinen Mitmenschen hingeben kann, seine sittliche, seine soziale, seine Erkenntnisbefriedigung und auch seine religiöse Befriedigung wieder haben könne? – Das scheint mir die Frage nach der Erneuerung unserer Kultur zu sein.

Jesus oder Christus

Kristiania (Oslo), 29. November 1921

Ich fühle mich hier in Norwegen selbstverständlich als Gast und habe vor allen Dingen allerherzlichst dem Sprecher zu danken, der eben so innige Worte an mich gerichtet hat, und Ihnen allen, die Sie Interesse haben wollen für einige Ausführungen, die ich über das angedeutete Problem in dem kurzen Zeitraum werde geben können. Ich möchte vorausschicken, daß ich mich aber innerhalb der theologischen Bewegung eigentlich doppelt als Gast fühle, denn ich habe immer betonen müssen innerhalb der anthroposophischen Bewegung, daß Anthroposophie durchaus nicht irgendeine neue Religionsgründung oder gar eine Sektenbildung sein will, sondern daß sie eigentlich herauswachsen will in der Gegenwart aus der wissenschaftlichen Bewegung im allgemeinen. Sie will für die übersinnlichen Tatsachen des menschlichen oder des Weltlebens die entsprechenden Forschungsmethoden finden. Und nur insofern, als das theologische Gebiet dem allgemeinen Forschungsgebiet angehört, ist sie auch gewissermaßen veranlaßt, wenn sie gefragt wird, dasjenige zur theologischen Forschung beizubringen, was sie glaubt mit den Methoden der übersinnlichen Forschung nach dieser Richtung bringen zu können. Daher habe ich auch, als in Deutschland jetzt eine größere Anzahl jüngerer Theologen an mich herangetreten sind, gesagt: Ich will nur mit dem, was ich anthroposophisch zu bieten vermag, dienen. Was aber etwa in einer theologisch-religiösen Bewegung heute notwendig ist, das muß eben von denjenigen Persönlichkeiten ausgeführt werden, welche im theologischen oder religiösen Leben drinnen stehen.

Von seiten dieses Lebens wird nun gegen die Anthroposophie besonders eingewendet, daß sie ja mit ihren Forschungsmethoden erkenntnismäßig in die übersinnlichen Welten hinaufsteigen will, daß sie ausbilden will gewisse im Menschen sonst latent liegende Erkenntniskräfte, um in die übersinnlichen Welten forschend einzudringen. Man sagt gerade von theologischer Seite, das sei eigentlich gegen religiöse Stimmung, gegen religiöse Frömmigkeit, das müsse vor allen Dingen von der christlichen Theologie zurückgewiesen werden. Und man hat in der letzten Zeit das, was man meint, besonders so ausgedrückt, daß man sagte: Die Religion müsse arbeiten mit dem Irrationellen, mit dem Geheimnis, das nicht entschleiert werden darf durch Rationalismus. Sie müsse arbeiten mit dem, was nicht begriffen werden will, sondern was eben als unbegreifliches Geheimnis in tiefer, vertrauensvoller Ehrfurcht verehrt werden soll. Man hat sogar das Wort gebraucht: Das Christentum braucht das Paradoxon, um das wahrhaft christlich-religiöse Leben innig genug und aus dem unmittelbaren menschlichen Vertrauen heraus wirklich führen und bilden zu können.

Wenn Anthroposophie darauf ausginge, insbesondere in der Christus-Jesus-Frage das Irrationelle zu rationalisieren, in nüchterne Verstandesgemäßheit herunterzuziehen, was in dem Mysterium von Golgatha enthalten ist, dann hätten wohl die Einwände, die in dieser Richtung gemacht werden, recht. Und diese Einwände werden noch von einem anderen ergänzt. Anthroposophie sieht, da sie nicht Gnosis, nicht Mystik, nicht unhistorischer Orientalismus ist, durchaus auf das geschichtliche Werden in der Menschheitsentwickelung hin. Gnosis ist unhistorisch, Mystik ist unhistorisch, alle orientalischen Weltanschauungen sind in einem gewissen Sinne unhistorisch. Anthroposophie ist durch und durch eine abendländische Weltanschauung in bezug auf diesen methodischen Standpunkt, und sie nimmt das geschichtliche Werden als ein Reales, wie man es gewöhnt ist im wissenschaftlichen Leben des Abendlandes. Und sie sieht sich daher auch durchaus genötigt, die Persönlichkeit Jesu in das geschichtliche Leben der Menschheit hineinzustellen. Sie weiß, was an dem geschichtlichen Jesus für die Menschheit enthalten ist, und sie ist nur genötigt, aus Gründen, die ich eben heute erörtern möchte, von dem im irdischen Leben zu beobachtenden Menschen Jesus zu der überirdischen, außerirdischen, zu der kosmischen Christus-Wesenheit aufzusteigen, die sich in dem Menschen Jesus verkörpert hat, und wirklich von dem Christus Jesus in einem gewissen Sinne als von einem Doppelwesen zu sprechen.

Da wird gesagt, daß eigentlich das, was Anthroposophie über den kosmischen, sogar tellurischen Christus vorzubringen hat, für das religiöse Empfinden der heutigen Menschheit belanglos sei, denn die heutige Menschheit wolle, wenn von geschichtlicher Entwickelung die Rede ist, ihre Anschauung auf das Irdische beschränken, und man brauche einfach den kosmischen Christus neben dem historischen Jesus nicht mehr.

Nun, das erste, was mir obliegen wird zu zeigen, wird sein, wie Anthroposophie überhaupt ihrerseits vorgehen muß gegenüber den Weltentatsachen, und wie sie nun aus diesen ihren Forschungsmethoden heraus zu einer ganz besonderen Stellung zu dem Mysterium von Golgatha kommt.

Anthroposophie sucht ja zunächst in ganz bestimmter, illusionsfreier und klar umrissener Weise zu erfassen, was sich, insbesondere seit der Mitte des 15. Jahrhunderts, in der abendländischen Menschheit als das «gegenständliche Erkennen», wie ich es nennen möchte, herausgebildet hat. Durch dieses gegenständliche Erkennen ist die Natur in einer großartigen Weise bisher schon – und das Ideal der Naturwissenschaft geht ja in berechtigter Art viel weiter – erklärt, systematisiert, nach ihren Gesetzmäßigkeiten durchschaut worden, und es ist eine Begleiterscheinung, eine subjektive Parallelerscheinung einer gediegenen Naturwissenschaft, daß der Mensch gegenüber der Erkenntnis rationalistisch, ich könnte auch sagen, abstrakt wird. Die Gedankenwelt gewinnt immer mehr und mehr einen bloßen Bildcharakter. Gehen wir noch hinter das 15. Jahrhundert zurück, so finden wir überall, daß die Gedankenwelt nicht jenen Bildcharakter, jenen abstrakten Charakter hat, der bloß die Realität bezeichnen, sie nicht selber enthalten will, den sie dann seit der Mitte des 15. Jahrhunderts, insbesondere seit der Zeit des Galilei, des Giordano Bruno und so weiter angenommen hat. Heute bedeuten uns Ideen höchstens das Bild einer Realität. Gehen wir vor das 15. Jahrhundert zurück, so hat der Mensch noch das Gefühl, daß sich eine wirkliche geistige Realität in ihn selbst hineinversetzt, wenn er sich der Ideenwelt hingibt. Der Mensch hat nicht nur die abstrakte Ideenwelt, er hat die geisterfüllte, die geistig-real durchdrungene Ideenwelt.

In bezug nun auf den Rationalismus, in bezug auf die Naturkunde haben die neueren Jahrhunderte ja Grandioses geleistet. Und wir sehen immer mehr und mehr, wie auch die anderen, die historischen Wissenschaften, von der Gesinnung, von der Denkweise, die sich da geltend macht, ergriffen werden. Und wer die Wandelung der Forschungsmethoden in den letzten Jahrhunderten auch in der Theologie verfolgt, der kann sehen, daß die Forschungsgesinnungen durchaus hingetrieben worden sind nach der naturwissenschaftlichen Richtung, denn die Historie hat eben in der neueren Zeit durchaus das Gepräge naturwissenschaftlicher Denkweise angenommen. Und so ist denn die Christologie allmählich zu einer historischen «Leben-Jesu-Forschung» geworden. Das ist aus dem ganzen Gang der Geistesentwickelung der neueren Zeit heraus durchaus begreiflich. Man muß verstehen, daß das so werden mußte. Man muß aber auch verstehen, daß diese Richtung, wenn sie weiter verfolgt wird, zugleich geeignet ist, dem Christentum den Christus zu nehmen und sich immer mehr und mehr dem zu nähern, was auch der gegenüber der Religion neutrale Historiker geben kann, wie etwa *Ranke*, der ja die Persönlichkeit Jesu eingereiht hat in das historische Werden als das edelste Wesen geradezu, das jemals über die Erde geschritten ist. Immer mehr und mehr hat sich die Theologie der historischen Forschung genähert, und wir finden heute schon eine große Anzahl Theologen, die kaum viel anders in ihrer Forschergesinnung und Forschungsmethode sind als ein Historiker vom Range Rankes selber.

Demgegenüber macht nun Anthroposophie geltend, daß gewisse Erkenntniskräfte, die im Menschen im gewöhnlichen Leben und in der gewöhnlichen Wissenschaft latent bleiben, derer man sich nicht bewußt ist, die in jedem Menschen aber vorhanden sind, heraufgeholt werden können aus dem Bewußtsein, daß diese Erkenntnisse dann aus der bloßen Sinneswelt hinausführen und dazu führen, daß der Mensch mit seinem Erkennen eine übersinnliche Welt geradeso ergreifen kann, wie der sinnesbegabte Mensch die Sinneswelt ergreifen kann. Da kommt man durch eine Behandlung, die nun nicht mehr eine gegenständliche ist, die auch nichts mehr von dem gewöhnlichen Rationalismus hat, die sich vielmehr einem wirklichen Erleben nähert, an die übersinnliche Welt selber heran.

Nun ist ja der Irrtum sehr häufig, daß man glaubt, die charakteristischen Eigenschaften der Erkenntnis, wie sie in der Naturwissenschaft und im Rationalismus vorhanden sind, die wolle nun Anthroposophie auch auf das übersinnliche Gebiet übertragen, sie sei also selbst ein Rationales, sie tilge also das Irrationelle, das Paradoxe, das Geheimnis aus und fordere ein logisches Zustimmen zu dem, was sie als das Mysterium von Golgatha ansehen will, und nicht eine freiwillige Vertrauenszustimmung, auf Ehrfurcht gegründet, wie sie in der Religion verbleiben müsse. Nun aber ändert sich vollständig das ganze Weltenbild und auch der Mensch selbst, wenn man aus der naturwissenschaftlichen, historischen Erkenntnisschichte heraufsteigt zu dieser übersinnlichen Erkenntnisschichte, wenn ich mich des Ausdrucks bedienen darf. Wenn wir das wichtigste Charakteristikon – ich kann alle diese Dinge ja nur andeuten – für die gewöhnliche gegenständliche, heute anerkannte wissenschaftliche Methode hinstellen wollen, so ist es dies, daß sie für denjenigen, der nun wirklich ehrlich die letzten Konsequenzen dieser Naturwissenschaft und dieses Rationalismus zieht, die Welt in zwei Gebiete spaltet. Man wird nicht immer aufmerksam auf diese zwei Gebiete, weil man eine gewisse innerliche unbewußte Furcht davor hat, die letzten Konsequenzen zu ziehen. Wer aber gleich mir Menschen kennen gelernt hat, die tief gelitten haben an dieser, ich möchte sagen, Zweigliederung der Menschennatur, die auch mit ihrem Gemüte, mit ihrem religiösen Empfinden, bis zu den letzten Konsequenzen des modernen Denkens gegangen sind, und wer gesehen hat, welcher Seelenschmerz, welche seelische Richtungslosigkeit sich gerade in bezug auf das tiefste religiöse Empfinden an diesen Dualismus der modernen rationalistischen Naturwissenschaft in ihrer Stellung zum Menschen knüpfen kann, der wird doch geneigt sein, etwas nachzudenken darüber, wie aus diesem Dualismus gerade auch auf religiösem Boden Erkenntnismäßiges herausgekommen ist. Denn die Naturwissenschaft übt eben eine zu große Gewalt aus auf das menschliche Gemüt. Man fühlt sich ihren Anschauungen gegenüber zu stark verantwortlich, als daß man nicht die anderen wissenschaftlichen Methoden, wenn sie sicher sein sollen, gerade der naturwissenschaftlich-historisch-realistischen Methode nachbilden möchte.

Aber wozu führt dann diese Methode in ihrer letzten Konsequenz? Sie führt dazu, daß eine tiefe Kluft, eine wirklich für das äußere gegenständliche Erkennen unüberbrückbare Kluft entsteht zwischen dem, was wir als naturwissenschaftliche Notwendigkeit anerkennen müssen, und dem, was wir ergreifen im moralisch-ethischen Leben, dem, was uns unsere eigentliche Menschenwürde erst verbürgt. Und das moralisch-ethische Leben, wenn es richtig erlebt wird, erscheint uns als ein unmittelbarer Ausfluß der Göttlichkeit, führt uns also unmittelbar zur religiösen Frömmigkeit, zur Religiosität selber. Aber die tiefe Kluft zwischen diesem ethisch-religiösen Leben und demjenigen, was uns die Naturerkenntnis für den physischen Menschen eröffnet, kann zwar durch einen Nebel für das menschliche Anschauen verhüllt werden, weil man eine gewisse innerliche unbewußte Furcht hat, aber für denjenigen, der ganz ehrlich mit der Menschennatur zu Werke geht, kann sie mit Naturwissenschaft selbst doch nicht überbrückt werden. Denn es steht auf der einen Seite für den Erdenanfang die berechtigte naturwissenschaftliche Hypothese, die Kant-Laplacesche Theorie; heute ist sie modifiziert. Ich werde natürlich nicht im einzelnen über sie sprechen. Aber wenn sie auch heute modifiziert ist, sie steht da als etwas, was im Weltenausgang gleichgültig ist gegenüber der Menschheitsentwickelung, in der die ethisch-göttlichen Ideale entspringen, denen man sich hingibt als einer Gewißheit, die eben bloß in Bildern lebt. Und sieht man wiederum vom naturwissenschaftlichen Standpunkte auf das Erdenende, dann bietet sich uns eine berechtigte naturwissenschaftliche Hypothese dar, die Entropielehre, welche vom Wärmetod am Erdenende spricht. Wir haben also aus naturwissenschaftlicher Notwendigkeit heraus den Menschen eingegliedert zwischen dem Kant-Laplaceschen Weltnebel und dem Wärmetod. Da lebt er mitten drinnen, gibt sich hin seinen ethisch-religiösen Idealen, findet sie aber zuletzt doch als Illusion demaskiert, denn am Ende der Erdenentwickelung steht dennoch der Wärmetod, der große Leichnam, der nicht nur dasjenige begräbt, was physisch-ätherisch vorhanden ist in der Erdenentwickelung, sondern auch alles das, was in den ethischen Idealen enthalten ist.

Wahrhaftig nicht aus einem religiösen Rationalismus heraus, sondern eben aus der Erkenntnis, die sich mir auf elementar-erkenntnismäßige Weise ergibt, muß ich zu dem Nebel, mit dem man sich hinwegtäuscht über das, was da an den Menschen herantritt und zu den allerschmerzlichsten Seelenerlebnissen werden kann, denen der Mensch nur ausgesetzt sein kann, auch rechnen, daß man die Auskunft, die in allen alten Religionen und auch in den ersten Zeiten der christlichen Entwickelung noch nicht vorhanden war, gesucht hat: zu unterscheiden zwischen Wissen und Glauben. Denn das Wissen wird allmählich durch die Macht, die es auf das Menschengemüt ausüben muß, dennoch zu einem Moloch, welcher den Glauben nach und nach verschlingen muß, wenn dieser Glaube sich nicht halten kann an ein höheres, wirklich übersinnliches Wissen, das nun seinerseits heranzudringen vermag auch an so etwas wie das Mysterium von Golgatha.

Und da muß dann Anthroposophie darauf aufmerksam machen, wie das, was die starre, naturwissenschaftliche Notwendigkeit gibt, für ihre übersinnliche Erkenntnis zum bloßen Phänomen wird, wie die Welt, die wir mit den Augen schauen, mit den Ohren hören, eben aufgeht in Phänomenalismus. Ich kann heute über diese Dinge nur mehr oder weniger referieren, aber Anthroposophie sucht den Beweis zu liefern, daß wir in dem, was wir sehen, es gar nicht mit einer materiellen Welt zu tun haben, sondern daß wir es da zu tun haben mit einer Welt der Phänomene. Und in übersinnlicher Erkenntnis verliert die sinnliche Welt gewissermaßen von ihrer starren Dichtigkeit, es verliert aber auf der anderen Seite die ethisch-religiöse Welt auch von ihrer Abstraktheit, von ihrem Entrücktsein der sinnlichen Notwendigkeit. Es nähern sich die beiden Welten. Die ethisch-religiöse Welt wird realer, die sinnlich-physische Welt wird phänomenaler. Und nicht durch eine Spekulation, nicht durch eine abstrakte philosophische Methode, sondern durch ein wirkliches Erleben wird eine Welt aufgebaut, die hinausliegt über unsere gewöhnliche Sinneswelt. Und diese Welt, die gesucht wird, die hat nicht mehr jenen Gegensatz zwischen Idealem und Realem. Beide haben sich genähert. Die Naturgesetze, möchte ich sagen, werden moralisch in dieser Welt, die moralischen Gesetze verdichten sich zu einem natürlichen Geschehen. Und um nur eines zu erwähnen: An das Erdenende setzt zwar auch diese Anthroposophie so etwas wie den Wärmetod, aber ihr wird dasjenige, was der Mensch als sittliche, religiöse Ideale in sich trägt, zu etwas wie ein realer Keim, der, wie bei der Pflanze, das Leben dieses Jahres in das nächste Jahr hinüberträgt. Anthroposophie stößt hier gegenüber der neueren Wissenschaft gar sehr an das Paradoxe. Ich wage es aber dennoch auszusprechen, weil ich glaube, daß es in dem Kreise von Theologen weniger Anstoß erregen wird als im Kreise von starren Naturforschern, daß anthroposophische Geisteserkenntnis erkennt, wie das sogenannte Gesetz von der Erhaltung der Kraft und des Stoffes in dieser Welt, die da als übersinnliche beschrieben wird, nicht mehr gilt, wie dieses Gesetz von der Erhaltung des Stoffes und der Kraft nur relative Gültigkeit in der Welt hat, die als Naturwelt erscheint und die vom Rationalismus erfaßt wird.

Anthroposophie lehrt uns gerade im menschlichen Organismus erkennen, daß nicht nur Materie vorhanden ist und sich umwandelt, lehrt uns nicht nur Metamorphosen der Materie erkennen. Außerhalb des menschlichen Organismus, in der übrigen Natur, da gilt das Gesetz der Erhaltung der Kraft und des Stoffes, im Menschen selber aber lehrt uns Anthroposophie ein vollständiges Verschwinden der Materie und ein Wiederauferstehen von neuer Materie aus dem bloßen Raume. Und anthroposophische Geisteswissenschaft darf, wenn ich einen trivialen Vergleich gebrauchen darf, darauf hinweisen, daß es mit der gewöhnlichen Vorstellung von Stoff und Kraft im menschlichen Organismus so ist, wie wenn jemand etwa sagen würde, er habe abgezählt, wieviele Banknoten man in eine Bank trage und wieviele man wieder heraustrage, und wenn man genug große Zeiträume ins Auge fasse, so seien es gleich viele. So verfährt man auch bei dem Studium des Gesetzes von der Erhaltung des Stoffes und der Kraft: Man sieht, daß ebensoviel Energien in den Stoff hineingehen, wie herausgehen. Aber wie man nicht annehmen darf, daß in der Bank die Banknoten als solche umgewandelt werden, sondern vielmehr dort selbständige Arbeit geleistet werden muß – die Banknoten können sogar umgeprägt werden und es können ganz neue herauskommen –, so ist es auch im menschlichen Organismus: Es findet Stoff- und Kraftvernichtung, Stoff- und Kraftschöpfung statt.

Das ist etwas, was nicht in leichtsinniger Weise phantasiert wird, sondern was durchaus innerhalb strenger anthroposophischer Forschung erkannt wird. Nun gilt zwar dasjenige, was für die Außenwelt das Gesetz der Erhaltung des Stoffes und der Kraft ist, allerdings für die mittlere Entwickelungsetappe; wenn wir aber an das Erdenende gehen und mit einer gewissen Berechtigung den Wärmetod annehmen dürfen, dann sehen wir nicht einen großen Friedhof, sondern wir sehen, daß alles das, was der Mensch ausgebildet hat an sittlich-ethischen Idealen, an göttlich-geistigen Überzeugungen, sich in ihm wirklich vereinigen kann mit dem neu entstehenden Stofflichen, und daß folglich man es zu tun hat mit einem realen Keim der Fortbildung. Es wird durch das, was gerade im Menschen entsteht, der Tod des äußeren Stoffes überwunden.

Wir finden in anthroposophischer Geisteswissenschaft etwas, was durchaus zeigt, wie ethisch-sittliche Kräfte auch unmittelbar wirksam sind innerhalb des Stofflichen. Beim Menschen bleibt das zunächst für das gewöhnliche Bewußtsein unterbewußt. Aber, um es noch einmal zu sagen, für dasjenige Bewußtsein, das in anthroposophischer Forschung erlangt wird, kommt man durchaus dazu, zu erkennen, daß Ethisch-Sittlich-Religiöses verdichtet wird zur Realität, und das, was im äußeren Materiellen lebt, sich in die bloße Phänomenalität auflöst. Dadurch werden die beiden Welten einander genähert. Sie werden einander aber auch dann genähert, wenn man auf die Art und Weise sieht, wie der Mensch sich nun in dieser höheren Erkenntnis verhält. Wir sind gewohnt, logisch zu sprechen und zu urteilen, wenn wir den gewöhnlichen Rationalismus auf die äußere natürliche Welt anwenden und auf diese Art von logischen Kategorien ausgehen, die für die äußere sinnliche Welt ganz berechtigt sind. Auch von dieser Art geht, einfach aus objektiver Nötigung heraus, anthroposophische Geisteswissenschaft ab. Sie muß abgehen, weil sie anderes erlebt, anderes beobachtet mit ihren Erkenntnismethoden. Und es treten namentlich zwei Begriffe auf – es treten freilich noch viele andere Begriffe auf, aber diese zwei sollen uns heute besonders wichtig sein –, welche man sonst nur indirekt kennt, als Objekte, die man aber nicht anwendet, wie man logische Begriffe anwendet. Es wird eben in der Erkenntnis auch dasjenige Ausdruck, Offenbarung, es wird der Realität genähert, was sonst formal, ideal ist.

Die zwei Begriffe, die da auftreten, sind die des Gesunden und Kranken. Sie werden mir alle zugeben, daß es eigentlich unmöglich ist, für die logischen Kategorien in der gewöhnlichen Sinneswelt von «gesund» und «krank» zu sprechen, von dem, was nicht nur wahr ist, sondern was anerkannt wird, weil es gesund ist. Wir erkennen in der organischen Natur das Gesunde als Wachstums- und Entwickelungsprinzip an, wir erkennen das Kranke als Deformation, als Hemmung der normalen Entwickelung an. Wir sprechen aber, wenn wir logische Kategorien anwenden, nicht von gesund und krank. Wenn wir von der gewöhnlichen gegenständlichen Erkenntnis in diejenige heraufsteigen, welche anthroposophische Geisteswissenschaft anwendet, dann müssen wir beginnen, von gesund und krank zu sprechen. Denn die Beobachtung nötigt uns dazu, solche, jetzt nicht mehr Ideen und Begriffe, sondern Erlebnisse – denn gesund und krank sind Erlebnisse – in der übersinnlichen Welt zu finden, in die wir eintreten. Wir müssen, was wir in der sinnlichen Welt mit dem bloßen Abstraktum «wahr» bezeichnen, in der übersinnlichen Welt als das Gesunde haben. Und was wir in der sinnlichen Welt als «unwahr», «unrichtig» bezeichnen, müssen wir erlebend in der übersinnlichen Welt als das Krankhafte haben.

Und da bietet sich nun für die Anthroposophie, nicht dadurch, daß man es etwa gewaltmäßig herbeiziehen möchte, sondern durch den ganz ehrlichen, redlichen Fortgang der Forschung selbst, die Möglichkeit, unmittelbare gegenwärtige Forschung anzugliedern an das Neue und an das Alte Testament. Da wird die Kluft zwischen der Forschung und dem Alten und Neuen Testament wirklich auch überbrückt. Da wird ein neuer Weg zum Verständnis des Mysteriums von Golgatha geschaffen. Denn da bietet sich etwas, was nun gar sehr paradox ist. Wie gesagt, ich kann ja heute nur mehr oder weniger referieren, aber was ich Ihnen in kurzen Linien darlege, ist ja nur das Ergebnis jahrelanger Forschung, einer Forschung, die nicht von religiösen Vorurteilen – gestatten Sie mir das zu bemerken – ausgegangen ist. Ich selber bin durchaus von naturwissenschaftlicher Bildung ausgegangen, bin so freigeistig als möglich in meiner Jugend aufgewachsen, habe gerade aus meiner Jugend keine religiösen Empfindungen mitgebracht. Durch die Forschung, durch das, was letzte Konsequenz der naturwissenschaftlichen Forschung ist, bin ich zu dem gedrängt worden, was ich von anthroposophischer Seite her auch für das Entstehen der religiösen Probleme glaube sagen zu dürfen. Also Vorurteile liegen hier wirklich auch subjektiv durchaus nicht vor. Aber man lernt durch anthroposophische Forschung – gerade wenn man ganz im Stil und Sinn der Naturwissenschaft forscht, wirklich die Natur genauer kennen. Wenn man das auch natürlich nicht immer zugibt und Naturwissenschaft gewissermaßen verunreinigen will durch allerlei Mystik, was ungerechtfertigt ist: man lernt wirklich die Natur genauer erkennen, nicht nur in bezug auf ihre Erscheinungen und Gesetze, sondern dadurch, daß man sich über ihre Qualität, über das, was sie eigentlich ist, bestimmte Vorstellungen machen kann. Und da sagt man sich dann: Dasjenige, was da draußen in der Natur vor sich geht, das setzt sich auch in den Menschen hinein fort. Dasjenige, was außerhalb der Haut geschehen ist, ist auch innerhalb der Haut des Menschen vorhanden. Naturprozesse finden wir äußerlich, Naturprozesse finden wir innerlich. Aber, und jetzt kommt das Paradoxe, das sich der anthroposophischen Forschung zeigt –: alle aufsteigenden, nach der Fruchtbarkeit hingehenden Naturprozesse haben im Menschen nur eine beschränkte Gültigkeit, sie werden im Menschen zu Abbau-, zu Zerstörungsprozessen. Und der große, gewaltige Satz ergibt sich aus wirklich vielfältiger Naturbeobachtung und aus vielfältiger anthroposophischer Betrachtung des Menschen: Der Natur ist es gestattet, Natur zu sein außerhalb der menschlichen Haut; innerhalb der menschlichen Haut wird dasjenige, was Natur ist, zu dem, was sich der Natur entgegenstellt.

Hat man sich jetzt zu übersinnlichen Forschungsmethoden erhoben, so sieht man, wie im Menschen zerstörend jene Kräfte werden, die in der äußeren Natur aufbauende Kräfte sind, wie diese zerstörenden Kräfte in der Menschennatur die Träger des Bösen werden. Das ist der Unterschied, den die Anthroposophie gegenüber dem bloßen Idealismus aufzuweisen hat, daß sie zu sagen hat: Der Natur ist es gestattet, Natur zu bleiben; dem Mencheninneren ist es auch körperlich nicht gestattet, Natur zu bleiben. Denn auch naturhaft wird das, was im Menschen als fortgesetzte Natur wirkt, es wird zum Krankhaften und damit zum Bösen. Natur außer uns ist neutral gegenüber Gut und Böse, in uns ist sie auch körperlich zerstörend, krankhaftmachend, böse. Und wir halten uns, das zeigt wieder die anthroposphische Anschauung, gegen dasjenige, was als das Böse in uns waltet, nur dadurch aufrecht, daß wir mit der äußeren Natur in dem Leben zwischen Geburt und Tod so in Beziehung stehen, daß wir es nur bis zum Spiegelbild der äußeren Natur kommen lassen, daß wir in unserem Bewußtsein nicht erfassen, was in den Tiefen unseres Menschenwesens organisch als der Urgrund des Bösen waltet. Wir erfüllen unser Bewußtsein, indem wir die Sinneswahrnehmungen von außen empfangen. Wir empfangen die äußeren Sinneseindrücke, aber wir leiten sie nur bis zu einem gewissen Punkte. Da dürfen sie nicht hinunter. Da würden diese äußeren Natureindrücke – für die übersinnliche Erkenntnis zeigt sich dies – wie vergiftend wirken. Wir strahlen sie zurück. Dadurch wird zwischen dem, was im Menschen Bewußtseinsorgane sind, die die äußere Natur aufnehmen und dem, wo sich nun die eigentliche Natur fortsetzt, wo sie ihre aufbauenden Kräfte im Menschen noch entwickelt, eine Grenze geschaffen. Die bewußten Vorgänge dringen nicht unter diese Grenze hinunter, sondern werden statt dessen zurückgespiegelt und bilden unser Gedächtnis, unsere Erinnerung. Und das, was in unserer Erinnerung lebt, ist zurückgespiegelte äußere Natur, die nicht tiefer in uns eindringt. Wie der Lichtstrahl an dem Spiegel zurückgestrahlt wird, so wird das Bild der Natur, nicht die Natur selbst, zurückgeworfen. Denn würde der Mensch ins Bewußtsein hereinbekommen, was hinter seinem inneren Spiegel liegt, was da unten liegt, wo die Natur in ihm böse wird, so würde er durch das Walten der Natur in ihm eben ein böses Wesen werden.

Aber zu einem vollen Ich-Bewußtsein, zu einem in sich geschlossenen Selbstbewußtsein können wir nicht kommen, das zeigt sich uns ganz klar, wenn wir uns beschränken auf die spiegelnden Vorstellungen, auf die Erinnerungen, auf den bloßen Widerglanz der äußeren Natur. Was wir als Selbstbewußtsein zusammenfassen, was als Ich in uns auflebt, das kann nur aus unserer Körperlichkeit herauskommen, das urständet in der Natur des Menschen. Daher wird der Rationalismus in sich ebenso neutral gegenüber dem Guten und Bösen wie die Naturgesetze. Aber würde sich dasjenige, was das menschliche Selbstbewußtsein konstituiert, über den anderen Teil des menschlichen Seelenlebens verbreiten, so würden wir in der jetzigen Periode des Menschenlebens unbedingt mit dem Erwachen des Ich eine unwiderstehliche Neigung zum Bösen, zu dem, was als abbauende Naturkräfte in uns vorhanden ist, haben müssen.

Und nun entsteht eine bedeutsame Erkenntnis, die ins religiöse Gebiet hinüberführt. Derjenige Mensch – das zeigt gerade der Anblick der gewöhnlichen physischen Welt vom übersinnlichen Gesichtspunkte aus –, der sich klar überläßt all dem, was Naturwirken ist, dem, was an Kräften die Naturerscheinungen durchzieht, der kommt dazu, sich zu sagen: Atheismus ist nicht bloß eine logische Unrichtigkeit, Atheismus ist wirklich eine Krankheit. Nicht eine Krankheit, die man gewöhnlich konstatieren kann, aber anthroposophische Geisteswissenschaft kann davon sprechen, weil sie eben für die bloßen Begriffe «richtig oder unrichtig», die Begriffe «gesund und krank» bekommt auf ihrem übersinnlichen Standpunkte, daß in Säftezusammensetzungen des Menschen, die der äußeren Physiologie und Biologie nicht mehr zugänglich sind, etwas Krankhaftes vorhanden ist, wenn der Mensch aus seinem Gemüte heraus sagt: Es ist kein Gott. – Denn die gesunde menschliche Natur – obwohl sie böse werden kann, aber das Böse bleibt eben im Unterbewußtsein –, die sagt: Es ist ein Gott.

Aber in diesem Bewußtsein: Es ist ein Gott – das der unmittelbare Ausdruck der wirklichen menschlichen Gesundheit ist, liegt nur dasjenige Gottesbekenntnis, das ich nennen möchte das Vaterbekenntnis. Nichts anderes können wir aus der Vertiefung in die Natur, aus dem Erleben der Natur in uns selbst erlangen als das Vaterbewußtsein.

Daher kann für denjenigen, der in der modernen Naturwissenschaft stehenbleibt, nichts andres geschehen, als daß er zum Vaterbewußtsein kommt, und den Sohn, das Christus-Bewußtsein eigentlich aus der Reihe der göttlichen Wesenheiten mehr oder weniger verliert, wenn er es auch nicht zugibt. Und der Grundcharakter des Harnackschen «Wesen des Christentums» ist ja der, daß da gesagt wird, es gehöre in die Evangelien nicht der Sohn hinein, sondern einzig der Vater, und der Sohn sei nur derjenige, der die Lehre vom Vater durch die Evangelien in die Welt gesandt hat.

Diese Auffassung führt allmählich dennoch von dem wirklichen, realen Christentum ab. Denn man muß, wenn man das Christentum beibehalten will, zu dem gesonderten Vatererlebnis, das man auf diese Weise erlangt, wenn man wirklich die gesunde Menschennatur hat, hinzufügen können das Sohn-Erlebnis. Dieses Sohn-Erlebnis aber ist kein anderes als das, was nun nicht aus dem Erleben der Natur, sondern aus dem Erleben von etwas im Menschen entsteht, das über der Natur in ihm vorhanden ist, ein Erlebnis, das dem angehört, was mit der Natur nichts zu tun hat, demgegenüber die Natur bis zur bloßen Phänomenalität erlischt. Und da tritt dann noch die Möglichkeit ein, zu dem Vatererlebnis das Sohneserlebnis hinzuzubekommen.

Wie das Vatererlebnis einfach ein Erlebnis der vollkommenen, harmonischen Gesundheit ist, so ist das Sohneserlebnis diejenige Tatsache, die innerlich durchgemacht wird, wenn der Mensch merkt, daß er eigentlich, indem er zum vollen Ich-Bewußtsein aufsteigt, dieses Ich-Bewußtsein im Erdenleben entwickeln muß, daß dieses Ich-Bewußtsein selber durchaus naturhaft ist. Und wenn er es nicht dem Bösen überliefern will, so muß dieses Ich erwachen innerhalb des Erdenlebens selber zu einem Durchdrungensein mit göttlich-geistigen Inhalten. Es muß Wahrheit werden: Nicht ich, sondern der Christus in mir.

Es muß Wahrheit werden deshalb, weil das Ich, das, wie es zunächst erlebt wird, noch innerhalb des Vatererlebnisses stehen kann, durchaus umgewandelt, metamorphosiert werden muß. Nicht braucht der Mensch krankhaft zu werden aus dem, was die äußere Natur bloß spiegelt, wo sie nicht selbst in sein Bewußtsein eintritt, sondern nur in den zurückgeworfenen Bildern, in den Reflexionen. Aber krank müßte der Mensch werden in bezug auf sein wahres Menschenwesen, wenn er nicht aus seiner Freiheit heraus diejenige Weltenmacht finden könnte, die sich nun nicht bloß verhält wie der Urgrund dessen, was als die gesunde Natur da ist, was aber im Menschen zum kranken Wesen wird, wenn er nicht sich erheben könnte zu dem, was nun anerkennt die notwendige Erkrankung durch die Entstehung des Ich. Das übrige Seelenleben könnte unter Umständen gesund bleiben, aber die Ich-Festigkeit müßte dieses Seelenleben doch krank machen, wenn der Mensch nicht im Leben, im innerlichen, sinnlichkeitsfreien Erleben derjenigen Wesenheit begegnen könnte, die hier auf Erden gefunden werden kann, die aber nicht von irdischer Art ist, die nur gefunden werden kann durch die freie Tat der Seele, und deren Finden daher durchaus verschieden ist von dem Finden des Vaters.

In Westeuropa wird der Unterschied zwischen diesen zwei Erlebnissen, dem Vatererlebnis und dem Sohneserlebnis, sehr wenig betont. Wenn man heute noch nach Osten hinüberkommt und so etwas studiert wie die Philosophie des russischen Philosophen *Solowjow*, dann findet man gerade bei ihm, daß er eigentlich redet wie ein Mensch der ersten christlichen Jahrhunderte, nur daß er das, was er aus dieser Gesinnung heraus sagt, in moderne philosophische Formeln kleidet. Er redet so, daß man deutlich ihm anmerkt: Er hat ein besonderes Vater- und ein besonderes Sohneserlebnis. Instinktiv hat er das, was aus der modernen geistigen Forschung wiederum anerkannt werden muß: daß man aus dem Vater heraus geboren wird, daß es eine Krankhaftigkeit ist, den Vater nicht anzuerkennen, daß es aber für den Ich-begabten Menschen einen Heilprozeß, einen überirdischen Heiler geben muß, und das ist der Christus. Den Vater nicht zu erleben heißt innerlich krank sein; den Christus nicht zu erleben heißt ein Unglück in sein Leben eintreten sehen. Die Vaterfrage ist eine Frage der Erkenntnis. Die Sohnesfrage ist eine Schicksalsfrage, ist eine Frage von Glück und Unglück. Und nur diejenigen Zeitalter haben noch eine genügende Vorstellung bekommen können von der Art, wie der Christus in unser Leben eintritt, die ihn als Arzt, als universellen Arzt betrachtet haben. Das ist für übersinnlich-anthroposophische Forschung keine Phrase, das ist nicht etwas, was bloß allegorischen und symbolischen Sinn hat: Christus der Arzt, Christus der Heiland oder Heiler, derjenige, der das Ich befreit von der Gefahr, von der es der Vater nicht befreien kann, weil das Gesunde eben auch krank werden kann. Und durch das Ich-Bewußtsein würde die Gesundheit verlorengehen müssen. Was der Vater nicht vermag, er hat es dem Sohn übergeben. Der Christus tritt im gesonderten Erlebnis neben dem Vater durchaus in das menschliche Bewußtsein ein.

Und geisteswissenschaftliche anthroposophische Forschung

kann dieses Erlebnis ganz wissenschaftlich methodisch rechtfertigen. Aber hier würde sich ja zunächst etwas ergeben, was ich nennen möchte: der ewig gegenwärtige Christus. Wir finden ihn, wenn wir ihn nur tief genug in unserer Seelenwesenheit suchen, wir finden ihn als eine Wesenheit, die wir nicht aus unserer eigenen Seele hervorholen können. Wir finden ihn, wie wir ein äußeres Naturereignis außer uns objektiv finden. Wir begegnen uns mit ihm nach unserer Geburt im Laufe unserer menschlichen Entwickelung. Wir müssen ihn aus unserer moralischen Wahrnehmung hervorholen. Doch ist er der ewig-gegenwärtige Christus.

Aber hat man diesen ewig-gegenwärtigen Christus gefunden, hat man ihn vor anthroposophischer Forschung gerechtfertigt, dann tritt man eben anders ein auch in die historische Forschung, als man vorher eingetreten ist. Denn das ist das Eigentümliche: Wenn man zu dem höheren Bewußtsein aufsteigt, so muß man erst wiederum heruntergehen zum gewöhnlichen Bewußtsein. Man kann nicht im höheren Bewußtsein die Sinneswelt erforschen. Das würde alles nur zu einer bloßen Rederei führen. Derjenige, der nur höheres Bewußtsein entwickeln würde, der also bloß das kennen würde, was Anthroposophie ist, der sollte nur ja nicht über Naturwissenschaft reden, denn wer über Naturwissenschaft reden will, muß auch durchaus die Natur wissenschaftlich, so wie die Naturwissenschaft forscht, kennen. Er kann nur dann das, was die Naturwissenschaft gibt, mit der übersinnlichen Forschung durchdringen. Einem Laien, einem Dilettanten in Naturwissenschaft ist es nicht gestattet, über Naturwissenschaft zu reden, auch wenn er noch so sehr bewandert ist in dem Wissen von den übersinnlichen Welten. Die übersinnlichen Welten haben für die sinnlichen Welten im Grunde genommen genau dieselbe Bedeutung wie der Sauerstoff, wenn er außerhalb der Lunge ist. Die Lunge ist dasjenige, was die Natur ist. Es muß erst hineinergossen werden in die Naturwissenschaft die Geisteswissenschaft, wenn die Naturwissenschaft befruchtet werden soll.

Allein ein anderes Gebiet ergibt sich nun, wiederum nicht aus einem religiösen Vorurteil heraus. Man kann dazu kommen zunächst ohne historische Betrachtung, ganz ohne daß man die Evangelien zu Hilfe nimmt. Es ist dasjenige, was ich nennen möchte die

Epoche der Menschheitsentwicklung, welche für uns eben äußerlich zusammenfällt mit dem Mysterium von Golgatha.

Wenn derjenige, der nun nicht zu übersinnlichen Begriffen und Ideen vordringt, an das Mysterium von Golgatha herankommen kann, dann wird er versucht, immer mehr und mehr bloß äußerlich naturalistisch-historisch vorzugehen und den Christus Jesus in die bloße Persönlichkeit Jesu zu verwandeln. Derjenige, der zu anthroposophischer Geistesforschung aufsteigt, der findet überall die Notwendigkeit, erst erkennend zu durchdringen, was sich ihm im Felde der Natur und im Felde der gewöhnlichen Historie ergibt. Nur gegenüber dem historischen Mysterium von Golgatha findet er das nicht. Auf dieses sind unmittelbar und ohne Vorurteil die höheren Begriffe anwendbar. Man kann das, was sich in der Sinneswelt abgespielt hat, so wie es sich abgespielt hat, unmittelbar mit übersinnlicher Forschung ergreifen. Und dann kommt man zu folgendem. Dann sieht man, daß jene Ich-Entwickelung, von der ich Ihnen gesprochen habe, tatsächlich nicht immer da war innerhalb der Menschheitsentwickelung. Dann findet man es zum Beispiel gerechtfertigt, daß, je weiter wir in der Sprachentwickelung zurückgehen, die Ich-Bezeichnung immer mehr und mehr in den Verben mitenthalten ist, daß die Ich-Bezeichnung für sich erst später auftritt. Aber das ist nur eine Äußerlichkeit. Wer Geschichts-Psychologie erforscht, indem er sie mit übersinnlichen Anschauungen durchdringt, der wird finden, daß tatsächlich das Ich-Erlebnis nicht da war bis etwa in das 8., 7. vorchristliche Jahrhundert hinein, daß es dann langsam heraufaucht, daß tatsächlich die geschichtliche Entwickelung in der Menschheitsgeschichte sich zu dem hinneigt, was man als das Heraufdämmern des Ich bezeichnen muß.

Ich glaube, man hat gerade innerhalb des griechischen Lebens das Heraufdämmern dieses Ich voll empfunden, nicht nur dadurch, daß man sich bewußt war, daß dieses Ich aus der Natur stamme und deshalb der Natur unterworfen ist, also den Menschen ertötet, wenn es sich für sich allein entwickelt. Deshalb hat man ja auch wirklich in Griechenland gefühlt, daß es besser sei, ein Bettler zu sein in der Oberwelt, als ein König im Reiche der Schatten. Das war eine durchaus aufrichtige Empfindung. Aber man hat es noch in anderer Weise gefühlt. Wer wirklich die großen griechischen

Dramatiker studiert, nicht mit jener Oberflächlichkeit, mit der das heute so oftmals geschieht, der weiß, daß sie zu gleicher Zeit Ärzte sein wollten, daß sie die Dramenführung so gestalten wollten, daß der Mensch durch die Katharsis gesunden könne. Die Griechen haben etwas gespürt von dem Heilenden der Kunst.

Und wenn wir in diesem Zeitalter der historischen Entwickelung herübergehen zur römischen Welt, so fühlen wir, wie sich der menschliche Seeleninhalt im religiösen Leben, im Staatsleben und im öffentlichen Leben sonst in abstrakte Begriffe versteift. Wir finden in der Menschheit die große Gefahr, an der Ich-Entwickelung zu erkranken. Und wir fühlen, was es eigentlich hieß – ich treibe nicht ein Analogiespiel mit Worten, wenn es auch so aussieht, es ist doch das Ergebnis anthroposophischer Forschung –, daß im Orient die «Therapeuten» auftraten, ein gewisser Orden, welcher sich zur Aufgabe stellte, die krankwerdende Menschheit wirklich zur Gesundung zu bringen.

Was wir aber im Laufe der Geschichtsentwickelung eintreten sehen, das ist, daß die Menschheit nicht etwa verdorrte und krank wurde, wie man hätte annehmen müssen, wenn man wirklich unbefangen nur auf die Fortsetzung dessen sehen würde, was vor dem 7., 8. und so weiter vorchristlichen Jahrhundert als Impuls in der Menschheit vorhanden war. Sie verdorrt nicht, sie wird nicht krank, sie nimmt in sich ein Ingrediens auf, das von innen heraus heilend wirkt. Eine historische Therapie spielt sich ab.

Wer kein Empfinden dafür hat, daß das Alte Testament und auch die übrigen alten Religionen durchaus darauf hinweisen, daß der Entwickelungsprozeß der Menschheit ein in der Sünde Krankwerden ist, wer nicht sieht dieses in der Sünde Krankwerden, der fühlt eben auch nicht das Aufstrahlen von etwas, was von außerhalb der Erde, von außerhalb des Tellurischen hereinkommt, und was der Erde einen neuen Einschlag gibt, so wie dem Boden ein neuer Einschlag durch die Fruchtkeime gegeben wird. Man lernt verstehen, wie von da ab ein befruchtender Same aus überirdischen Welten als heilender Same eingegossen wird, denn die irdische Menschheit war wirklich am Krankwerden. Und man lernt schauen, wie das, was kosmisch, was nicht bloß tellurisch ist, in die Erdenentwickelung eingreift. Und ausgerüstet mit diesem Schauen, mit dem Schauen eines Wesens, das als der große unsichtbare Therapeut in die geschichtliche Entwickelung eingreift, verfolgt man die Persönlichkeit des Jesus von Nazareth. Da taucht sie auf, und auch ohne daß man von den Evangelien beeinflußt ist, findet man sie, wenn man sie sucht mit dem rechten Stern, nicht mit Vorurteilen, sondern mit etwas, was Aufleuchten eines inneren Lichtes ist.

Man geht wirklich zwei Wege: Einmal, indem man alle Wissenschaft zusammennimmt, auch diejenige, die nicht bloß abstrakt richtig und unrichtig, sondern die im geschichtlichen Werden gesund und krank kennt, und nähert sich dem Mysterium von Golgatha, wie sich ihm mit alter Wissenschaft aus Sternenkunde heraus die drei Weisen oder Magier des Morgenlandes genähert haben. Man nähert sich ihm aber auch aus einfachem Menschenherzen, aus Menschenfühlen heraus.

Wenn man dem ewig-gegenwärtigen Christus begegnet ist, den man findet, ausgerüstet mit demjenigen Organ, in welchem der ewig-gegenwärtige Christus in paulinischer Weise sagt: Nicht ich, sondern der Christus in mir macht mich gesund, und gibt mich vom Tode dem Leben zurück – dann findet man in der Geschichte der Menschheit den Menschen Jesus, in dem der Christus wirklich gelebt hat. So fließen einem zusammen die überirdische Christus-Wesenheit, der Heiler, der große Therapeut, mit dem schlichten Mann aus Nazareth, der ja nicht anders als schlicht zu sein brauchte, der ja in seinen äußeren Worten sprechen konnte zu den Ärmsten der Armen, der auch sprechen konnte in seinen Worten zu den Sündern – das heißt doch zu den Kranken –, der aber zu ihnen Worte sprach, die nicht bloß von dem erfüllt waren, was bis dahin in der Menschheit gewirkt hatte – denn da wären sie so krank geblieben wie eben im Römertum die Worte allmählich geworden waren, weil sie von der bloßen Abstraktheit durchzogen waren –, der zu ihnen sprach Worte des ewigen Lebens, die nicht zum Verstande zu sprechen brauchen, die zum Fühlen, zu dem, was irrationell ist, sprechen können.

Man dringt also an die Persönlichkeit des Jesus von Nazareth heran, man lernt erkennen all die wunderschönen Seiten, die uns durch das Lukas-Evangelium geschildert werden. Aber man wird auch hingeführt zu all dem, was das Johannes-Evangelium aus innerer Erfahrung über den Heiler, über den Therapeuten schildert, der da auch ist der lebendige Logos, der gesundende Logos. Man lernt die synoptischen Evangelien mit dem Johannes-Evangelium verbinden in demselben Momente, wo man nicht mehr mit den rationalistischen Begriffen von formal richtig oder unrichtig an die historische Forschung herangeht, sondern wo man mit den höheren Begriffen von gesund und krank an die geschichtliche Entwikkelung herangeht. Dann verliert der «Mensch Jesus» nichts. Denn indem er derjenige ist, der zunächst ausersehen ist vom Außerirdischen, das was der Christus-Heilimpuls ist, in sich aufzunehmen, braucht er nicht alle Weisheit des Altertums, die sich ja doch nur in den Krankheitsprozeß hineinentwickelt hat, so daß die Menschheit fürderhin nicht durch Weisheit das Göttliche erkennen konnte, sondern durch Weisheit nur in krankhafter Weise hätte fürderhin erkennen können das Äußerlich-Natürliche. Man lernt erkennen denjenigen, der ganz und gar durch Befruchtung von oben das Wesen geworden ist, das über den Boden von Palästina wandelte. Man lernt hinschauen zu der Persönlichkeit des Jesus als der äußerlichen Hülle für die außerirdische Christus-Wesenheit. Man lernt erkennen, daß die Erde ihren Sinn verloren hätte, daß sie in Krankheit untergegangen wäre, wenn nicht die große Gesundung durch das Mysterium von Golgatha eingetreten wäre.

Da wird nichts vom Irrationellen, vom Paradoxen dem Christentum genommen, da wird der Mensch nur in der rechten Weise wiederum hingeführt zu dem, was keine Ratio begreifen kann, sondern nur die belebte Erkenntnis, welche dem Menschen durch die anthroposophische Forschung eben versucht wird nahezubringen. Im Gegenteil dazu sieht man, daß die Leben-Jesu-Forschung allmählich rationalistisch geworden ist, daß der «schlichte Mann aus Nazareth» schon jetzt für viele das einzige geworden ist, daß sie den Christus nicht wieder finden können. Allein man kann den Christus nicht finden durch bloße Logik, auch wenn sie historische Logik ist. Man kann den Christus nur finden, wenn man den historischen Prozeß zu verfolgen in der Lage ist mit dem in dieser Beziehung höheren Begriffe von gesund und krank. Dann kommt man wirklich dazu, daß man sieht: Die Krankheit, die allmählich über den Menschen gekommen wäre durch die Ich-Erweckung, die hätte zum Tode des Geistes führen müssen. Denn der Mensch wäre durch die Ausbreitung des Ich, das eben aus dem Körper kommt, immer mehr und mehr der Natur angehörig geworden. Über seine Seele hätte sich die Natur ausgegossen. Der Mensch würde allmählich dem verfallen, was dann sein irdischer Tod und zuletzt der Wärmetod der Erde ist.

Versteht man den Einschlag des Mysteriums von Golgatha als einen Einschlag, der der Erde einen neuen Sinn gibt, dann findet man gerade in der historischen Entwickelung durch den Menschen Jesus, durch den Kreuzestod und durch die Auferstehung, das, was der Erde neuerdings von den Himmeln gegeben worden ist. Man lernt erkennen, was es heißt, wenn der Spruch ertönt: Dieser ist mein vielgeliebter Sohn, heute wird er mir geboren. – Man lernt erkennen, daß da eine wirklich neue Zeit für die Erde anbricht. Man lernt erkennen, wie die Menschen sich allmählich erst nach und nach erziehen müssen zum Verständnisse dessen, was da eigentlich in die Menschheitsentwickelung durch das Mysterium von Golgatha gekommen ist. Und man fragt sich: Wie wirkt dieses Mysterium von Golgatha weiter?

Nun ja, zur Zeit, als das Mysterium von Golgatha auf der Erde sich abspielte, da war noch etwas von dem vorhanden, was in alten Zeiten überhaupt auf der Erde war: eine gewisse instinktive Erkenntnis. Die war, ohne daß die Ich-Entwickelung schon Platz gegriffen hatte, im Menschen vorhanden. Der ältere Mensch hatte nicht das deutlich ausgeprägte Ich, dafür hatte er ein instinktives Erkennen. Das war ihm durch eine instinktive, göttliche Inspiration zugekommen. Das war in alten Zeiten das Heilende, das war die therapeutische Uroffenbarung. Diese Uroffenbarung schwand immer mehr und mehr. Der Mensch breitete sein Ich über sein Wesen aus. Der Mensch wurde gerade dadurch immer mehr und mehr krank. Aber es waren noch die letzten Reste da des alten hellseherischen, instinktiven Erkennens der geistigen Welten. Solche Reste alter Schauungen waren bei den Aposteln vorhanden, waren vorhanden bei den Gnostikern, bei manchen anderen, wenn sie auch nicht vollkommen genug waren. So kam es, daß mit den letzten Erbschaften wirklichen alten Hellsehens der Christus noch erkannt worden ist, daß man noch gewußt hat, daß in dem Jesus ein außerirdisches Wesen erschienen ist, das vorher nicht auf der Erde war.

Am stärksten hat Paulus dieses Erlebnis gehabt. Als Saulus war er in einer gewissen Weise eingeweiht in alle Geheimnisse, in die man eingeweiht werden konnte aus dem abglimmenden alten Weisheitslichte heraus. Aus diesem abglimmenden alten Weisheitslichte heraus hat er den Christus Jesus bekämpft. In dem Momente, wo aus seinem Inneren heraufgestiegen ist ein Schauen, in dem Momente, wo ihm der Christus aufgegangen ist als der Ewig-Gegenwärtige, wandte er sich auch hin zu dem Kreuz auf Golgatha. Das innere Christus-Erlebnis brachte ihn an das äußere Christus-Erlebnis heran. Und so durfte er sich neben den anderen einen Apostel nennen, eben den letzten der Apostel. Wie die Apostel und die Jünger durch ihre Erbschaft aus alten Hellseher-Zeiten sich noch erheben konnten zu dem Christus-Erlebnis, wie sie die Auferstehung verstehen konnten, so konnte sie auch noch Paulus verstehen. Aber mit der Ausbreitung des Ich ist immer mehr und mehr solches Verständnis zurückgegangen. Ich möchte sagen: Die Theosophie ist immer mehr und mehr zur Theologie geworden. Durch die Logik tritt der Mensch heraus aus dem naturhaften Dasein, tritt jedoch ein in seine Ich-Entwickelung, die aber schließlich zu dem Krankhaften führt, von dem gesprochen worden ist.

Diese Entwickelung muß wiederum zurückkehren, wenn sie nicht verlustig gehen soll des Christus-Verständnisses, zu der Möglichkeit, den Christus als übersinnliches, überirdisches Wesen zu erkennen, damit sie die Persönlichkeit des Jesus richtig bewerten könne. Wir begreifen es daher auch, was alles sich abgespielt hat nach der Zeit der Apostel, der apostolischen Väter. Wir begreifen jenes Ringen, jenes lebendige Ringen durch die Jahrhunderte unter dem abglimmenden alten Erkennen und unter dem allmählichen Heraufkommen des Ich-Bewußtseins, um doch hinschauen zu können zu dem historischen Christus.

Nicht eine neue Religion stiften, nicht sektiererisch sein will die Anthroposophie, aber wenn sie einfach auf ihrem Wege geht und sich zu den übersinnlichen Erkenntnissen erhebt, dann begegnet ihr unter den Tatsachen der Erde, und zwar als dasjenige, was der Erde erst ihren Sinn gibt, das Mysterium von Golgatha. Und sie lehrt nun auch durch Schauen dasjenige wieder erkennen, was der bloßen Ratio eben verloren gehen muß. Sie kann wiederum hinzufügen, auch auf einem Erkenntniswege, der aber kein rationalistischer ist, zu der äußeren historischen Persönlichkeit Jesu die innerliche Gotteswesenheit Christi. Und man kommt dazu, daß der Begriff des Christus Jesus wiederum ein vollinhaltlicher wird, nur ein solcher, den sich die Menschheit durch Freiheit erobern muß.

Der kann auftreten, man möchte sagen, auf dem Wege der armen Hirten, die zuerst innerlich ahnen in sich den ewigen Christus, und die ihn dann äußerlich in dem Jesuskinde suchen. Man kann aber nicht nur, wie viele glauben, auf diesem Wege der armen Hirten zu dem Christus Jesus kommen, denn da würde doch Wissenschaft als der Moloch entstehen, der diesen naiven Glauben verschlingen würde. Man kann auch, indem man die Wissenschaft wirklich ausbildet, den Stern wiederum finden, der hinleitet nach Bethlehem. Gerade so, wie das einfachste Menschengemüt im innersten Erlebnis den Christus finden kann, wenn es nur aufsteigt nicht bloß zur Ratio, sondern zum Fühlen des inneren Krankseins, so kann aus diesem Krankhaftigkeitsbewußtsein, das im wesentlichen das reale Erfühlen des Sündenbewußtseins ist, auf ganz naive Weise das Christus-Erlebnis, die Begegnung mit dem Christus sich bilden. Aber die Wissenschaft kann nicht wegführen von diesem Erlebnis, denn erhebt sich diese Wissenschaft, wie sie es muß auf allen anderen Gebieten, zum übersinnlichen Schauen, so findet höchste Wissenschaft wie einfachstes Menschengemüt eben den Christus in dem Jesus.

Und das möchte Anthroposophie in bescheidener Weise leisten. Sie will gar nicht das Geheimnis wegnehmen, das im ehrfürchtigen Vertrauen von dem einfachen Menschengemüte gesucht wird, denn der Weg, den Anthroposophie geht, er geht zwar in obere Erkenntnisregionen hinauf, aber er führt nicht zum Rationalismus. Er muß gerade die Klippe des Irrationalen, des Paradoxen, wie ich angedeutet habe, umschiffen. Er muß sogar zu dem abstrakten Richtig und Unrichtig das lebensvolle Gesund und Krank hinzufügen. Er muß zu der bloßen physischen Therapie die große historische Therapie hinzufügen.

Dann wird diese anthroposophische Forschung, wenn sie zu der

Erkenntnis emporsteigt, zu der sie emporsteigen will, zu demselben führen, was zunächst sich als das wahre Geheimnis in still vertrauensvoller Ehrfurcht gerade als das, was unbekannt bleiben muß, erlangen läßt. Denn warum spricht man von diesem Unbekannten? Nun, wenn man einen Menschen nicht bloß aus Beschreibungen kennt, wenn man nicht bloß an sein Dasein glaubt, sondern wenn man vor sein Antlitz geführt wird, kommt man zum Schauen. Aber das Schauen wird deshalb nicht rationalistisch. Das Irrationale des Menschen, vor den wir hingeführt werden, hört nicht auf. Dieser Mensch bleibt uns ein Geheimnis, denn er hat ja in sich ein Intensiv-Unendliches. Wir könnten ihn mit keiner Ratio ausschöpfen. Ebensowenig schöpft anthroposophische Erkenntnis den Christus aus, obgleich sie mit aller Sehnsucht dahin strebt und mit allen ihren Erkenntnismitteln dahin zu kommen sucht, diesen Christus zu schauen, nicht bloß an ihn zu glauben. Er hört nicht auf, als ein Wesen dazustehen, das auch im Schauen nicht durch die Ratio aufgesogen wird. Und so wenig wie einem Menschen etwas genommen zu werden braucht von der irdischen Verehrung, die wir jedem einzelnen Menschen entgegenbringen, der doch ein Mysterium bleibt, auch wenn wir vor sein Antlitz geführt werden, so bleibt das Mysterium von Golgatha ein Mysterium; es wird durch Anthroposophie nicht herabgezerrt in die Trockenheit und Nüchternheit und in den Logismus des Rationellen. Das Irrationelle, das Paradoxe des Christentums soll nicht ausgelöscht werden durch den Christus Jesus der Anthroposophie, sondern das Irrationelle, das Paradoxe soll geschaut werden. Und dem Geschauten, man kann ihm ebenso kindliche, ebenso tiefe, ja vielleicht größere, kindlichere Ehrfurcht entgegenbringen als dem, an das man bloß glauben soll. Deshalb ist Anthroposophie nicht der Tod des Glaubens, sondern die Beleberin des Glaubens. Und das zeigt sich insbesondere in der Enträtselung, die Anthroposophie dem Mysterium von Golgatha, der Verbindung des Christus mit der Persönlichkeit des Jesus zukommen lassen will.

Das alles aber ist natürlich ein Gegenstand einer ausgebreiteten, jahrelangen Forschung, die trotzdem heute nur im Anfange ist. Und ich muß Sie um Entschuldigung bitten, wenn ich Ihnen nur einige Richtlinien in diesem, schon allzu langen Vortrage habe vorbringen wollen. Aber diese Richtlinien mögen wenigstens andeuten, daß Anthroposophie nicht in den Rationalismus der gewöhnlichen Erkenntnis herunterziehen will und zum ehrfurchtlosen, enthüllten Geheimnis machen will das Mysterium von Golgatha, sondern daß sie zu ihm hinführen will in aller Ehrfurcht, in aller religiösen Frömmigkeit, ja, in einer vertieften religiösen Frömmigkeit, die deshalb vertieft wird, weil wir den rechten Schauer erst empfinden, wenn wir in unmittelbarer Anschauung vor dem Kreuz von Golgatha stehen.

So möchte Anthroposophie nicht beitragen zu irgendeiner Ertötung, sondern zu einer Neubelebung, zu einer Neubeseelung des Christentums, das ja gerade schmerzlich zu leiden scheint unter dem Rationalismus, der für die äußere Naturwissenschaft voll berechtigt ist.

Die Kardinalfrage des Wirtschaftslebens

Kristiania (Oslo), 30. November 1921

Ich danke zunächst dem verehrten Vorsitzenden für seine herzlichen Worte und bitte Sie vor allen Dingen zu berücksichtigen, was ich ebenso herzlich versichere, daß es mir eine tiefe Befriedigung gewährt, einige Richtlinien aus den sozialen Bestrebungen, denen ich einen großen Teil meiner Zeit gewidmet habe, auch hier vortragen zu dürfen. Doch muß ich natürlich sogleich um Entschuldigung bitten deswegen, weil über die soziale Frage heute zu sprechen, eine außerordentlich schwierige Sache ist. Man kann in einem kurzen Vortrage ja eigentlich nur einige Richtlinien und vielleicht Anregungen geben, und das bitte ich Sie durchaus zu berücksichtigen. Vielleicht könnte die Meinung bestehen, daß jemand, der im wesentlichen sich der Popularisierung und Verbreitung anthroposophischer Geisteswissenschaft widmet, wenn er auf soziale Gebiete sich begibt, nur Weltvergessenes, vielleicht Phantasiemäßiges oder gar Utopistisches vorbringen könne. Was sich mir aber gerade aus anthroposophischer Denkweise heraus ergeben hat für die soziale Frage, es unterscheidet sich von vielem, das in der Gegenwart nach dieser Richtung gesprochen wird, vielleicht doch dadurch, daß es durchaus auf die Praxis des Lebens eingehen will und es eigentlich ablehnt, mehr oder weniger soziale Theorien zu besprechen.

Ich selbst habe im Laufe von Jahrzehnten aus den verschiedensten Untergründen heraus diejenige Anschauung über die soziale Frage gewonnen, über die ich einige Richtlinien heute verzeichnen möchte, und zwar durch unmittelbare Beobachtung des sozialen Lebens. Ich habe daraus die Anschauung gewonnen, daß unsere soziale Frage, namentlich auch die wirtschaftliche Frage, heute im Grunde genommen eine ganz allgemein menschliche ist. Sie kündigt sich, wenn man sie lebensgemäß, nicht theoretisch studiert, als eine Frage an, die durch und durch eigentlich gar nicht aus wirtschaftlichen Gesichtspunkten besteht, sondern aus rein menschlichen Gründen in der Gegenwart sich in so vulkanischer Weise aufwirft. Und es wird auch nur möglich sein, an diese Frage in einem praktischen Sinn heranzutreten, wenn man an die Lösung – natürlich kann die Rede nur sein von dem Versuch einer partiellen Lösung – vom rein menschlichen Gesichtspunkte aus herangeht. Und da werde ich zunächst etwas ganz anderes als die wirtschaftliche Kardinalfrage bezeichnen müssen, als man gewöhnlich erwartet. Ja, ich werde nicht einmal – da das Leben reicher ist als Theorien und Ideen – irgendwie in einem kurzen Satze diese wirtschaftliche Kardinalfrage beantworten können, sondern ich werde sie mehr als etwas durch meine heutigen Betrachtungen Durchgehendes erst erscheinen lassen können.

Wenn ich aber doch zunächst einen ganz abstrakten Gesichtspunkt von vornherein angeben möchte, so ist es der, daß wir in einer Zeit leben, in der im hohen Grade der Mensch mit dem, was er denkt, was er sich als Prinzipien ausgestaltet, dem Leben überhaupt und besonders dem wirtschaftlichen Leben sich entfremdet. Diese Anschauung hat sich mir insbesondere dadurch erhärtet, daß ich durch Jahre hindurch unter der proletarischen Arbeiterschaft als Lehrer gewirkt habe, auf den verschiedensten Gebieten der Erkenntnis und des Unterrichtes, sowohl auf historischem Gebiete, wie auf dem Gebiete der wirtschaftlichen Fragen. Und vor allen Dingen konnte ich das moderne Proletariat in seinem Leben dadurch kennenlernen, daß es mir vergönnt war, durch Jahre hindurch mit den Arbeitern Unterricht und Übungen in freier Rede abzuhalten. Da lernt man kennen, wie die Leute denken, wie die Leute empfinden. Und wenn man weiß, daß vor allen Dingen die wirtschaftliche Frage heutzutage daran hängt, daß man in einer den wirtschaftlichen Bedürfnissen der Menschheit entsprechenden Weise das Proletariat wiederum an die Arbeit heranbringt, dann wird man zunächst genötigt sein, von dieser menschlichen Seite aus die wirtschaftlichen Fragen zu betrachten. Und da hat sich mir denn ergeben, daß wenn man heute innerhalb des Proletariates versucht, Interesse zu erregen für dies oder jenes, dann die eigentlichen konkreten wirtschaftlichen Fragen, das Verständnis für wirklich praktisches Wirtschaftsleben unter dem Proletariat im Grunde genommen gar kein Interesse findet. Die Leute stehen einem Interesse für konkrete einzelne wirtschaftliche Fragen ganz fern. Es lebt im Proletariat heute – und es gehören zu diesem Proletariate, von dem ich spreche, im internationalen Leben heute ja Millionen von Menschen – durchaus nur eine wirtschaftliche, abstrakte Theorie, aber allerdings eine abstrakte Theorie, welche in diesem Proletariate selbst den Lebensinhalt bildet. Seiner Arbeit, das heißt dem eigentlichen Inhalte seiner Arbeit, steht der proletarische Arbeiter im Grunde genommen mit seinem Herzen sehr fremd gegenüber. Ihm ist es gleichgültig, was er arbeitet. Ihn interessiert nur, wie er in seiner Unternehmung behandelt wird, und er spricht, wenn er über diese Behandlung redet, doch von ganz allgemeinen abstrakten Gesichtspunkten aus. Ihn interessiert das Verhältnis seines Lohnes zu dem, was das Erträgnis der Produkte ausmacht, an deren Fabrikation er beteiligt ist, während die Qualität seiner Produkte durchaus außerhalb des Gesichtskreises seiner Interessen liegt. Ich habe versucht, gerade im proletarischen Unterricht durch Zuhilfenahme des Geschichtlichen, durch Zuhilfenahme des Naturwissenschaftlichen, Interesse zu erwecken für konkrete Fabrikations- und Betriebszweige. Das alles ist aber etwas, was den Proletarier als solchen nicht interessiert. Ihn interessiert die Stellung der Klassen, der Klassenkampf, ihn interessiert das – was ich Ihnen ja hier nicht zu charakterisieren brauche –, was er den Mehrwert nennt. Ihn interessiert die Entwickelung des wirtschaftlichen Lebens, insofern als er ihr die Ursachen für alles menschliche geschichtliche Leben zuschreibt, und er redet eigentlich von einer theoretischen Region, die sich ganz oberhalb dessen befindet, in dem er vom Morgen bis zum Abend drinnen steckt und möchte nach dieser die Wirklichkeit formen. Und man darf sagen: Was er als seine Theorie anerkennt über das wirtschaftliche Leben, das stammt auch wiederum von einer theoretischen Betrachtungsweise. Die meisten Proletarier sind ja heute mehr oder weniger modifizierte oder ursprüngliche Marxisten, das heißt Anhänger einer Theorie, die sich eigentlich durchaus nicht mit den Bedingungen des wirtschaftlichen Lebens als solchem befaßt, sondern eben nach jener Richtung hin wirkt, die ich eben charakterisiert habe.

Das erfährt man heute innerhalb weiter Kreise des Proletariats durch den praktischen Verkehr mit diesem Proletariat, durch die Wirksamkeit unter dem Proletariat. Aber das ist doch in gewisser Beziehung nur der Abglanz einer in den letzten Jahrhunderten immer mehr und mehr auftretenden Entfremdung der rein menschlichen Interessen von den Interessen des praktischen Lebens. Man möchte sagen: Das Kompliziertwerden unseres Wirtschaftslebens hat eine Art von Betäubung hervorgerufen, so daß man nicht mehr mit dem, was man ethisch als das Gute ansieht, mit dem, was man als das Rechtliche ansieht, in die einzelnen kompliziert gewordenen Gebiete des Wirtschaftslebens untertauchen kann. Wenn man aber nicht aus der Praxis heraus redet, sondern daß man von allgemein-abstrakten Gesichtspunkten ausgeht, berührt man mit dem, was man immer als Forderung, als Prinzipien aufstellt, fast gar nicht dasjenige, was dann die Arbeit des Tages, was die Aufgaben des Tages ausmacht.

Wie ich Ihnen aus meiner eigenen Lebenspraxis dieses veranschaulichen konnte, so kann es aber auch durch allerlei Beispiele aus dem geschichtlichen Leben erhärtet werden. Ich möchte ein groteskes Beispiel anführen für das, was ich sagen will. Es war 1884, da sagte *Bismarck* im Deutschen Reichstag, indem er die Grundlage legen wollte für seine weitere Behandlung der wirtschaftlichen Kardinalfrage, er erkenne an das Recht eines jeden Menschen auf Arbeit. Und er apostrophierte dann die Reichstagsabgeordneten so, daß er sagte: Verschaffen Sie jedem gesunden Menschen von gemeinschaftswegen die Arbeit, die ihn ernährt, sorgen Sie dafür, daß diejenigen, die krank oder schwach sind, von gemeinschaftswegen versorgt werden, sorgen Sie dafür, daß die Alten versorgt werden, und Sie können überzeugt sein, daß das Proletariat seinen proletarischen Führern entläuft, daß die sozialdemokratischen Theorien, die verbreitet werden, keine Anhänger mehr finden. – Nun, das sprach Bismarck, der allerdings in seinen Memoiren gestand, daß er in seiner Jugend republikanische Neigungen gehabt habe, aber den Sie doch ganz gewiß als einen echten Monarchisten anerkennen werden, dem Sie ganz gewiß nicht zuschreiben werden, daß er etwa eingestimmt hätte, wenn in einer proletarischen Versammlung zum Schlusse das Hoch ausgesprochen worden wäre auf die internationale Sozialdemokratie.

Ich möchte auf eine andere Persönlichkeit hinweisen, die dasselbe fast mit denselben Worten ausgesprochen hat, und die allerdings mit ihrer ganzen Gesinnung, mit ihrer ganzen menschlichen

Empfindung auf einem anderen allgemein menschlichen Boden stand. Das ist *Robespierre*. Robespierre hat, indem er seine «Menschenrechte» verfaßt hat, 1792 ungefähr dasselbe gesagt, nein, ich möchte sagen, ganz genau dasselbe gesagt, was Bismarck 1884 im Deutschen Reichstag gesagt hat: Es ist die Pflicht der Gemeinschaft, jedem gesunden Menschen Arbeit zu verschaffen, für die Kranken und Schwachen von gemeinschaftswegen zu sorgen, den Alten eine Versorgung zu geben, wenn sie nicht mehr arbeiten können.

Dieselben Sätze von Robespierre, von Bismarck, ganz gewiß auf ganz verschiedenem menschlichen Boden! Und dazu kommt das dritte, das auch nicht uninteressant ist hinzuzufügen: Bismarck berief sich, indem er seine «Robespierre-Worte» aussprach – die er ganz gewiß nicht von Robespierre gelernt hat – darauf, daß ja diese Forderungen bereits im preußischen Landrecht seit 1796 stehen. Nun, man wird daraus ganz gewiß nicht schließen dürfen, daß das preußische Landrecht vier Jahre, nachdem Robespierre die «Menschenrechte» verfaßt hat, diese Menschenrechte in seinen Gesetzeskodex aufgenommen hat, und man wird ganz gewiß in der Welt nicht so urteilen, daß der preußische Staat die Ideen Robespierres durch fast ein Jahrhundert hat verwirklichen wollen gemäß seinem Landrechte, als Bismarck 1884 neuerdings diese Forderung ausgesprochen hatte. Da entsteht schon auch gegenüber den historischen Tatsachen die Frage: Wie kommt es denn eigentlich, daß zwei so verschiedene Menschen wie Robespierre und Bismarck wörtlich dasselbe sagen können, und daß doch beide sich ganz gewiß vorstellen, daß das soziale Milieu, das sie danach bilden wollen, ein ganz anderes ist?

Ich kann die Sache nicht anders ansehen als so, daß eben wir heute, wenn wir über die konkreten Fragen des durch die neueren Jahrhunderte kompliziert gewordenen Lebens sprechen, in so starken Abstraktionen sprechen, daß wir eigentlich alle, der Bismarck von rechts, von der äußersten Rechten, der Robespierre von der äußersten Linken, in bezug auf die allgemeinen Prinzipien miteinander harmonisieren. Wir finden uns in den allgemeinen Prinzipien alle zusammen. Im Leben aber fangen wir sogleich an, in die äußersten Disharmonien zu zerfallen, weil eben unsere allgemeinen Prinzipien ganz weit abliegen von dem, was wir den ganzen Tag im einzelnen treiben müssen. Wir haben heute gerade dann, wenn es auf die Lebenspraxis ankommt, keine Möglichkeit, das, was wir im allgemeinen denken, auch im einzelnen wirklich durchzuführen. Und am meisten abstrakt ist das, was in der proletarischen Theorie heute als wirtschaftliche Forderung auftritt, aus den Gründen, die ich versuchte zu charakterisieren.

Dieser Sachlage steht man ja heute gegenüber. Und man muß sagen: Durch die ganze Entwickelung der neueren Zeit ist diese Sachlage heraufgekommen. Wir sehen, wie derjenige Teil des wirtschaftlichen Lebens, den wir als den Produktionsprozeß überschauen, durch die Kompliziertheit des technischen Lebens immer mannigfaltiger geworden ist. Und wenn ich es mit einem Worte, das ja schon ein Schlagwort geworden ist – allein man muß solche Worte gebrauchen –, bezeichnen will: Wir sehen, daß das Produktionsleben immer kollektivistischer geworden ist.

Was kann denn im Grunde genommen heute der einzelne innerhalb unseres sozialen Organismus im Produktionsleben leisten? Er ist überall eingespannt in das, was mit anderen in Gemeinschaft getan werden muß. Unsere Art des Produzierens ist so kompliziert geworden, daß der einzelne wie in einem großen Produktionsmechanismus eingespannt ist. Es ist das Produktionsleben kollektivistisch geworden. Darauf sieht gerade der Proletarier hin, und er verspricht sich in seiner wirtschaftlich fatalistischen Anschauungsweise, daß der Kollektivismus noch immer stärker und stärker werden wird, daß immer mehr und mehr die Produktionszweige sich zusammenschließen werden, und daß dann die Zeit kommen werde, wo das internationale Proletariat selbst diese Produktion übernehmen kann. Auf das wartet der Proletarier. Er gibt sich also dem großen Irrtum hin, daß der Kollektivismus der Produktion das Naturnotwendige ist – denn er empfindet das wirtschaftlich Notwendige fast wie eine Naturnotwendigkeit –, und daß dieser Kollektivismus weiter ausgebaut werden soll, daß vor allen Dingen das Proletariat dazu berufen sei, sich dann auf die Stühle zu setzen, auf denen die heutigen Produzenten sitzen, und daß das kollektivistisch Gewordene nunmehr kollektivistisch verwaltet werde. Wie stark das Proletariat aus seinem wirtschaftlichen Interesse heraus an einer solchen Idee hängt, sehen wir in den traurigen Ergebnissen des wirtschaftlichen Experimentes im Osten, denn dort wurde sozusagen – allerdings nicht so, wie es sich die Proletarier-Theoretiker geträumt haben, sondern aus den kriegerischen Verhältnissen heraus – der Versuch gemacht, in diesem Sinne das Wirtschaftsleben zu gestalten. Man kann heute schon sehen, und man wird es immer mehr und mehr sehen: Der Versuch wird – ganz abgesehen von seinen ethischen oder sonstigen Werten oder von den Sympathien oder Antipathien, die man ihm entgegenbringen kann – durch seine eigenen inneren zerstörenden Kräfte kläglich scheitern und unsägliches Unglück in die Menschheit bringen.

Dem Produktionsleben steht gegenüber das Leben der Konsumtion. Aber das Leben der Konsumtion kann niemals von selbst kollektivistisch werden. In der Konsumtion steht der einzelne im Grunde genommen durch Naturnotwendigkeit als Individualität darinnen. Aus der Persönlichkeit des Menschen, aus dem menschlichen Individuum heraus kommen die Bedürfnisse der Gesamtkonsumtion. Es blieb daher, neben dem Kollektivistischen der Produktion, das Individualistische der Konsumtion bestehen. Und immer schroffer und schroffer wurde der Abgrund, tiefer und tiefer wurde dieser Abgrund zwischen der nach Kollektivismus strebenden Produktion und den doch sich immer heftiger geltend machenden, gerade durch den Kontrast immer heftiger geltend machenden Interessen der Konsumtion. Für den, der das heutige Leben durchschauen kann mit unbefangenem Blicke, ist es nun keine Abstraktion, sondern für den beruhen die furchtbaren Disharmonien, in die wir hineingestellt sind, gerade auf dem Mißverhältnis, das sich durch das Angedeutete heute herausgebildet hat zwischen den Impulsen der Produktion und den Bedürfnissen der Konsumtion.

Man kann allerdings das ganze Elend, das in dieser Beziehung heute bis in die tiefsten Gemüter der Menschen hinein herrscht, nur überschauen, wenn man sich eben nicht durch Studium, sondern durch Lebenspraxis Jahrzehnte hindurch in das vertieft hat, aus dem sich auf den einzelnen Gebieten des Lebens diese Disharmonie ergeben hat. Und nun wirklich nicht aus irgendwelchen Prinzipien, nicht aus theoretischen Erwägungen, sondern aus diesen Lebenserfahrungen heraus ist entstanden, was ich niedergelegt habe in meinem Buche «Die Kernpunkte der sozialen Frage». Ganz fern lag es mir, aus dieser Lebenspraxis heraus irgendwie eine utopistische Lösung der sozialen Frage zu versuchen. Ich mußte allerdings erfahren, daß das heutige Denken der Menschen ganz unwillkürlich nach der utopistischen Seite hinneigt. Ich mußte selbstverständlich zusammenfassen, was sich mir aus der großen Mannigfaltigkeit des Lebens ergeben hat, was ich lieber in einzelnen konkreten Beispielen erörtert hätte, ich mußte es zusammenfassen in allgemeine Sätze, die dann wiederum ihrerseits zusammengestellt sind in den Schlagworten «Dreigliederung des sozialen Organismus». Aber was da drinnen ist, das mußte doch durch einige Richtlinien wenigstens exemplifiziert werden. Man mußte sagen, wie man sich denkt, daß die Dinge in die Hand genommen werden sollen. Deshalb habe ich einige Beispiele gegeben, wie die Entwickelung des Kapitalismus weiter fortschreiten soll, wie etwa die Arbeiterfrage zu regeln ist und so weiter. Da habe ich versucht, konkrete, einzelne Andeutungen zu geben. Nun, ich habe viele Diskussionen mitgemacht über diese «Kernpunkte der sozialen Frage», und ich habe stets gefunden, daß die Menschen in ihrer utopistischen Meinung von heute immer fragen: Ja, wie wird denn in der Zukunft das oder jenes sein? – Sie haben sich dabei gestützt auf die Andeutungen, die ich über das einzelne gegeben habe, was ich aber niemals anders gemeint habe, denn als Beispiel. Im ganzen konkreten Leben ist es ja so, daß man irgend etwas, was man tut, was man nach seinem besten Wissen einrichtet, daß man das in irgendeiner Gestalt in die Wirklichkeit hineinstellen kann, daß man es aber selbstverständlich auch anders machen könnte. Die Wirklichkeit ist nicht so, daß nur ein einzelnes Theoretisches auf sie paßt. Man könnte selbstverständlich auch alles anders machen. Der Utopist aber, der möchte bis ins einzelne hinein schlagwortartig alles charakterisiert haben. Und so sind denn diese «Kernpunkte der sozialen Frage» vielfach gerade durch die anderen im utopistischen Sinne ausgedeutet worden. Sie sind in Utopien vielfach umgewandelt worden, während sie nicht im entferntesten als Utopie gemeint sind, sondern hervorgegangen sind aus einem Betrachten dessen, was sich im Produktionsprozeß als der Kollektivismus ergeben hat, aus der Anschauung, wie nun wirklich von seiten der Produktion eine gewisse Notwendigkeit vorliegt, in diesen Kollektivismus hineinzusegeln, wie aber auf der anderen Seite alle Kraft der Produktion doch wiederum abhängt von den Fähigkeiten des menschlichen Individuums.

So trat einem gerade aus der Betrachtung der modernen Produktion mit furchtbarer Intensität vor das seelische Auge, daß eigentlich der Grundimpuls, der aller Produktion zugrunde liegen muß, das persönliche Können, gewissermaßen absorbiert wird durch den Kollektivismus, der sich aus den wirtschaftlichen Kräften selbst heraus ergeben hat und immer weiter ergibt. Es trat einem auf der einen Seite entgegen dasjenige, wozu das wirtschaftliche Leben neigt, und auf der anderen Seite die auch selbstverständliche Forderung, die individuellen Kräfte der einzelnen menschlichen Persönlichkeit gerade innerhalb des Wirtschaftslebens zur Geltung zu bringen. Und es obliegt einem, über den sozialen Organismus so nachzudenken, wie diese Grundforderung des wirtschaftlichen Fortschrittes: die Pflege der individuellen Fähigkeiten –, bestehen kann im rein durch die technischen Verhältnisse immer Kompliziertерwerden der Produktionsprozesse. Das ist es auf der einen Seite, was einem so ganz lebendig vor die Seele tritt: der wirkliche wirtschaftliche Fortgang, und die notwendigen Anforderungen, die man stellen muß an das wirtschaftliche Leben, damit es gedeihen könne.

Auf der anderen Seite geht ja alles das, was wir die heutige soziale Frage nennen, im Grunde genommen praktisch gar nicht aus den Produktionsinteressen hervor. Wenn im Produktionsgebiete nach Kollektivismus gesucht wird, so ergibt sich das eigentlich aus den technischen Möglichkeiten des Wirtschaftslebens, aus den technischen Notwendigkeiten auch. Was man gewöhnlich die soziale Frage nennt, wird eigentlich ganz und gar aus Konsumtionsinteressen vorgebracht, die wiederum nur auf der menschlichen Individualität beruhen können. Und die merkwürdige Tatsache stellt sich heraus, daß – wenn auch scheinbar etwas anderes stattfindet – aus reinen Konsumtionsinteressen heraus der Ruf nach Sozialisierung durch die Welt geht. Man sieht das auch, wenn man die Diskussionen und das Leben praktisch verfolgt. Ich habe das ja gesehen bei meinen

Vorträgen, die ich im April 1919 zu halten begonnen habe, und die immer wieder gehalten wurden, und in den darauffolgenden Diskussionen, wie eigentlich unsympathisch berührt sind diejenigen, die als Produzenten oder Unternehmer im praktischen Wirtschaftsleben drinnen stehen, von der Diskussion dessen, was man soziale Frage nennt, in dem Sinne, wie es aus den Konsumtionsinteressen heraus gepredigt wird.

Dagegen sieht man, wie im Grunde genommen überall, wo der Ruf nach Sozialismus aufkommt, nur das Konsumtionsinteresse ins Auge gefaßt wird. So daß man hier gerade in den Idealen des Sozialismus wirksam hat als Willensimpuls den Individualismus. Im Grunde genommen streben alle diejenigen, die sozialistisch sind, nach dem Sozialismus hin aus ganz individuellen Emotionen heraus. Und das Streben nach dem Sozialismus ist im Grunde genommen nur eine Theorie, die über dem, was die individuellen Emotionen sind, dahinschwimmt. Aber auf der anderen Seite ergibt sich durch eine ganz ernstliche Betrachtung dessen, was sich in unserem Wirtschaftsleben, auch wiederum seit Jahrhunderten, immer mehr und mehr entwickelt hat, die ganze volle Bedeutung desjenigen, was man ja landläufig in der Nationalökonomie, in der Volkswirtschaftslehre zusammenfaßt mit dem Namen Arbeitsteilung.

Ich bin überzeugt davon, daß außerordentlich viel Geistvolles über diese Arbeitsteilung geschrieben und gesagt worden ist, glaube aber nicht, daß sie in ihrer vollen Bedeutung für das praktische wirtschaftliche Leben bis in ihre letzten Konsequenzen schon durchdacht worden ist. Ich glaube das aus dem Grunde nicht, weil man sonst einsehen müßte, daß im Grunde genommen überhaupt aus dem Prinzip der Arbeitsteilung mit Konsequenz folgt, daß niemand eigentlich in einem sozialen Organismus, in dem volle Arbeitsteilung herrscht, für sich selber noch etwas produzieren – ich sage sogar – kann. Wir sehen ja heute noch die letzten Reste der Selbstproduktion, namentlich wenn wir die kleinen Landgüter ins Auge fassen. Da sehen wir, daß eigentlich derjenige, der produziert, das zurückbehält, was für seinen und seiner Familie Bedarf notwendig ist. Und was bewirkt dieses, daß er sozusagen ein Versorger des eigenen Bedarfs noch sein kann? Das bewirkt, daß er eigentlich in einer ganz unrichtigen Weise innerhalb eines sozialen Organismus produziert, der im übrigen auf Arbeitsteilung aufgebaut ist. Jeder, der heute sich selbst einen Rock macht, oder der sich selbst mit seinen eigenen, auf seinem eigenen Grund und Boden gebauten Nahrungsmitteln versorgt, versorgt sich eigentlich zu kostspielig, denn dadurch, daß Arbeitsteilung herrscht, kommt jedes Erzeugnis billiger zustande, als es zustandekommen kann, wenn man es für sich selbst fabriziert. Man braucht nur über diese Tatsache nachzudenken und man wird als ihre letzte Konsequenz das ansehen müssen, daß im Grunde genommen niemand heute so produzieren kann, daß irgendwie seine Arbeit in das Produktionserzeugnis, in das Erzeugnis hineinfließt. Und doch liegt die Merkwürdigkeit ja vor, daß zum Beispiel *Karl Marx* das Erzeugnis wie eine kristallisierte Arbeit behandelt. So ist es aber am allerwenigsten heute. Das Erzeugnis ist heute in bezug auf seinen Wert – und allein der kommt im wirtschaftlichen Leben in Betracht – von der Arbeit zunächst am allerwenigsten bestimmt. Es ist bestimmt von der Brauchbarkeit, das heißt von Konsumtionsinteressen, von der Brauchbarkeit, mit der es drinnen steht in dem auf Arbeitsteilung beruhenden sozialen Organismus.

Das alles gibt einem auf wirtschaftlichem Gebiete die großen Fragen der Gegenwart auf. Und aus diesen Fragen heraus hat sich mir ergeben, daß wir eben einfach in dem heutigen Zeitpunkte der Menschheitsentwickelung vor der Notwendigkeit stehen, den sozialen Organismus so zu gestalten, daß er immer mehr und mehr seine naturgemäßen drei Glieder zeigt. Und als eines dieser drei Glieder muß ich zunächst erkennen das Geistesleben, das im wesentlichen beruht auf den menschlichen Fähigkeiten. Ich rechne, indem ich von der Dreigliederung des sozialen Organismus spreche, nicht nur das mehr oder weniger abstrakte Geistesleben oder das spirituelle Leben in das geistige Gebiet hinein, sondern ich rechne alles das in das geistige Gebiet hinein, was auf menschlichen, geistigen oder physischen Fähigkeiten beruht. Das muß ich ausdrücklich betonen, sonst könnte man die Begrenzung des Geistgebietes im dreigliedrigen sozialen Organismus völlig mißverstehen. Auch derjenige, der nur Handarbeit verrichtet, braucht eine gewisse Geschicklichkeit zu dieser Handarbeit, er braucht verschiedenes andere noch, was den einzelnen in dieser Beziehung nicht erscheinen läßt als einen Angehörigen des reinen Wirtschaftens erscheinen läßt, sondern als einen Angehörigen des Geistgebietes.

Das andere Gebiet des sozialen Organismus ist das des reinen Wirtschaftens. Im reinen Wirtschaften hat man es nur zu tun mit Produktion, Konsumtion und mit der Zirkulation zwischen Produktion und Konsumtion. Das heißt aber nichts anderes als: man hat es im reinen Wirtschaftsleben bloß mit der Zirkulation der erzeugten Güter, die, indem sie zirkulieren, zur Ware werden, man hat es mit der Zirkulation von Waren zu tun. Ein Gut, das innerhalb des sozialen Organismus dadurch, daß es gebraucht wird, einen bestimmten Wert erhält, der dann auf seinen Preis wirkt, ein solches Gut ist eben in dem Sinne, wie ich es auffassen muß, eine Ware.

Nun ergibt sich aber das Weitere. Ich kann selbstverständlich die Dinge, die ich den Richtlinien nach andeuten will, nur aphoristisch andeuten, sonst würde die Auseinandersetzung viel zu lang werden. Es ergibt sich nun, daß all dasjenige, was Ware ist, einen wirklichen objektiven Wert im Zusammenhange nicht nur des Wirtschaftslebens, sondern des gesamten sozialen Lebens haben kann. Einfach durch das, was ein Produkt bedeutet innerhalb des Konsumtionslebens, bekommt es einen bestimmten Wert, der durchaus eine objektive Bedeutung hat. Ich muß nur erörtern, was ich jetzt mit dem Worte «objektive Bedeutung» meine.

Mit «objektive Bedeutung» meine ich nicht, daß man diesen Wert einer Ware, von dem ich jetzt spreche, etwa durch Statistik oder dergleichen unmittelbar angeben könne. Dazu sind die Verhältnisse, aus denen heraus eine Ware ihren Wert erhält, viel zu kompliziert, viel zu mannigfaltig. Aber abgesehen von dem, was man zunächst darüber wissen kann, hat außerhalb unserer Erkenntnis jede Ware einen ganz bestimmten Wert. Wenn eine Ware einen bestimmten Preis auf dem Markt hat, so kann dieser Preis für den wirklichen objektiven Wert entweder zu hoch oder zu niedrig sein, oder er kann mit ihm übereinstimmen. Aber so wenig maßgebend der Preis ist, der äußerlich uns entgegentritt – weil er durch irgendwelche andere Verhältnisse gefälscht sein kann –, so wahr ist es auf der anderen Seite, wenn man in der Lage wäre, alle die tausend und abertausend einzelnen Bedingungen anzugeben, aus denen heraus produziert und konsumiert wird, so würde man den objektiven Wert einer Ware angeben können. Daraus geht hervor, daß das, was Ware ist, in einer ganz besonderen Art im wirtschaftlichen Leben drinnen steht. Was ich nämlich nun den objektiven wirtschaftlichen Wert nenne, das kann man nur auf die Ware anwenden, das kann man nicht anwenden auf anderes, das heute in einem ähnlichen Sinne in unserem wirtschaftlichen Leben drinnen steht wie die Ware. Man kann es nämlich nicht anwenden auf Grund und Boden, und man kann es nicht anwenden auf das Kapital.

Ich möchte nicht mißverstanden sein, Sie werden von mir niemals zum Beispiel Charakteristiken des Kapitalismus hören, wie man sie heute so oft erhält, und die aus allerlei Schlagworten heraus kommen. Es ist ja so selbstverständlich, daß man es gar nicht weiter auszuführen braucht, daß im heutigen Wirtschaftsleben ohne Kapitalien gar nichts auszurichten ist, und daß das Wettern gegen den Kapitalismus eben ein wirtschaftlicher Dilettantismus ist. Also nicht dasjenige, was man heute so oftmals hören kann, liegt in dem, was ich jetzt über das Kapital und über Grund und Boden zu sagen habe, sondern doch etwas anderes. Wenn man bei jeder Ware angeben kann, daß ihr Preis über oder unter einer allerdings nicht ohne weiteres angebbaren Mitte liegt, die aber objektiv vorhanden ist, und die das allein Heilsame ist, obwohl sie zunächst nicht erkannt werden kann, so kann man das nicht angeben für etwas, was heute gleich einer Ware behandelt wird: für Grund und Boden. Der Preis für Grund und Boden, der Wert von Grund und Boden unterliegt heute durchaus dem, was man nennen kann menschliche Spekulation, was man nennen kann andere soziale Impulse. Und es liegt keine Notwendigkeit vor für eine Preisansetzung oder Wertansetzung im wirtschaftlichen Sinne für Grund und Boden. Das ist aus dem Grunde so, weil eine Ware, nachdem sie vorhanden ist – gleichgültig, ob sie gut oder schlecht ist, ist sie gut, ist sie eben gut brauchbar, ist sie schlecht, ist sie eben schlecht brauchbar –, ihren objektiven Wert selber festsetzen kann durch die Art und Weise und die Intensität, in der nach ihr Bedarf ist.

Das kann nicht gesagt werden von Grund und Boden, kann auch nicht gesagt werden von Kapital. Bei Grund und Boden und bei dem Kapital hängt die Art und Weise, wie er trägt, wie er sich hineinstellt in den ganzen sozialen und wirtschaftlichen Zusammenhang, durchaus von den menschlichen Fähigkeiten ab. Sie sind niemals etwas Fertiges. Habe ich irgendeinen Grund und Boden zu verwalten, so kann ich ihn nur verwalten nach meinen Fähigkeiten, und sein Wert ist dadurch etwas durchaus Variables. Ebenso ist es in bezug auf das Kapital, das ich zu verwalten habe. Derjenige, der diese Tatsache in ihrer vollen Bedeutung praktisch studiert, der wird eben sagen müssen: Dieser radikale Unterschied zwischen einer Ware einerseits, Grund und Boden und Kapital andrerseits, ist durchaus vorhanden. – Und daraus ergibt sich, daß gewisse Symptome, die in unserem Wirtschaftsleben auftreten und die uns deutlich als Krankheitssymptome des sozialen Organismus erscheinen, daß sie in irgendeinem Zusammenhange gedacht werden müssen mit dem, was sich im wirtschaftlichen Leben dadurch ergibt, daß man praktisch mit demselben Gelde, das heißt mit derselben Wertschätzung behandelt, das, was eigentlich gar nicht kommensurabel ist, daß man also zusammenwirft und gegeneinander auf dem Umwege durch das Geld zum Austausche bringt, zur wirtschaftlichen Wechselwirkung bringt, was seiner inneren Wesenheit nach ganz verschieden ist, also auch verschieden im wirtschaftlichen Leben behandelt werden müßte.

Und wenn man nun weiter praktisch studiert, wie eigentlich in unseren sozialen Organismus hineingekommen ist die Gleichbehandlung, sozusagen das Zahlen mit demselben Gelde sowohl für Waren, also für Gebrauchsgüter, wie auch für Grund und Boden und für Kapital, das ja im Grunde genommen auch ein Gegenstand des Handels geworden ist, wie jeder weiß, der das Wirtschaftsleben kennt, wenn man sich also fragt, wie das eigentlich gekommen ist, und das geschichtliche Werden der Menschheit verfolgt, so sieht man, daß unorganisch heute zusammenwirken in unserem sozialen Organismus drei Gebiete des Lebens, die im Grunde genommen aus ganz verschiedenen Wurzeln stammen und die einen Zusammenhang im sozialen Leben nur durch den individuellen

Menschen haben. Das ist eben erstens das Geistesgebiet, dasjenige Gebiet, in dem die menschlichen Fähigkeiten sich betätigen, die eigentlich der Mensch von anderen Welten her auf die Erde bringt, die in seinen Anlagen liegen, die in dem liegen, was er aus diesen Anlagen heraus erlernen kann, die durchaus ein Individuelles darstellen, die um so intensiver entfaltet werden, je mehr die einzelne Individualität des Menschen im sozialen Leben zur Geltung kommen kann. Man mag Materialist oder was immer sein, man wird sagen müssen: Was auf diesem Gebiete sich betätigt, das bringt der Mensch durch die Geburt in diese Welt mit hinein, das ist etwas, von der physischen Geschicklichkeit des Handarbeiters bis zu den höchsten Äußerungen und Offenbarungen der Erfinderkraft, was durchaus auf die einzelne Individualität des Menschen angewiesen ist, wenn es gedeihen soll.

Etwas anderes liegt vor auf dem Gebiete des Wirtschaftslebens. Was ich darüber sagen will, möchte ich durch eine Tatsache erörtern. Sie wissen ja alle, daß zu einer gewissen Zeit im 19. Jahrhundert da und dort das Ideal entstanden ist der einheitlichen Goldwährung. Wer verfolgt, was von praktischen Wirtschaftern, von wirtschaftlichen Theoretikern, von Parlamentariern gesagt worden ist in der Zeit, in der man da oder dort nach der Goldwährung gestrebt hat – ich sage es ganz gewiß ohne Ironie –, das ist außerordentlich geistvoll. Man ist oftmals tief durchdrungen von dem Geistvollen, das in Parlamenten, in Handelskammern, in sonstigen Gemeinschaften gesprochen worden ist, was geschrieben worden ist über die Goldwährung und ihren Segen für das Wirtschaftsleben. Das eine, was gesagt worden ist und was gerade von den bedeutendsten Menschen betont worden ist, von vielen wenigstens der bedeutendsten Menschen betont worden ist, das ist, daß die Goldwährung es dahin bringen werde, daß überall der wirtschaftlich segensreiche Freihandel blühen werde, daß die wirtschaftlich schädigenden politischen Grenzen ihre wirtschaftliche Bedeutung verlieren werden. Und die Gründe, die Beweise, die vorgebracht worden sind für solche Behauptungen, die sind außerordentlich geistreich. Und was ist in der Wirklichkeit eingetreten? In der Wirklichkeit ist nämlich das eingetreten, daß gerade auf den Gebieten, wo man erwartet hat, daß durch die Goldwährung die wirtschaftlichen Grenzen fallen, diese doch als notwendig sich herausgestellt haben oder wenigstens von vielen als notwendig betont worden sind. Aus dem wirklichen Wirtschaftsleben heraus hat sich ergeben das Gegenteil von dem, was aus theoretischen Erwägungen heraus gerade von den gescheitesten Leuten vorausgesagt worden ist.

Es ist dies eine sehr wichtige historische Tatsache, die nicht allzu weit hinter uns liegt, aus der man nur die nötigen Konsequenzen ziehen sollte. Und welches sind diese nötigen Konsequenzen? Es sind diese, die sich einem immer ergeben, wenn man in die wirkliche Wirtschaftspraxis hineinschaut: daß auf dem Gebiete des eigentlichen Wirtschaftslebens, das aus Warenproduktion, Warenzirkulation, Warenkonsum besteht – lassen Sie mich das Paradoxon aussprechen, ich halte es für eine Wahrheit, die sich wirklich dem unbefangenen Betrachten ergibt –, dem einzelnen seine Gescheitheit gar nichts nützt. Man kann noch so gescheit sein, kann über das wirtschaftliche Leben noch so gescheit nachdenken, die Beweise können restlos stimmen, aber sie werden sich im wirtschaftlichen Leben nicht bewahrheiten. Warum das? Weil das wirtschaftliche Leben überhaupt nicht durch die Erwägung des einzelnen umfaßt werden kann, sondern weil das wirtschaftliche Erfahren, das wirtschaftliche Erkennen nur durch die Verständigung von in verschiedener Weise am Wirtschaftsleben Interessierten zu gültigen Urteilen kommen kann. Niemals kann der einzelne ein bündiges Urteil, auch nicht durch Statistik darüber gewinnen, wie die Wirtschaft laufen soll, sondern nur durch Verständigung, sagen wir, von Konsumenten und Produzenten, die sich in Gesellschaften vereinigen, wodurch der eine dem anderen sagt, was für Bedürfnisse vorliegen, der andere dem einen das sagt, was die Produktion als Möglichkeit hat. Nur wenn ein Kollektivurteil aus der Verständigung innerhalb von Gemeinschaften des wirtschaftlichen Lebens entsteht, kann ein gültiges Urteil für das Wirtschaftsleben sich ergeben.

Hier berühren wir allerdings etwas, wo die äußere Wirtschaftserkenntnis an, ich möchte sagen, Wirtschaftspsychologie stößt. Aber das Leben ist ja ein Einheitliches, und man kann eben die Seelen der Menschen nicht umgehen, wenn man vom praktischen Leben wirklich sprechen will. Um was es sich handelt ist also, daß ein wirkliches wirtschaftliches Urteil nur folgen kann aus der Verständigung der im Wirtschaftsleben Drinnenstehenden, aus den Erkenntnissen heraus, die sich die einzelnen als Partialerkenntnisse erwerben, und die erst zu adäquaten Urteilen werden dadurch, daß sich die einzelne Erkenntnis des einen an der Erkenntnis des anderen abschleift. Nur die Auseinandersetzung kann im wirtschaftlichen Leben zu gültigen Urteilen führen. Damit aber haben wir zwei radikal verschiedene Gebiete des menschlichen Lebens. Und je praktischer man das Leben anschaut, desto mehr ergibt sich, daß die beiden Gebiete verschieden sind voneinander, und daß zum Beispiel die Produktion, die ja erfordert, daß man die Kenntnisse hat, wie produziert werden soll, wie man aus den menschlichen Fähigkeiten heraus arbeitet, durchaus das menschliche Individuum auf den Plan ruft, daß aber alles dasjenige, was mit der Ware, mit dem Gute geschieht, wenn es produziert ist, dem Kollektivurteil unterliegt. Zwischen beiden Gebieten drinnen steht ein drittes, wo nun nicht der einzelne dasteht, um seine Fähigkeiten, die er sich durch die Geburt ins Leben gebracht hat, zu entfalten, wo er auch nicht mit irgendwelchen anderen sich verbinden kann, um an ihnen sein wirtschaftliches Urteil abzuschleifen und ein Kollektivurteil zustande zu bringen, das für die Bewertung des wirtschaftlichen Lebens in der Praxis gelten kann, sondern wo er so gegenübersteht dem Menschen, daß dieses Gegenüberstehen ein rein Menschliches, ein Verhältnis von Mensch zu Mensch ist.

Und dieses Verhältnis umfaßt alle Verhältnisse, in denen eben der einzelne Mensch dem einzelnen Menschen unmittelbar gegenübersteht, nicht als Wirtschaftender, sondern als Mensch, wo er es auch nicht zu tun hat mit den Fähigkeiten, die einem angeboren oder anerzogen sind, sondern wo er es zu tun hat mit dem, was er in dem sozialen Organismus tun darf oder wozu er verpflichtet sein kann, wozu er sein Recht hat, mit dem, was er im sozialen Organismus eben bedeutet, indem der Mensch als Mensch dem anderen Menschen rein menschlich gegenübersteht, abgesehen von seinen Fähigkeiten, abgesehen von seiner wirtschaftlichen Position. Das ist das dritte Gebiet des sozialen Organismus.

Es könnte scheinen, als ob diese drei Gebiete ausgeklügelt wären. Das sind sie nicht. Es scheint, als ob sie nicht der Praxis entnommen wären. Das sind sie aber gerade. Denn was ihr Spezifisches ausmacht, das ist unmittelbar in der Lebenspraxis das Wirksame. Und wenn diese drei Gebiete des sozialen Organismus in einer falschen Art zusammenwirken, so entstehen die Schädigungen des sozialen Organismus. Ich habe in meinen «Kernpunkten der sozialen Frage» – nicht, um etwas zu beweisen, ich weiß sehr gut, daß man durch Analogien niemals etwas beweisen kann, aber um etwas, was ich zu sagen hatte, zu erläutern – die Analogie gebraucht von dem menschlichen Organismus, der ganz gewiß eine Einheit ist, der aber, wenn man ihn mit wirklicher Physiologie analysiert, dennoch auch auf einer Dreigliederung beruht. Wir haben deutlich voneinander unterschieden im menschlichen Organismus den Nerven-Sinnes-Organismus, der zwar den ganzen Menschen durchzieht, aber hauptsächlich im Haupte lokalisiert ist. Wir haben dann im Menschen als zweiten relativ selbständigen Organismus den Atmungs- und Zirkulationsrhythmus, den Rhythmus-Organismus. Und wir haben als dritten Organismus den Stoffwechsel-Gliedmaßen-Organismus, alles dasjenige, was beruht entweder auf den inneren Funktionen des Stoffwechsels oder auf dem Stoffwechselverbrauch in der äußeren menschlichen Betätigung, die ja anfängt mit der Regung der menschlichen Gliedmaßen, wodurch der Stoffwechsel in Anspruch genommen wird.

Wie gesagt, der Mensch ist eine Einheit, aber er ist es gerade dadurch, daß diese drei relativ selbständigen Glieder harmonisch ineinanderwirken. Und würde man an Stelle dieses organischen Zusammenwirkens wünschen, daß der Mensch eine abstrakte Einheit sein soll, so würde man eben etwas Törichtes wünschen. Jedes dieser Glieder hat seine eigenen Öffnungen nach der Außenwelt, die Sinne, die Atmungsöffnungen, die Ernährungsöffnung: relative Selbständigkeit. Und gerade durch diese relative Selbständigkeit wirken die Glieder in der richtigen Weise organisch harmonisch zusammen, indem jedes Glied seine ihm eigene spezifische Kraft entwickelt und dadurch ein Einheitliches entsteht. Wie gesagt, ich weiß, daß man durch Analogie nichts beweisen kann. Ich will auch dadurch nichts beweisen, sondern nur erläutern. Denn derjenige, der ebenso objektiv wie in dieser Physiologie die Dreigliederung des Menschen betrachtet, objektiv den sozialen Organismus betrachtet, wird finden, daß aus seinen ureigensten Qualitäten heraus der soziale Organismus erfordert eine selbständige, relativ selbständige Stellung des Wirtschaftsorganismus, des staatlich-politischen oder rechtlichen Organismus und des geistigen Organismus, in der Begrenzung, wie ich sie angedeutet habe.

Man hat vielfach mißverständlich dieser Dreigliederung des sozialen Organismus vorgeworfen, daß ja im Grunde genommen diese Trennung gar nicht stattfinden könne, daß zum Beispiel ins Wirtschaftsleben fortwährend die Rechtsverhältnisse hineinspielen, daß auch die geistigen Fähigkeiten hineinspielen und daß es daher ein Unding sei, eine Gliederung im Sinne dieser Dreiheit für den sozialen Organismus herbeiführen zu wollen.

Auch im menschlichen natürlichen Organismus wirken die drei Glieder eben zu einer Einheit zusammen, gerade dadurch, daß sie, ein jedes, in ihrer spezifischen Eigentümlichkeit sich auswirken können, und es ist durchaus so, daß auch der Nerven-Sinnes-Organismus ernährt wird, daß er seine besonderen Ernährungsvorgänge hat und daß dasjenige, was der Nerven-Sinnes-Organismus ist, auch seine Bedeutung für den Stoffwechsel-Organismus hat. Daß die drei Glieder dennoch relativ selbständig sind, das ergibt eine gesunde Physiologie.

Eine gesunde soziale Physiologie wird auch ergeben, daß gerade bei relativer Selbständigkeit jedes der drei einzelnen Gebiete – das Geistgebiet, dasjenige Gebiet, wo der Mensch einfach als Mensch dem anderen gegenübersteht, also das rechtlich-staatlich-politische Gebiet, und das wirtschaftliche Gebiet, wo der Mensch zu Assoziationen, zu Gemeinschaften in dem angedeuteten Sinne vorschreiten muß –, daß diese Gebiete, wenn sie relativ selbständig ihre ureigenen Qualitäten entwickeln, dann gerade im rechten Sinne zu einer Einheit zusammenwirken können. Es ist, was sich hier geltend macht, durchaus nicht eine Aufwärmung etwa der alten platonischen Dreigliederung: Lehrstand, Wehrstand, Nährstand, denn da sind die Menschen gegliedert nach drei Ständen. Von einer solchen Gliederung kann unserer gegenwärtigen Zeitlage gemäß nicht die Rede sein, sondern allein von einer Gliederung der Verwaltung, der äußeren Gestaltung der drei Gebiete des Lebens ist allein bei der Dreigliederung des sozialen Organismus die Rede.

Das geistige Gebiet soll durchaus aus seinen eigenen Grundlagen heraus verwaltet werden. Diejenigen, welche, sagen wir zum Beispiel, Lehrer sind, sie sollen zu gleicher Zeit die Verwalter des Unterrichtswesens sein, so daß wir also nicht getrennt haben auf der einen Seite die pädagogisch-didaktische Wissenschaft, und auf der anderen Seite die Vorschriften des politischen Organismus für den Unterricht. Aus dem, was pädagogisch-didaktische Wissenschaft ist, also unmittelbar aus dem Geistigen, muß alle Verwaltung auf dem Geistgebiete hervorgehen. Auf dem politisch-staatlichen Gebiete wird alles durch die Verständigung von Mensch zu Mensch in den entsprechenden Verwaltungs- und Verfassungskörperschaften hervorgehen können. Auf dem wirtschaftlichen Gebiete werden sich aus Gründen, die ja schon aus meinen heutigen Darlegungen hervorgehen, Assoziationen bilden müssen, in denen die Menschen als Wirtschaftssubjekte drinnen stehen. Diese Assoziationen auf wirtschaftlichem Gebiete, was müssen sie denn vorzugsweise für eine Aufgabe haben?

Nun, bei der Gestaltung dieser Aufgabe kann sich gerade das Spezifische zeigen, das ich versucht habe darzustellen in meinen «Kernpunkten der sozialen Frage». In diesen «Kernpunkten der sozialen Frage» ist nirgends gesagt, so oder so sollen soziale Einrichtungen entstehen, das oder jenes ist das Allerbeste. Das würde für mich schon die Berührung mit einem Utopistischen sein. Denn wer das heutige Menschenleben kennt, der weiß, daß selbst wenn man die besten Theorien ausdenkt, die Lebenspraxis von diesen Theorien unendlich wenig hat. Ich bin sogar praktisch von folgendem überzeugt: Man kann, wenn man zwölf, oder weniger oder mehr, gar nicht besonders gescheite Leute zusammensetzt, wunderbare Programme über alles, sagen wir zum Beispiel über die Einrichtung der Volksschule, erhalten, Programme, gegen die gar nichts einzuwenden ist: Punkt 1, Punkt 2, Punkt 3. Wenn das alles Wirklichkeit würde, was da in Punkt 1, Punkt 2, Punkt 3 steht, es wäre geradezu eine ideale Schule da. Aber es kann nicht wirklich werden, weil der Mensch zwar das Idealste ausdenken kann, was sich aber verwirklichen läßt, hängt von ganz anderen Bedingungen ab.

Wir haben, und zwar soweit es in der heutigen Zeit möglich ist, versucht, in der Waldorfschule in Stuttgart etwas zu begründen, was nun gar nicht auf Programmen aufgebaut ist, was lediglich aus Pädagogik und Didaktik selbst herausfließt. Die Freie Waldorfschule hat eine Anzahl von Lehrern. Auch diese würden, obwohl ich sie deswegen nicht gerade rühmen möchte, wenn sie sich zusammensetzten, ideale Schulprogramme ersinnen können. Aber das wird uns erspart. Die Menschen, die lebendigen Menschen sind in der Lehrerschaft da. Und was die können, das beste, das man aus ihnen herausbringen kann, das soll entwickelt werden. Alle idealen Programme werden dabei abgewiesen, alle Vorschriften werden abgewiesen, alles wird in den unmittelbaren Impuls des individuellen Könnens gestellt. Keine Vorschrift beirrt denjenigen, der – und das ist eben die Aufgabe des individuellen, des persönlichen Menschen – aus Pädagogik und Didaktik, das heißt aus seinen eigenen Fähigkeiten heraus tätig eingreifen soll auf einem gewissen Gebiete des Geisteslebens.

Man kann selbstverständlich heute solche Dinge nur bis zu einem gewissen Grade ausführen. Aber im praktischen Leben läßt sich eben nirgends ein Ideal verwirklichen, sondern man muß das tun, was sich aus den Lebensmöglichkeiten heraus ergibt. Ebenso ist für alles übrige aus meinen «Kernpunkten der sozialen Frage» heraus verfahren. Nirgends ist der Versuch gemacht zu zeigen, wie die einzelnen Einrichtungen sein sollen. Nicht als Forderung, nicht als Ideal, sondern als Beobachtung dessen, was der Mensch in seinem heutigen geschichtlichen Werden will, ist darauf aufmerksam gemacht, daß die Menschen – obwohl sie eben so sind, wie sie einmal sind –, auf ihren richtigen Platz gestellt, anders wirken könnten, als sie heute wirken. Ich gebe daher nicht wirkliche Gestaltungen, wie diese oder jene Einrichtung sein soll, sondern wende mich an die Menschen unmittelbar und sage: Wenn die Menschen in richtiger Weise zusammenwirken und in richtiger Weise die Gesichtspunkte finden, von denen aus sie die soziale Frage zu betrachten haben, dann wird das Beste entstehen, das entstehen kann. – Und ich glaube eben, daß die großen drei Kader für die beste Gestaltung des sozialen Organismus aus dem Menschen heraus die sind, wenn jeder einzelne Mensch in gesonderter Körperschaft nachdenkt, wirkt und handelt auf dem Geistgebiete, auf dem Rechts- und Staats- oder politischen Gebiete, und auf dem Wirtschaftsgebiete. Jeder Mensch – nicht nach Ständen ist der soziale Organismus gegliedert –, jeder Mensch kann unter Umständen in allen drei Gebieten drinnen stehen, wenn er dazu die Kraft hat. Dasjenige, worauf es ankommt, ist nicht, daß dieser oder jener Mensch gerade auf diesem oder jenem Gebiete wirkt, sondern daß objektiv, abgesondert vom Menschen, diese drei Lebensgebiete selbständig aus ihren Grundbedingungen heraus verwaltet werden, so daß der Mensch in allen dreien oder in zweien oder in einem drinnen sein kann, aber jetzt verwaltet aus den Prinzipien dieses Gebietes heraus. Wer überdenkt, wie sich dadurch die Harmonie der drei Gebiete ergibt, der wird schon sehen, daß es gerade auf die Einheit bei dieser Dreigliederung ankommt, nicht auf die Trennung, wie man mißverständlich in den Kritiken und Besprechungen meint.

Und so handelt es sich ganz besonders im wirtschaftlichen Gebiete darum, daß die Dinge nicht gefunden werden sollen durch irgendwelche Festsetzungen, sagen wir, durch Studium der Statistik und dergleichen, sondern aus dem unmittelbaren Leben heraus. Ich will an ein Beispiel anknüpfen. Nicht wahr, jedermann weiß, daß ein Artikel, eine Ware im wirtschaftlichen Kreislauf zu billig wird, wenn eine zu große Anzahl von Menschen dasselbe produzieren, wenn eben zuviel produziert wird, und jeder Mensch weiß, daß eine Ware zu teuer wird, wenn zu wenige Menschen sie produzieren. Daran haben wir eine Richtschnur dafür, wo jene Mitte doch objektiv liegt, von der ich gesprochen habe. Diese Mitte, dieser objektive Wert, dieser objektive Preis, der kann nicht als solcher fixiert werden. Wenn aber Assoziationen entstehen, welche ihre Beschäftigung darinnen sehen, das wirtschaftliche Leben praktisch kennenzulernen, praktisch in jedem Augenblicke, in jeder Gegenwart zu studieren, dann kann die Hauptbeobachtung darinnen bestehen, wie Preise steigen, wie Preise fallen. Und es kann dadurch, daß Assoziationen sich mit diesem Steigen und Fallen der Preise befassen, durch Verhandlungen das erreicht werden, daß eine genügend große Anzahl von Menschen für eine wirtschaftliche Zusammengehörigkeit gebildet werde, eine genügend große Anzahl von Menschen sich mit einem Produktionszweig beschäftigt, daß man gewissermaßen durch Verhandlungen die rechte Anzahl von Menschen in einen Produktionszweig hineinbringt. Das läßt sich nicht theoretisch bestimmen, das läßt sich nur dadurch bestimmen, daß die Menschen an ihre richtige Stelle gestellt sind, daß also aus menschlichem Erleben heraus diese Dinge bestimmt werden. Daher kann man auch nicht sagen: Dies oder jenes ist der objektive Wert. Wenn aber Assoziationen in dieser Richtung im Wirtschaftsleben so arbeiten werden, daß sie es zu einer ihrer Obliegenheiten machen werden, Betriebe, die die Preise zu stark verbilligen nach den entsprechenden Bräuchen, allmählich abzubauen, andere dafür einzurichten, die anderes produzieren, dann werden sich genügend viele Menschen an den einzelnen Produktionszweigen beteiligen. Das kann nur durch ein wirkliches assoziatives Leben geschehen. Und dann wird sich das, was als Preis auftritt für irgendeine Ware, dem objektiven Preise nähern. So daß wir niemals sagen können: Aus diesen oder jenen Bedingungen heraus muß der objektive Preis so oder so sein, sondern nur sagen können: Wenn die richtige menschliche Assoziation entsteht, so kann durch ihre Arbeit im unmittelbaren Leben des sozialen Organismus der richtige Preis allmählich herauskommen. – Nicht darum handelt es sich, anzugeben, wie Institutionen sein sollen, damit das sozial Richtige geschehe, sondern darum handelt es sich, die Menschen in eine solche soziale Verbindung zu bringen, daß aus dem Zusammenwirken der Menschen die allmähliche Lösung der sozialen Fragen entstehe. Denn wer die soziale Frage richtig versteht, kann sie nicht als eine solche ansehen, die einmal heraufgekommen ist und durch irgendeine Utopie gelöst werden könnte, sondern die soziale Frage ist ein Ergebnis des neuzeitlichen Zusammenwirkens, wird eigentlich immer mehr in alle Zukunft vorhanden sein. Dasjenige aber, was obliegt, ist, daß die Menschen von ihrem wirtschaftlichen Gesichtspunkte aus die sozialen Strömungen verfolgen, und aus Assoziationen heraus, in denen allein ein wirtschaftliches Urteil entstehen kann, das wirtschaftliche Leben nun nicht durch Gesetze, sondern eben aus dem unmittelbaren Leben heraus, durch unmittelbares menschliches Verhandeln in die richtigen Bahnen bringen. Praktisch auf das Menschliche gestellt soll das soziale Leben werden.

Also nicht darauf gehen die «Kernpunkte der sozialen Frage», irgendeine soziale Struktur zu schildern, sondern darauf gehen sie, anzudeuten, wie die Menschen in ein Verhältnis gebracht werden sollen, damit diese Menschen in ihrem Zusammenwirken von Zeitpunkt zu Zeitpunkt das tun, was die soziale Frage nun nicht in dem Sinne, wie man es manchmal erträumt, löst, sondern in das richtige Fahrwasser bringt. Diese Assoziationen, sie werden es also vorzugsweise, wie man schon daraus sieht, zu tun haben mit dem eigentlichen Wirtschaftsleben. Im eigentlichen Wirtschaftsleben zirkulieren Waren. Daher werden die Assoziationen vorzugsweise aus dem unmittelbaren Leben heraus die Tendenz zu gestalten haben nach dem richtigen Preise, so daß jeder tatsächlich aus seinem eigenen Erzeugen heraus dasjenige auch kaufen kann, was ihn versorgt. Ich habe einmal versucht, in eine Formel zu bringen, wie ein solcher gerechter Preis sich ausnehmen werde. Das ist natürlich nicht gemeint, daß er abstrakt bestimmt werden soll. Bestimmt wird er, wie ich angedeutet habe, aus dem wirklichen Leben heraus. Aber ich habe gesagt: Ein solcher Preis für irgendein Erzeugnis im sozialen Leben, also für eine Ware, ist der, der dem Menschen die Möglichkeit gibt, für sich und seine Familie den Lebensunterhalt und alle seine Bedürfnisse zu besorgen, bis er wiederum ein gleiches Produkt hervorgebracht hat.

Das stelle ich nicht als ein Dogma hin. Ich sage nicht: Das soll so sein, denn man würde es niemals ausführen können, weil man solche Theorien nicht in die Wirklichkeit einführen kann, sondern ich sage bloß, was sich als richtiger Preis ergibt durch das assoziative Zusammenwirken, das wird nach dieser Richtung hin tendieren. Ich will also gerade ein Resultat angeben. Nicht will ich ein Dogma, irgendein wirtschaftliches Dogma aufstellen. Und gerade darauf kommt es meiner Überzeugung nach beim heutigen wirtschaftlichen Denken an, daß man es überall auf menschliche Grundlagen stellt, daß man wiederum erkenne, inwiefern der Mensch überall der Motor des wirtschaftlichen Lebens sein muß, daß man nicht daran denkt, durch bloße, aus den Gedanken heraus, aus den Theorien heraus zu gestaltende Einrichtungen irgendwie einen sozialen Organismus zu gestalten, sondern daß man versucht, herauszubekommen, wie das Zusammenleben der Menschen sein soll, damit das Richtige entsteht.

Ich möchte dies noch durch folgende Analogie klarmachen. Auf dem Naturgebiete gibt es dies: daß in den Voraussetzungen, in den Bedingungen, die durch die Menschen geschaffen werden, zwar etwas liegt, was aus dem elementaren Empfinden des Menschen herauskommt, was aber nicht darauf ausgeht, irgend etwas, was sich draußen im sozialen Leben gestaltet, zu fixieren. Man hat nämlich in der neuesten Zeit viel davon gesprochen, wie die embryonale Entwickelung des Menschen beeinflußt werden könnte, so daß man es in einem gewissen Sinne in seiner Willkür hätte, Knaben oder Mädchen in die Welt zu setzen. Nun, ich will natürlich über diese Frage heute nicht theoretisch reden, aber ich betrachte es als ein Glück, wenn diese Frage nicht restlos praktisch gelöst wird, denn obwohl die Menschen nicht abstrakt festlegen können, wie die beste Verteilung von männlichem und weiblichem Geschlecht in der Welt ist, so entsteht sie doch annähernd, ohne daß die Menschen etwas dazutun können. Es gibt eben objektive Gesetzmäßigkeiten, die dann entstehen, wenn der Mensch aus ganz anderen Bedingungen heraus einfach das tut, was seinen elementaren Impulsen entspricht. Und so wird auch, wenn die Assoziationen in der richtigen Weise und aus den Erkenntnissen des Lebens heraus wirken, ohne daß man dogmatisch vorausnimmt, so oder so muß der gerechte Preis sein, dieser Preis durch das assoziative Wirken entstehen. Ich nenne es assoziatives Wirken, weil gewahrt werden soll die menschliche Individualität im Assoziieren, das heißt im Vereinigen der Kräfte des einen mit der Kraft des anderen bleibt die Individualität vorhanden. In den Koalitionen, in den Genossenschaften geht die Individualität unter. Das ist dasjenige, was ins reale, nicht ins dogmatische wirtschaftliche Denken meiner Überzeugung nach hineinführen kann.

Und man kann sich andere Aufgaben dieser Assoziationen denken. Wenn wir wiederum die Analogie mit dem menschlichen Organismus ins Auge fassen, so können wir sagen: An diesem oder jenem Symptom bemerken wir, daß der menschliche Organismus krank ist. Aus einem Symptomkomplex heraus können wir eine

Anschauung über die Krankheit, über den Krankheitsprozeß gewinnen. Ganz ähnlich ist es mit dem sozialen Organismus. Wir sehen heute deutliche Krankheitssymptome im sozialen Organismus. Assoziationen sind das Gesundende. Assoziationen wirken auf Harmonisierung der Interessen hin, so daß die Produzenten- und die Konsumenteninteressen durch das Zusammenwirken in der Assoziation harmonisiert werden, daß andere Interessen harmonisiert werden, daß vor allen Dingen die Interessen zwischen den Arbeitsleitern und Arbeitsnehmern harmonisiert werden. Wir sehen heute, wie aus einem kranken Wirtschaftskörper heraus das Gegenteil des assoziativen Lebens entsteht, wir sehen, wie entstehen passive Resistenz, Aussperrung und Ausstand, Sabotage bis zu Aufständen. Niemand, der gesund denkt, kann anders denken, als daß das alles in der entgegengesetzten Richtung des assoziativen Prinzips wirkt, und daß dieses alles, Sabotage, Aussperrungen, Aufstand und so weiter, Krankheitssymptome des sozialen Organismus sind, die überwunden werden müssen durch das, was harmonisierend wirkt. Dazu braucht man aber eine wirklich sinngemäße Gestaltung dieses sozialen Organismus, so wie der menschliche natürliche dreigegliederte Organismus sinnvoll gestaltet ist.

Und jetzt komme ich auf das zurück, was ich gesagt habe, daß Grund und Boden und Kapital selber durchaus nicht kommensurabel sind mit der Ware, denn deren Wert unterliegt den menschlichen Fähigkeiten. Haben wir ein abstrakt Einheitliches, wie es sich in der neueren Zeit immer mehr und mehr herausgebildet hat, das aber auch die Krankheitssymptome von der geschilderten Art und noch andere enthält, dann treibt es eben durch dieses abstrakte Einheitliche dahin, daß auch der Boden, auch das Kapital, zuletzt auch die Arbeit in gleicher Weise bewertet wird wie die Ware.

Hat man einen dreigegliederten sozialen Organismus, so wirkt auf dem Gebiet des geistigen Lebens die Individualität, wirken die Kräfte der Individualität. Alles dasjenige daher, was mit der Entfaltung der Individualität im Wirtschaftsleben zusammenhängen muß, was also mit Grund und Boden und Kapital zusammenhängt, das muß eigentlich sinngemäß eingegliedert sein dem geistigen Teil des sozialen Organismus. Daher habe ich geschildert, wie allerdings die Verwaltung des Kapitals, wie die Verwaltung von Grund

und Boden im geistigen Teil des sozialen Organismus vor sich zu gehen hat.

Derjenige, der nun kritisiert, ich würde die drei Gebiete zerreißen, der achtet gar nicht darauf, daß – wie ich selbst es schilderte – der geistige Organismus, der eben auf die individuelle Kraft aufgebaut ist, die Verwaltung des Kapitals, die Verwaltung des Grund und Bodens von selbst übernimmt, wenn die Menschen an ihre richtige Stelle gestellt sind. Das aber, was als Arbeit auftritt im sozialen Organismus, ist eine Leistung, die der Mensch dem Menschen leistet, das ist etwas, was nimmermehr gedeihen kann, wenn es im bloßen Wirtschaftsleben drinnen steht. Daher gehört, was Regelung der Arbeit ist, in den Rechtsstaat, in den politischen Staat. Und es wird gerade dadurch, daß aus ganz anderen Untergründen heraus als heute Zeit und Maß der Arbeit aus den Verhältnissen von Mensch zu Mensch, abgesondert von den wirtschaftlichen Verträgen, die im Wirtschaftsleben durch die Assoziationen bestimmt werden, geregelt werden können, etwas eintreten, was von außerordentlicher Wichtigkeit sein wird: Es wird das wirtschaftliche Leben dadurch auf eine gesunde Basis gestellt, daß es auf der einen Seite die Natur mit ihren Bedingungen hat, auf der anderen Seite den Menschen mit seinen Bedingungen.

Es wäre ganz gewiß sehr sonderbar, wenn wir uns heute in einem kleinen Komitee zusammensetzen und darüber nachdenken würden, wieviele Regentage im Jahre 1922 sein müssen, damit die wirtschaftlichen Angelegenheiten wunschgemäß verlaufen. Die Natur muß man hinnehmen, und erst auf Grundlage der hingenommenen Natur kann das Wirtschaftsleben aufgebaut werden. Das ist auf der einen Seite. Im dreigliedrigen sozialen Organismus steht auf der anderen Seite vom Wirtschaftsleben, von auf sich selbst gestellten, relativ selbständigen, bis zur Gestaltung des Geldwesens relativ selbständigen Assoziationen der Mensch dem Menschen gegenüber als Mensch, nicht als Wirtschaftssubjekt, und als Mensch bildet er aus die Gesetze der Arbeit. Und jetzt wird man auch nicht aus wirtschaftlichen Gründen heraus, aus denen nur die Warenpreise, die gegenseitigen Wertverhältnisse der Ware, also rein Wirtschaftliches sich feststellen soll, jetzt wird man nicht aus wirtschaftlichen Erfordernissen heraus die menschliche Arbeit bestimmen, wie man nicht aus wirtschaftlichen Verhältnissen heraus die Ertragsamkeit der Natur bestimmen kann. Dann aber erst wird man das Wirtschaftsleben ebenso auf rein menschliche wie auf rein natürliche Verhältnisse gestellt haben.

Es wird dann allerdings nicht eine Utopie sich verwirklichen können. Allein was würde man denn davon haben, wenn man nachdenken wollte darüber, wie der Mensch besser gestaltet sein könnte, als er nun einmal ist? Man kann ja doch nur ihn studieren, wie er ist. Daher kann gesagt werden, daß es ja ganz schön sein kann, von irgendwelchen Zukunftswelten zu reden, in denen es dem Menschen wünschenswert gut gehe, aber es ist fruchtlos; denn man kann alles mögliche ausdenken, wie der soziale Organismus gestaltet werden soll. Das kann aber niemals die Frage sein. Die Frage kann lediglich die sein: Wie ist er möglich? Wie müssen seine Glieder zusammenwirken, damit er nicht der beste, sondern der durch seine eigenen Kräfte mögliche sei, der mit möglichst wenig Krankheitssymptomen in dem angedeuteten Sinne begabt, in möglichst gesunder Weise sich entwickele?

Man wird vielleicht, wie ich meine, nach und nach, gerade wenn man aus einer wirklichen Erkenntnis der sozialen Lebensbedingungen heraus sich verständigen will, zu einer Verständigung kommen können über diese Kardinalfrage des Wirtschaftslebens, die ich angedeutet habe, die in meinen ganzen Ausführungen gelebt hat, und die ich nicht abstrakt dogmatisch formelhaft feststellen will. Heute aber entstehen unsere furchtbarsten Kämpfe, die das Wirtschaftsleben zermürben, doch schließlich daraus, daß man nicht mit demselben guten Willen das Wirtschaftsleben studiert, seine Bedingungen innerhalb des sozialen Organismus verfolgt, wie man das etwa in bezug auf den natürlichen Organismus tut. Und erst wenn man, in bezug auf den sozialen Organismus, ebenso vorgehen lernt wie in Biologie, in Physiologie und in der Therapie, dann wird man erkennen, welche Möglichkeiten vorliegen, und dann werden die Fragen, die man heute die sozialen nennt, erst in der richtigen Weise gestellt werden können. Damit werden sie auf das Menschliche zurückgebracht werden können. Daher scheint mir das Allerwichtigste, daß zunächst möglichst viele Köpfe und Sinne gewonnen werden für ein solches naturgemäßes Verständnis des sozialen Organismus, für ein solches Verständnis, das den sozialen Organismus nach Gesundheit und Krankheit zu betrachten vermag, wie die Naturwissenschaft es versucht in bezug auf den menschlichen Organismus. Und man kann, wie ich glaube, heute erkennen, daß in der Tat auch in bezug auf die Kardinalfrage des Wirtschaftslebens gesagt werden muß, daß die Dreigliederung des sozialen Organismus in die Gebiete des reinen Wirtschaftslebens, des Rechts- oder Staats- oder politischen Lebens, und des geistigen Gebietes das richtige Licht werfen kann. Denn nicht getrennt sollen die drei Gebiete werden, sondern jedes soll gerade dadurch mit den anderen harmonisch zusammenwirken können, daß es in relativer Selbständigkeit seine starken Kräfte entwickeln kann.

Und die Kardinalfrage des Wirtschaftslebens ist diese: Wie muß in bezug auf Kapital, Grund und Boden, Bemessung und Bewertung der menschlichen Arbeit, das Staatsleben und Geistesleben in das reine Wirtschaftsleben selbständig hineinwirken, damit im Wirtschaftsleben durch die Ausgestaltung der Assoziationen zwar nicht ein irdisches Paradies, aber ein möglicher sozialer Organismus geschaffen werde? – Und man kann glauben, daß, wenn in so naturgemäßer Weise erst gedacht wird über die Sache, dann eine solche Frage, die man wohl die Kardinalfrage des Wirtschaftslebens nennen muß, erst in der richtigen, lebensgemäßen, praktischen Weise wird gestellt werden können. Und im Leben ist es meistens so, daß die größten Fehler gemacht werden nicht dadurch, daß man erst falsche Lösungen annimmt – die sind in der Regel Utopien –, sondern dadurch, daß man schon die Frage falsch stellt, daß man die Fragen nicht aus der wirklichen Lebensbeobachtung und wirklichen Lebenserkenntnis heraus stellt. Das aber scheint mir heute die bedeutsamste Frage gerade des Wirtschaftslebens zu sein, daß die Fragen richtig gestellt werden und daß das Leben so gestaltet werde, daß nun nicht theoretische Antworten kommen, sondern daß das Leben und die volle menschliche und geschichtliche Wirklichkeit selbst die Antworten geben auf die richtig gestellten Fragen. Die Fragen werden aus den geschichtlichen Untergründen heraus gestellt, das Leben muß unmittelbar wirklich die Antwort geben. Keine Theorie kann diese Antwort geben, sondern allein die volle praktische Wirklichkeit des Lebens.

ANMERKUNGEN ZU DIESER AUSGABE

Werke Rudolf Steiners, welche innerhalb der Gesamtausgabe (GA) erschienen sind, werden in den Anmerkungen mit der Bibliographie-Nummer angegeben. Siehe auch die Übersicht am Schluß des Bandes.

Zu Seite

35 *medizinisch-therapeutische Institute:* Die klinisch-therapeutischen Institute in Arlesheim und Stuttgart.

neuer Baustil: Siehe Rudolf Steiner «Wege zu einem neuen Baustil», fünf Vorträge, gehalten während der Arbeit am ersten Goetheanum in Dornach zwischen dem 7. Juni und 26. Juli 1914 mit 15 Abbildungen, Gesamtausgabe Stuttgart 1957; ferner «Der Baugedanke des Goetheanum», ein Lichtbildervortrag, gehalten in Bern am 29. Juni 1921, mit 104 Abbildungen des ersten, in der Silvesternacht 1922/23 durch Feuer vernichteten Goetheanums. Stuttgart 1958.

Goethe-Zitat: Wörtlich: «Das Schöne ist eine Manifestation geheimer Naturgesetze, die uns ohne dessen Erscheinung ewig wären verborgen geblieben», in «Goethes Naturwissenschaftliche Schriften», herausgegeben von Rudolf Steiner in «Kürschners Deutsche National-Litteratur», 4/2. Band, S. 494, GA Bibl.-Nr. 1a–e.

36 *Eurythmie:* Siehe Rudolf Steiner, «Eurythmie als sichtbarer Gesang» (8 Vorträge, Dornach 1924), GA Bibl.-Nr. 278, und «Eurythmie als sichtbare Sprache» (15 Vorträge, Dornach 1924), GA Bibl.-Nr. 279.

48 *Vitalismus:* Annahme besonderer Kräfte, die nur in lebenden Organismen wirken. Durch den Nachweis, daß sich Verbindungen, die normalerweise nur im lebendigen Körper entstehen, auch außerhalb desselben synthetisch darstellen lassen, wurde diese noch im Anfang des 19. Jahrhunderts verbreitete Lehre von einer besonderen «Lebenskraft» erschüttert und schließlich mit dem Sieg der mechanistischen Erklärung der Naturphänomene aufgegeben. Als Reaktion zu dieser letzteren entstand gegen Ende des 19. Jahrhunderts der «Neo-Vitalismus», der zwar keine eigentliche «Lebenskraft» annahm, aber statt dessen von einem «energetischen Prinzip», «Gestaltsamkeit, «Dominanten» und «Entelechien» sprach. Siehe auch Hinweis zu Seite 130.

62 *Waldorfschule:* Die Freie Waldorfschule in Stuttgart wurde im Jahre 1919 von Emil Molt begründet unter der pädagogischen Leitung Rudolf Steiners, der auch die an ihr wirkenden Lehrkräfte berief und ihnen die vorbereitenden seminaristischen Kurse erteilte: «Allgemei-

ne Menschenkunde als Grundlage der Pädagogik», GA Bibl.-Nr. 293, Taschenbuch 617, und «Erziehungskunst. Methodisch-Didaktisches», GA Bibel.-Nr. 294, Taschenbuch 618. Die Schule wurde zum Muster zahlreicher weiterer Schulgründungen in vielen Ländern.

66 *Schleich*, Karl Ludwig (1859–1922). Das erwähnte Beispiel findet sich in dem Buch «Vom Schaltwerk der Gedanken», Berlin 1916.

67 *Oliver Lodge:* Sein Buch «Raymond, or Life and death», 1916.

73 *einen kurzen Abriß der von mir gegründeten anthroposophischen Wissenschaft:* Gemeint ist der «Grundriß der Anthroposophie» von Dr. Walther Tröger, Breslau 1921, S. 8/9.

78 *wie es etwa der französische Philosoph Bergson tut:* Henri Bergson (1859–1941) in seinem Werk: «Materie und Gedächtnis» (1896); deutsch Jena 1908.

101 *Schrenck-Notzing:* Albert, Freiherr von (1862–1929). Vorkämpfer auf dem Gebiet wissenschaftlicher Hypnose- und Suggestionsforschung. Schrieb «Materialisationsphänomene», 1914, «Physikalische Phänomene des Mediumismus», 1924, u. a.

130 *Neo-Vitalismus ... alter Vitalismus:* vergl. u. a. «Ansprachen und Vorträge Rudolf Steiners im zweiten anthroposophischen Hochschulkurs» vom 3. bis 10. April 1921, Bern 1948, S. 99ff., ferner Rudolf Steiner «Der Entstehungsmoment der Naturwissenschaft in der Weltgeschichte», VIII. Vortrag, GA Bibl.-Nr. 326. Taschenbuch 632. Siehe auch Hinweis zu S. 48.

138 *weil die Entropiegesetze vollberechtigt sind:* Siehe auch die Antwort Rudolf Steiners auf eine Frage nach dem modernen Entropie-Begriff (nach dem Vortrage vom 12. November 1917 in Zürich) in «Anthroposophie und akademische Wissenschaften», 4 Vorträge, Zürich 1950, ferner «Antworten der Geisteswissenschaft auf die großen Fragen des Daseins», XV. Vortrag, GA Bibl.-Nr. 60.

139 *«Himmel und Erde ...»*, Matthäus 24,35.

«Nicht ich ...», Galaterbrief 2,20.

145 *Waldorfschule:* Siehe Hinweis zu S. 62.

Es sind sogar Versuche gemacht worden ...: Gemeint sind die 1920 gegründeten Aktiengesellschaften «Der Kommende Tag, Aktiengesellschaft zur Förderung wirtschaftlicher und geistiger Werte», Stuttgart, und «Futurum AG», Dornach. Vgl. hierzu «Aufsätze über die Dreigliederung des sozialen Organismus und zur Zeitlage», Bibl.-Nr. 24, Gesamtausgabe Dornach 1961, S. 456ff.

153 *geistvoller Schriftsteller:* Gemeint ist Jean Paul, der in der Vorrede zur ersten Auflage der «Levana oder Erziehungslehre» sagt: «In der (Knospenzeit des Kindes) wird gleichsam das akademische Triennium (Dreijahr), nach welchem sich erst das Seelentor, die Sprache öffnet, der Gegenstand der Sorge und des Blicks.»

158 *Karl Marx,* 1818–1883, in «Das Kapital», I. Band, Hamburg 1867, S. 6:«Als Werte sind alle Waren nur bestimmte Maße festgeronnener Arbeitszeit.»

168 *eine größere Anzahl jüngerer Theologen an mich herangetreten sind:* Es handelt sich um die Begründer der «Christengemeinschaft» im Jahre 1921.

173 *Entropiegesetze:* Siehe Hinweis zu S. 138.

180 *«Wesen des Christentums»*, Werk des Theologen Adolf von Harnack (1851–1930). «Das Wesen des Christentums» (Leipzig 1900).

182 *Wladimir Solowjow:* «Zwölf Vorlesungen über das Gottmenschentum». Aus dem Russischen von H. Köhler, Stuttgart 1921. Siehe auch Rudolf Steiner, «Wladimir Solofjeff, ein Vermittler zwischen West und Ost», in «Der Goetheanumgedanke inmitten der Kulturkrisis der Gegenwart» (Gesammelte Aufsätze 1921–1925), GA Bibl.-Nr. 36.

184 *Deshalb hat man ... in Griechenland gefühlt:* Bezieht sich auf folgende Stelle im 11. Gesang der «Odyssee»:

«Preise mir jetzt nicht tröstend den Tod, ruhmvoller Odysseus.
Lieber möcht' ich fürwahr dem unbegüterten Meier,
Der nur kümmerlich lebt, als Taglöhner das Feld baun
Als die ganze Schar vermoderter Toten beherrschen.»
(Übersetzung J. H. Voss)

194 *unter der proletarischen Arbeiterschaft als Lehrer gewirkt habe:* Siehe Rudolf Steiner, «Mein Lebensgang» (Kap. XXVIII), GA Bibl.-Nr. 28, ferner Johanna Mücke/Alwin Alfred Rudolph «Erinnerungen an Rudolf Steiner und seine Wirksamkeit an der Arbeiter-Bildungsschule in Berlin 1899–1904», Basel 1955.

196 *Bismarck-Memoiren:* «Gedanken und Erinnerungen» 3 Bände: Band 1 und 2 1898, Band 3 1921.

197 *Robespierre hat, indem er seine «Menschenrechte» verfaßt hat:* Die zweite, die sogenannte jakobinische Verfassung, welche die Französische Revolution hervorbrachte, enthielt in Art. 21 das Recht auf Arbeit oder auf Unterhalt bei Arbeitsunfähigkeit. – In der dritten, endgültigen Verfassung von 1795 war dieses Recht nicht mehr enthalten. Es fehlte auch in der «Erklärung der Menschenrechte» von 1789.

202 *Vorträge, die ich im April 1919 zu halten begonnen habe:* Im April 1919 begann Rudolf Steiners Wirken für die Dreigliederung des sozialen Organismus durch zahlreiche öffentliche Vorträge, besonders in Süddeutschland.

216 *in dem Absatz:* «Also nicht darauf gehen die ‹Kernpunkte der sozialen Frage› . . .» wurde nach den Worten: «Das ist natürlich nicht gemeint, daß er . . .» sinngemäß eingefügt: abstrakt.

LITERATURHINWEIS

(GA. = Rudolf Steiner Gesamtausgabe)

Zur Weiterführung und Vertiefung der Darstellungen des vorliegenden Bandes sei auf folgende Ausgaben von Rudolf Steiner verwiesen:

SCHRIFTEN

Die Philosophie der Freiheit. Grundzüge einer modernen Weltanschauung. Seelische Beobachtungsresultate nach naturwissenschaftlicher Methode (1894), GA Bibl.-Nr. 4. Taschenbuch 627.

Das Christentum als mystische Tatsache und die Mysterien des Altertums (1902), GA Bibl.-Nr. 8. Taschenbuch 619.

Theosophie. Einführung in übersinnliche Welterkenntnis und Menschenbestimmung (1904), GA Bibl.-Nr. 9. Taschenbuch 615.

Wie erlangt man Erkenntnisse der höheren Welten? (1904/05), GA Bibl.-Nr. 10. Taschenbuch 600.

Die Geheimwissenschaft im Umriß (1910), GA Bibl.-Nr. 13. Taschenbuch 601.

Die geistige Führung des Menschen und der Menschheit. Geisteswissenschaftliche Ergebnisse über die Menschheits-Entwickelung (1911), GA Bibl.-Nr. 15. Taschenbuch 614.

Die Kernpunkte der sozialen Frage in den Lebensnotwendigkeiten der Gegenwart und Zukunft (1919), GA Bibl.-Nr. 23. Taschenbuch 606.

Mein Lebensgang (1923–25), GA Bibl.-Nr. 28.

Die Erziehung des Kindes vom Gesichtspunkte der Geisteswissenschaft (1907). Pädagogik und Kunst. Pädagogik und Moral. Einzelausgabe 5059.

Reinkarnation und Karma – Wie Karma wirkt (1903), Einzelausgabe 5022.

VORTRÄGE

Was wollte das Goetheanum und was soll die Anthroposophie? (11 öff. Vorträge in verschiedenen Städten 1923/24), GA Bibl.-Nr. 84.

Die Offenbarungen des Karma (11 Vorträge, Hamburg 1910), GA Bibl.-Nr. 120. Taschenbuch 620.

Von Jesus zu Christus (11 Vorträge, Karlsruhe 1911), GA Bibl.-Nr. 131.

Die Erneuerung der pädagogisch-didaktischen Kunst durch Geisteswissenschaft (14 Vorträge, Basel 1920), GA Bibl.-Nr. 131.

Die Neugestaltung des sozialen Organismus (14 Vorträge, Stuttgart 1919), GA Bibl.-Nr. 330.

Der Mensch in der sozialen Ordnung. Individualität und Gemeinschaft (3 Vorträge, Oxford 1922), Einzelausgabe 5197.

Das Lebenswerk, welches Rudolf Steiner der Nachwelt hinterlassen hat, dürfte nach Gehalt und Umfang innerhalb der Kulturwelt wohl ohne Beispiel dastehen. Seine Schriften – die Werke und Aufsätze – bilden die Grundlage für das, was er im Laufe seines Lebens in Vorträgen und Kursen seinen Zuhörern als «anthroposophisch orientierte Geisteswissenschaft» von immer neuen Aspekten aus darstellte und ausführte. Der größte Teil dieser rund sechstausend Vorträge ist in Nachschriften erhalten geblieben. Daneben entfaltete er auch auf künstlerischem Gebiet eine große Tätigkeit, welche ihren Höhepunkt in der Errichtung des ersten Goetheanumbaues in Dornach fand. So liegen eine große Anzahl malerischer, plastischer und architektonischer Arbeiten, Entwürfe und Skizzen von seiner Hand vor. Die durch ihn gegebenen Anregungen für die Erneuerung zahlreicher Lebensgebiete beginnen in der gegenwärtigen Zeit vermehrte Beachtung zu finden.

Seit dem Jahre 1956 wird durch die «Rudolf Steiner-Nachlaßverwaltung» an der Herausgabe der *«Rudolf Steiner Gesamtausgabe»* gearbeitet, die einen Umfang von etwa 330 Bänden erhalten wird. In den beiden ersten Abteilungen erscheinen die *Schriften* und das *Vortragswerk,* während in einer dritten Abteilung das *künstlerische Werk* in geeigneter Form zur Wiedergabe gelangt.

Einen systematischen Überblick über das Gesamtwerk gibt die 1961 erschienene Bibliographie: *«Rudolf Steiner. Das literarische und künstlerische Werk. Eine bibliographische Übersicht»,* auf welche sich die im folgenden verwendete Bezeichnung «Bibl.-Nr.» bezieht. Über den jeweiligen Stand der erschienenen Bände orientiert der Katalog des «Rudolf Steiner Verlages».

Chronologischer Lebensabriß

(zugleich Übersicht über die geschriebenen Werke)

1861 Am 27. Februar wird Rudolf Steiner in Kraljevec (damals Österreich-Ungarn, heute Jugoslawien) als Sohn eines Beamten der österreichischen Südbahn geboren. Seine Eltern stammen aus Niederösterreich. Er verlebt seine Kindheit und Jugend an verschiedenen Orten Österreichs.

1872	Besuch der Realschule in Wiener-Neustadt bis zum Abitur 1879.
1879	Studium an der Wiener Technischen Hochschule: Mathematik und Naturwissenschaft, zugleich Literatur, Philosophie und Geschichte. Grundlegendes Goethe-Studium.
1882	Erste schriftstellerische Tätigkeit.
1882–1897	Herausgabe von Goethes Naturwissenschaftlichen Schriften in Kürschners «Deutsche National-Litteratur», fünf Bände (Bibl.-Nr. 1a–e). Eine selbständige Ausgabe der Einleitungen erschien 1925 unter dem Titel *Goethes Naturwissenschaftliche Schriften* (Bibl.-Nr. 1).
1884–1890	Privatlehrer bei einer Wiener Familie.
1886	Berufung zur Mitarbeit bei der Herausgabe der großen «Sophien-Ausgabe» von Goethes Werken. *Grundlinien einer Erkenntnistheorie der Goetheschen Weltanschauung mit besonderer Rücksicht auf Schiller* (Bibl.-Nr. 2).
1888	Herausgeber der «Deutschen Wochenschrift», Wien (Aufsätze daraus in Bibl.-Nr. 31). Vortrag im Wiener Goethe-Verein: *Goethe als Vater einer neuen Ästhetik* (in Bibl.-Nr. 30).
1890–1897	Weimar. Mitarbeit am Goethe- und Schiller-Archiv. Herausgeber von Goethes Naturwissenschaftlichen Schriften.
1891	Promotion zum Doktor der Philosophie an der Universität Rostock. 1892 erscheint die erweiterte Dissertation: *Wahrheit und Wissenschaft. Vorspiel einer «Philosophie der Freiheit»* (Bibl.-Nr. 3).
1894	*Die Philosophie der Freiheit. Grundzüge einer modernen Weltanschauung. Seelische Beobachtungsresultate nach naturwissenschaftlicher Methode* (Bibl.-Nr. 4).
1895	*Friedrich Nietzsche. Ein Kämpfer gegen seine Zeit* (Bibl.-Nr. 5).
1897	*Goethes Weltanschauung* (Bibl.-Nr. 6). Übersiedlung nach Berlin. Herausgabe des «Magazin für Literatur» und der «Dramaturgischen Blätter» zusammen mit O. E. Hartleben. (Aufsätze daraus in Bibl.-Nrn. 29–32.) Wirksamkeit in der «Freien literarischen Gesellschaft», der «Freien dramatischen Gesellschaft», im «Giordano Bruno-Bund», im Kreis der «Kommenden» u. a.

1899–1904 Lehrtätigkeit an der von W. Liebknecht gegründeten Berliner «Arbeiter-Bildungsschule».

1900/01 *Welt- und Lebensanschauungen im 19. Jahrhundert*, 1914 erweitert zu: *Die Rätsel der Philosophie* (Bibl.-Nr. 18). Beginn der anthroposophischen Vortragstätigkeit auf Einladung der Theosophischen Gesellschaft in Berlin. *Die Mystik im Aufgange des neuzeitlichen Geisteslebens* (Bibl.-Nr. 7).

1902–1912 Aufbau der Anthroposophie. Regelmäßige öffentliche Vortragstätigkeit in Berlin und ausgedehnte Vortragsreisen in ganz Europa. Marie von Sivers (ab 1914 Marie Steiner) wird seine ständige Mitarbeiterin.

1902 *Das Christentum als mystische Tatsache und die Mysterien des Altertums* (Bibl.-Nr. 8).

1903 Begründung und Herausgabe der Zeitschrift «Luzifer», später *«Lucifer-Gnosis»* (Aufsätze in Bibl.-Nr. 34).

1904 *Theosophie. Einführung in übersinnliche Welterkenntnis und Menschenbestimmung* (Bibl.-Nr. 9).

1904/05 *Wie erlangt man Erkenntnisse der höheren Welten?* (Bibl.-Nr. 10). *Aus der Akasha-Chronik* (Bibl.-Nr. 11). *Die Stufen der höheren Erkenntnis* (Bibl.-Nr. 12).

1910 *Die Geheimwissenschaft im Umriß* (Bibl.-Nr. 13).

1910–1913 In München werden die *Vier Mysteriendramen* (Bibl.-Nr. 14) uraufgeführt.

1911 *Die geistige Führung des Menschen und der Menschheit* (Bibl.-Nr. 15).

1912 *Anthroposophischer Seelenkalender. Wochensprüche* (in Bibl.-Nr. 40, und selbständige Ausgaben). *Ein Weg zur Selbsterkenntnis des Menschen* (Bibl.-Nr. 16).

1913 Trennung von der Theosophischen und Begründung der Anthroposophischen Gesellschaft.
Die Schwelle der geistigen Welt (Bibl.-Nr. 17).

1913–1923 Errichtung des in Holz als Doppelkuppelbau gestalteten ersten Goetheanum in Dornach/Schweiz.

1914–1923 Dornach und Berlin. In Vorträgen und Kursen in ganz Europa gibt Rudolf Steiner Anregungen für eine Erneuerung auf vielen Lebensgebieten: Kunst, Pädagogik, Naturwissenschaften, soziales Leben, Medizin, Theologie. Weiterbildung der 1912 inaugurierten neuen Bewegungskunst «Eurythmie».

1914 *Die Rätsel der Philosophie in ihrer Geschichte als Umriß dargestellt* (Bibl.-Nr. 18).

1916–1918 *Vom Menschenrätsel* (Bibl.-Nr. 20). *Von Seelenrätseln* (Bibl.-Nr. 21). *Goethes Geistesart in ihrer Offenbarung durch seinen «Faust» und durch das «Märchen von der Schlange und der Lilie»* (Bibl.-Nr. 22).

1919 Rudolf Steiner vertritt den Gedanken einer «Dreigliederung des sozialen Organismus» in Aufsätzen und Vorträgen, vor allem im süddeutschen Raum. *Die Kernpunkte der sozialen Frage in den Lebensnotwendigkeiten der Gegenwart und Zukunft* (Bibl.-Nr. 23). *Aufsätze über die Dreigliederung des sozialen Organismus* (Bibl.-Nr. 24). Im Herbst wird in Stuttgart die «Freie Waldorfschule» begründet, die Rudolf Steiner bis zu seinem Tode leitet.

1920 Beginnend mit dem Ersten anthroposophischen Hochschulkurs finden im noch nicht vollendeten Goetheanum fortan regelmäßig künstlerische und Vortragsveranstaltungen statt.

1921 Begründung der Wochenschrift «Das Goetheanum» mit regelmäßigen Aufsätzen und Beiträgen Rudolf Steiners (in Bibl.-Nr. 36).

1922 *Kosmologie, Religion und Philosophie* (Bibl.-Nr. 25). In der Silvesternacht 1922/23 wird der Goetheanumbau durch Brand vernichtet. Für einen neuen in Beton konzipierten Bau kann Rudolf Steiner in der Folge nur noch ein erstes Außenmodell schaffen.

1923 Unausgesetzte Vortragstätigkeit, verbunden mit Reisen. Zu Weihnachten 1923 Neubegründung der «Anthroposophischen Gesellschaft» als «Allgemeine Anthroposophische Gesellschaft» unter der Leitung Rudolf Steiners.

1923–1925 Rudolf Steiner schreibt in wöchentlichen Folgen seine unvollendet gebliebene Selbstbiographie *Mein Lebensgang* (Bibl.-Nr. 28) sowie *Anthroposophische Leitsätze* (Bibl.-Nr. 26), und arbeitet mit Dr. Ita Wegman an dem Buch *Grundlegendes für eine Erweiterung der Heilkunst nach geisteswissenschaftlichen Erkenntnissen* (Bibl.-Nr. 27).

1924 Steigerung der Vortragstätigkeit. Daneben zahlreiche Fachkurse. Letzte Vortragsreisen in Europa. Am 28. September letzte Ansprache zu den Mitgliedern. Beginn des Krankenlagers.

1925 Am 30. März stirbt Rudolf Steiner in Dornach.

RUDOLF STEINER GESAMTAUSGABE

Überblick über das literarische und künstlerische Werk

Erste Abteilung: Die Schriften

I. *Werke*

Goethes Naturwissenschaftliche Schriften, eingeleitet und kommentiert von R. Steiner, 5 Bände (Bibl.-Nr. 1a–e); separate Ausgabe der Einleitungen (Bibl.-Nr. 1)
Grundlinien einer Erkenntnistheorie der Goetheschen Weltanschauung (Bibl.-Nr. 2)
Wahrheit und Wissenschaft. Vorspiel einer «Philosophie der Freiheit» (Bibl.-Nr. 3)
Die Philosophie der Freiheit (Bibl.-Nr. 4)
Friedrich Nietzsche, ein Kämpfer gegen seine Zeit (Bibl.-Nr. 5)
Goethes Weltanschauung (Bibl.-Nr. 6)
Die Mystik im Aufgange des neuzeitlichen Geisteslebens und ihr Verhältnis zur modernen Weltanschauung (Bibl.-Nr. 7)
Das Christentum als mystische Tatsache und die Mysterien des Altertums (Bibl.-Nr. 8)
Theosophie. Einführung in übersinnliche Welterkenntnis und Menschenbestimmung (Bibl.-Nr. 9)
Wie erlangt man Erkenntnisse der höheren Welten? (Bibl.-Nr. 10)
Aus der Akasha-Chronik (Bibl.-Nr. 11)
Die Stufen der höheren Erkenntnis (Bibl.-Nr. 12)
Die Geheimwissenschaft im Umriß (Bibl.-Nr. 13)
Vier Mysteriendramen: Die Pforte der Einweihung – Die Prüfung der Seele – Der Hüter der Schwelle – Der Seelen Erwachen (Bibl.-Nr. 14)
Die geistige Führung des Menschen und der Menschheit (Bibl.-Nr. 15)
Anthroposophischer Seelenkalender (in Bibl.- Nr. 40)
Ein Weg zur Selbsterkenntnis des Menschen (Bibl.-Nr. 16)
Die Schwelle der geistigen Welt (Bibl.-Nr. 17)
Die Rätsel der Philosophie in ihrer Geschichte als Umriß dargestellt (Bibl.-Nr. 18)
Vom Menschenrätsel (Bibl.-Nr. 20)
Von Seelenrätseln (Bibl.-Nr. 21)
Goethes Geistesart in ihrer Offenbarung durch seinen «Faust» und durch das «Märchen von der Schlange und der Lilie» (Bibl.-Nr. 22)
Die Kernpunkte der sozialen Frage in den Lebensnotwendigkeiten der Gegenwart und Zukunft (Bibl.-Nr. 23)
Aufsätze über die Dreigliederung des sozialen Organismus und zur Zeitlage 1915–1921 (Bibl.-Nr. 24)

Kosmologie, Religion und Philosophie (Bibl.-Nr. 25)

Anthroposophische Leitsätze (Bibl.-Nr. 26)

Grundlegendes für eine Erweiterung der Heilkunst nach geisteswissenschaftlichen Erkenntnissen. Von Dr. Rudolf Steiner und Dr. Ita Wegman (Bibl.-Nr. 27)

Mein Lebensgang (Bibl.-Nr. 28)

II. *Gesammelte Aufsätze*

Gesammelte Aufsätze zur Dramaturgie 1889–1900 (Bibl.-Nr. 29)

Methodische Grundlagen der Anthroposophie. Gesammelte Aufsätze zur Philosophie, Naturwissenschaft, Ästhetik und Seelenkunde 1884–1901 (Bibl.-Nr. 30)

Gesammelte Aufsätze zur Kultur- und Zeitgeschichte 1887–1901 (Bibl.-Nr. 31)

Gesammelte Aufsätze zur Literatur 1886–1902 (Bibl.-Nr. 32)

Biographien und biographische Skizzen 1894–1905 (Bibl.-Nr. 33)

Luzifer-Gnosis. Grundlegende Aufsätze zur Anthroposophie und Berichte aus der Zeitschrift «Luzifer» und «Lucifer-Gnosis» 1903–1908 (Bibl.-Nr. 34)

Philosophie und Anthroposophie. Gesammelte Aufsätze 1904–1918 (Bibl.-Nr. 35)

Der Goetheanumgedanke inmitten der Kulturkrisis der Gegenwart. Gesammelte Aufsätze aus der Wochenschrift «Das Goetheanum» 1921–1925 (Bibl.-Nr. 36)

III. *Veröffentlichungen aus dem Nachlaß*

Briefe – Wahrspruchworte – Bühnenbearbeitungen – Entwürfe zu den Vier Mysteriendramen 1910–1913 – Anthroposophie. Ein Fragment aus dem Jahre 1910 – Gesammelte Skizzen und Fragmente – Aus Notizbüchern und -blättern (Bibl.-Nrn. 38–47)

Zweite Abteilung: Das Vortragswerk

I. *Öffentliche Vorträge*

Die Berliner öffentlichen Vortragsreihen («Architektenhaus-Vorträge») 1903/04–1917/18 (Bibl.-Nrn. 51–67)

Öffentliche Vorträge, Vortragsreihen und Hochschulkurse an anderen Orten Europas 1906–1924 (Bibl.-Nrn. 68–84)

II. *Vorträge vor Mitgliedern der Anthroposophischen Gesellschaft*

Vorträge und Vortragszyklen allgemein-anthroposophischen Inhalts – Evangelien-Betrachtungen – Christologie – Geisteswissenschaftliche Menschenkunde – Kosmische und menschliche Geschichte – Die geistigen Hintergründe der sozialen Frage – Der Mensch in seinem Zusammenhang mit dem Kosmos – Karma-Betrachtungen (Bibl.-Nrn. 91–244)

Vorträge und Schriften zur Geschichte der anthroposophischen Bewegung und der Anthroposophischen Gesellschaft (Bibl.-Nrn. 251–263)

III. *Vorträge und Kurse zu einzelnen Lebensgebieten*

Vorträge über Kunst: Allgemein-Künstlerisches – Eurythmie – Sprachgestaltung und Dramatische Kunst – Musik – Bildende Künste – Kunstgeschichte (Bibl.-Nrn. 271–292)

Vorträge über Erziehung (Bibl.-Nrn. 293–311)

Vorträge über Medizin (Bibl.-Nrn. 312–319)

Vorträge über Naturwissenschaft (Bibl.-Nrn. 320–327)

Vorträge über das soziale Leben und die Dreigliederung des sozialen Organismus (Bibl.-Nrn. 328–341)

Vorträge für die Arbeiter am Goetheanumbau (Bibl.-Nrn. 347–354)

Dritte Abteilung: Das künstlerische Werk

Reproduktionen und Veröffentlichungen aus dem künstlerischen Nachlaß

Originalgetreue Wiedergaben von malerischen und graphischen Entwürfen und Skizzen in Kunstmappen oder als Einzelblätter

---

Die Bände der Rudolf Steiner Gesamtausgabe sind innerhalb einzelner Gruppen einheitlich ausgestattet. Jeder Band ist einzeln erhältlich. Ausführliche Verzeichnisse können beim Verlag angefordert werden.